CONTRIBUTIONS A L'HISTOIRE

DES

PARALYSIES PUERPÉRALES

PAR

A. CHARPENTIER

Ancien interne des Hôpitaux
Docteur en médecine de la Faculté de Paris
Lauréat de la Faculté (Médaille d'or, Prix Corvisart 1863)
Ancien chef de clinique d'accouchements de la Faculté
Membre de la Société anatomique, etc.

—————

PARIS
ADRIEN DELAHAYE, LIBRAIRE-ÉDITEUR
PLACE DE L'ÉCOLE-DE-MÉDECINE.

—

1872

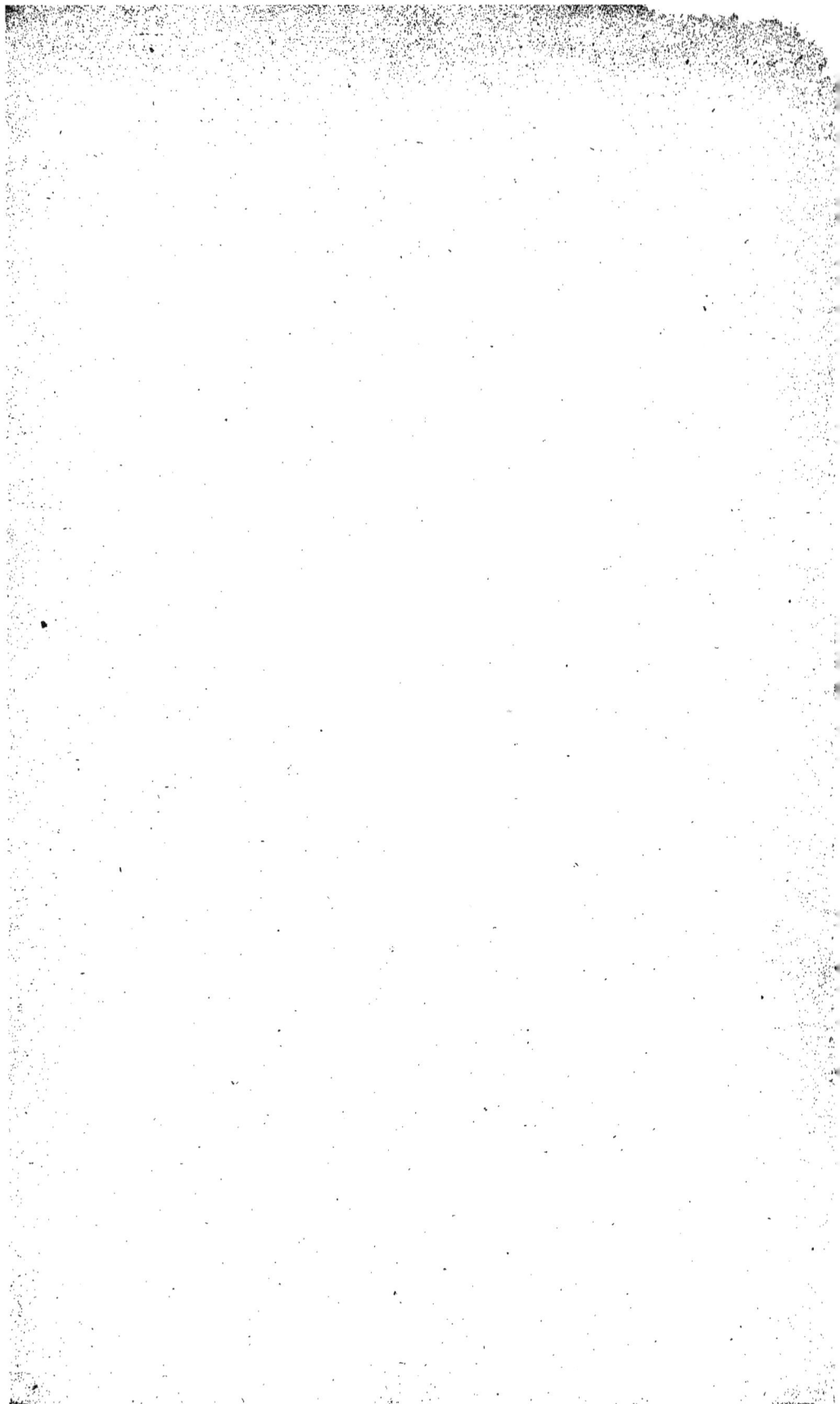

CONTRIBUTIONS

A L'HISTOIRE DES PARALYSIES

PUERPÉRALES

CONTRIBUTIONS A L'HISTOIRE

DES

PARALYSIES PUERPÉRALES

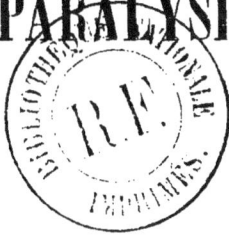

PAR

A. CHARPENTIER

Ancien interne des Hôpitaux
Docteur en médecine de la Faculté de Paris
Lauréat de la Faculté (Médaille d'or, Prix Corvisart 1863)
Ancien chef de clinique d'accouchements de la Faculté
Membre de la Société anatomique, etc.

PARIS

ADRIEN DELAHAYE, LIBRAIRE-ÉDITEUR

PLACE DE L'ÉCOLE-DE-MÉDECINE.

—

1872

CONTRIBUTIONS

A L'HISTOIRE DES PARALYSIES

PUERPÉRALES

———

La grossesse, l'accouchement et les suites de couches constituent pour la femme un état spécial que l'on désigne sous le nom d'état puerpéral. — Pendant cette période de son existence, la femme est exposée à une série de maladies, d'accidents qui semblent emprunter à cet état un cachet particulier. — Parmi ces accidents, les phénomènes paralytiques sont sans contredit des plus intéressants à étudier ; aussi n'avaient-ils pas échappé aux anciens, si bons observateurs, et dès Hippocrate avaient-ils été signalés. — Malheureusement, comme toujours, la question doctrinale est venue compliquer la question clinique, et il en est résulté une confusion des plus regrettables. — Les travaux des modernes n'ont pas simplifié l'étude de ces paralysies, et en en multipliant les causes, ils ont aussi multiplié les éléments de discussion. — Nous avons pensé qu'il pouvait y avoir quelque intérêt à passer en revue les diverses opinions émises à ce sujet par les auteurs, et c'est ce qui nous servira d'excuse pour ce travail. — C'est donc surtout une analyse pathogénique que l'on devra s'attendre à rencontrer dans notre Mémoire.

Jusqu'au xviiie siècle, deux grandes théories ont dominé toute la pathologie puerpérale. — Rétention et suppres-

sion des lochies, métastase laiteuse. — Voilà les deux
points auxquels tous les auteurs qui, avant le xixᵉ siècle, se sont livrés à l'étude des accouchements, ont tour
à tour rapporté les accidents qu'ils avaient été à même
d'observer. Depuis, des travaux plus spéciaux, plus complets, ont été publiés sur ces matières, et en particulier
sur les paralysies puerpérales ; mais les auteurs sont
encore en désaccord sur bien des points, et le fait qui
est rapporté par l'un à une cause, est rapporté par l'autre
à une cause toute différente. C'est ainsi que successivement l'apoplexie, l'hémorrhagie cérébrale, l'albuminurie,
le traumatisme, ont été invoqués pour expliquer ces
paralysies. — A ces causes sont venus s'ajouter, depuis, l'empoisonnement puerpéral, les affections des organes génitaux, l'action réflexe, l'anémie et différentes
autres.

Qu'y a-t-il de vrai dans ces théories nouvelles ? Tout
et rien, en ce sens que si elles sont réelles pour un certain nombre de faits, elles ont le malheur d'être trop
exclusives, et qu'il serait plus juste de dire que toutes
ont une part active dans la production des paralysies.
C'est ce que nous tâcherons de faire ressortir dans ce
travail.

Lorsque l'on examine avec soin les observations publiées par les auteurs, un grand fait frappe tout d'abord,
c'est que ces paralysies sont très-variées dans leurs manifestations, tout en affectant surtout 3 formes qui sont
de beaucoup les plus fréquentes. De ces 3 formes, 2 sont
extrêmement tranchées et distinctes ; la troisième comprenant les paralysies des sens spéciaux. — Tantôt, en
effet, ce sont des hémiplégies, tantôt des paraplégies,
qui peuvent elles-mêmes être complètes ou incomplètes,
partielles ou totales, c'est-à-dire affectant un seul membre
ou les deux, du même côté, ou du côté opposé ; être li-

mitées à la face, ou envahir à la fois la face et les membres; tantôt enfin porter plus spécialement sur tel ou tel
organe des sens, ou telle partie du système musculaire,
ou de la sensibilité, mais avec une prédominance toujours marquée pour la forme hémiplégique, ou la forme
paraplégique.

Sous le nom de complètes, pour éviter toute confusion,
nous comprendrons les paralysies qui toucheront à la
fois les membres supérieur et inférieur du même côté,
s'il s'agit d'hémiplégies; ou les deux membres inférieurs,
s'il s'agit de paraplégies.

Le nom de paralysies partielles étant réservé aux cas où
un seul membre sera pris.

Sur un total de 149 faits, nous trouvons en effet:

Hémiplégies.	57
Paraplégies.	25
Paralysies traumatiques.	12
Paralysies partielles.	21
Paralysies des sens.	34
	149

La variété seule de ces lésions n'indique-t-elle pas des
causes diverses, et n'explique-t-elle pas la multiplicité de
celles qui sont admises aujourd'hui?

Nous allons les passer successivement en revue, ce qui
nous permettra ainsi de présenter, sous un jour un peu
nouveau, l'étude bibliographique.

Commençons par l'*hémiplégie puerpérale.*

Si les anciens avaient observé des paralysies puerpérales, beaucoup se bornent à les mentionner sans leur
chercher d'explications; d'autres, au contraire, les ont
rapportées aux théories qui régnaient à l'époque de leurs
travaux. — C'est ainsi que :

HIPPOCRATE.

MERCATUS, 1608.

ZACUTUS-LUSITANUS. Praxis admiranda.

TULPIUS, obs. medica, liv. II; 1640.

LIEUTAUD. Synops. univ. prat. medica.

VARANDEE. Tract. de morbis mulierum; Genev., 1620.

SENNERT. ETMULLER, RODERIC DE CASTRO.

DOLŒUS. Acta naturæ curiosorum. V. dec 1 ann. 3.

PRIMEROSE. De morbis mulierum ; 1655.

SYDENHAM. Opera medica. Diss. epist.

HOFFMANN. Opera medica, t. III.

BOERHAAVE. Aph. 1329.

ont tous fait mention des paralysies survenant chez les femmes enceintes ou en couche, tous les attribuant à la suppression ou à la rétention des lochies; les uns se contentant d'énoncer le fait; les autres, depuis *Roderic de Castro*, admettant la coïncidence de l'apoplexie.

MAURICEAU, surtout (Mal. des femmes, t. I, l. III), insiste sur ce point et signale la présence des convulsions, qui peuvent, dit-il, se terminer en apoplexies mortelles, ou par paralysie de la moitié du corps, qui peut durer des années entières.

Voilà donc l'hémiplégie puerpérale bien nettement observée, et nous retrouverons plus loin ces observations de Mauriceau.

Après *Mauriceau* la scène change, et la doctrine de la suppression des lochies fait place à celle des métastases laiteuses, qui n'a pas compté moins d'adeptes. — Parmi les partisans de cette opinion il faut mettre en tête :

PUZOS. Traité d'accouch. ; 1759.

LEVRET. Traité d'accouch.; 1775 à 1776.

DELEURYE. Accouch. ; 1777.

MURSINA. Von der Krankheinten der Schwangeren; Berlin, 1784.

AURIVILLIUS. De paralysi.

RUDOLPH WILHELM. De apoplexia.

FAUVARECQ. De lochiorum metastasi,

et tous les auteurs de cette époque. — Mais, à partir de ce moment, la réaction s'opère et l'on commence à vouloir localiser la cause de ces lésions.

Le premier travail et le plus important, est sans contredit celui de :

Bestchke. Ueber Schlagflussen und Lahmungen; Leipsik, 1793.

Portal. Mémoire et Traité de l'apoplexie ; 1803-1812.

Burns. Traité d'accouchements.

Capuron. Maladies des femmes; 1809.

Richter. Die specielle therapie ; 1834.

Baudelocque neveu; thèse 1822.

Desormeaux. Dict. en 21.

Et enfin Ménière, Archiv. de méd., 1828. — Mémoire sur l'hémorrhagie cérébrale pendant la grossesse, pendant et après l'accouchement. Ménière cite 9 observations.

Mémoire cité, 9 observations.

Pendant la grossesse.

Obs. I. Mauriceau. Obs. 258.
Obs. II. Maternité d'Angers. Avec *autopsie*, accès épileptiques.

Pendant l'accouchement.

Obs. III. Schedel. Accouchement; convulsions; *autopsie*, hypertrophie du ventricule gauche.
Obs. IV. Maternité de Paris. Pas de renseignements ; *autopsie*.

Après l'accouchement.

Obs. V. Mauriceau. Obs. 625.
Obs. VI. Mauriceau. Obs. 700, mort.
Obs. VII. Leloutre. Avec *autopsie*.
Obs. VIII. Mauriceau. Obs. 54 du supplément.
Obs. IX. Ménière. Obs. 67, après accouchement; *autopsie*.

Il insiste surtout sur le fait de Schedel, où il y avait hypertrophie du ventricule gauche, et concluant à la réfutation de l'opinion de Rochoux , qui la regarde comme une circonstance indifférente dans la production de l'hémorrhagie cérébrale; il ajoute : Outre que la même cause qui donne lieu à l'hypertrophie du cœur, produit souvent des altérations dans la structure des parois artérielles; il est certain encore que la force de résistance de ces parois ne s'accroît pas dans la même proportion que la force d'impulsion du cœur. De l'une ou de l'autre de ces causes résultent des ruptures qui arrivent dans les organes très vasculaires, spécialement surtout lorsque certaines circonstances accidentelles déterminent de grands troubles dans le mouvement circulatoire. Or, ces causes accidentelles, émotions, colère, frayeur, douleurs excessives de l'accouchement; toutes ces impressions morales vives sont fréquentes dans la grossesse, et agissent ainsi pour produire l'hémorrhagie cérébrale.

Ménière ajoute en plus cet état pléthorique, que l'on considérait alors comme si commun chez les femmes enceintes, les efforts pendant la grossesse, et au moment de l'expulsion du fœtus, certaines dyspnées, l'œdème, et repousse la théorie de la suppression des lochies. Il conclut ainsi :

L'état puerpéral, pris dans son acception la plus étendue, est assez souvent la cause première d'une apoplexie qui offre des caractères spéciaux. En considérant l'apoplexie puerpérale comme genre, on trouve trois espèces marquées chacune par des causes différentes, la pléthore existant dans toutes.

L'hémorrhagie cérébrale des femmes grosses dépendrait spécialement de l'obstacle apporté au cours du sang vers les membres pelviens, par l'ampliation du corps de la matrice.

Celle des femmes qui accouchent arriverait sous l'influence de la même cause, plus, les efforts violents que nécessite l'expulsion du fœtus; enfin, celle des femmes accouchées depuis peu serait causée par l'action de quelque agent extérieur, soit physique, soit moral, et qui aurait pour résultat d'imprimer une vive secousse à toute l'économie.

Il est à remarquer que, depuis les progrès de la science, il est impossible d'admettre ces explications de Ménière, et que si les faits observés par lui sont vrais, l'interprétation qu'il en a donnée ne peut être acceptée aujourd'hui comme l'expression de la vérité.

Puis, s'en rapportant aux recherches de Larcher, qui admet l'hypertrophie du ventricule gauche comme la règle chez les femmes mortes en couche, il insiste sur cette cause comme imprimant au mouvement circulatoire une énergie qui explique tous les accidents de la grossesse. — La même cause qui préside à l'accomplissement des phénomènes physiologiques de la gestation et de ses suites, déterminerait aussi les troubles pathologiques.

Les recherches de Larcher (Académie des sciences, 1857) ont été confirmées depuis par Blot, qui, faisant succéder le système des pesées à la méthode de la mensuration employée par Larcher, a prouvé que, pendant la grossesse, il y avait une augmentation de plus du cinquième du poids total du cœur. — Cette hypertrophie porte presque exclusivement sur le ventricule gauche, et offre cela de remarquable qu'elle est temporaire comme l'hypertrophie utérine. — Ce fait est aujourd'hui incontesté, et si l'on ne peut admettre l'influence de l'hypertrophie du cœur seule agissant pour déterminer une hémorrhagie cérébrale par excès d'intensité de la circulation, personne du moins ne conteste la relation qui existe entre les affections du cœur et l'hémorrhagie cérébrale, et on devait se demander si l'état puerpéral ne pouvait pas déterminer dans le cœur des lésions qui pourraient à leur tour retentir sur le cerveau et amener des complications de paralysie.

Depuis quelques années, des travaux assez nombreux ont été publiés sur ce sujet, et on trouve dans les auteurs quelques observations d'affections du cœur puerpérales, compliquées de paralysies.

En 1853, SENHOUSE KIRKES (Edinburgh med. and surg. J., 1853) signalait une variété d'endocardite qu'il appelait ulcéreuse, typhoïde, pyohémique, et qui a été étudiée depuis avec plus de détails par :

VIRCHOW. Gesamm-Abhandlungen ; 1856.

SIMPSON, en 1854 et 1856.

BAMBERGER. Lehrbüch der Krankheiten der Herzens. Wien. 1857.

FREIDREICH. Krankheiten des Herzens ; 1867.

CHARCOT et VULPIAN. Comptes-rendus de la Société de biologie ; 1861.

Mais c'est à SIMPSON (obs. Work, t. II, 1856. Edinb. Monthly, 1854) que revient l'honneur d'avoir clairement démontré l'influence de l'état puerpéral sur la production de cette forme d'endocardite.

Puis VIRCHOW. Monat. f. Geburtsk ; 1858.

LOTZ, de Saint-Flour. Académie de médecine, 1857.

VAST. Thèse 1864.

HARDY. CHARCOT, HÉRARD, PETER, dans leurs Leçons cliniques.

BUCQUOY. Union médicale, 1869.

MARTINEAU. Thèse d'agrégation, 1866.

J. SIMON. Thèse d'agrégation, 1866.

DECORNIÈRE. Thèse 1869, ont repris l'étude de cette question.

Ce dernier, résumant les travaux ci-dessus, cite parmi les causes prédisposantes : l'altération du sang, déjà signalée par *Pigeaux*, 1839; puis, d'une façon spéciale par Andral et Gavarret.

Becquerel et Rodier ; Gaz. méd., 1844.

Regnault. Thèse Paris, 1847,
qui avaient ainsi ouvert une voie nouvelle dans leurs
belles recherches sur l'hématologie, et avaient signalé
l'état particulier du sang chez les femmes enceintes, constatant la diminution des globules, l'augmentation du
sérum, l'excès de fibrine. Nous donnerons du reste
plus loin une analyse plus complète de ces travaux que
nous ne faisons que signaler ici.

GRISOLLE, NIEMEYER, LANCEREAUX, Gaz. méd., 1862. —
WIRCHOW, SIMPSON, rappellent qu'elle consiste en
      Une diminution des globules,
      Une augmentation du sérum,
      Un excès de fibrine.

Une autre cause serait la rétention de l'urée et de l'a-
cide lactique, substances toutes deux irritantes ; de plus
pendant l'état puerpéral le sang est chargé de nouveaux
matériaux. Toutes ces causes réunies vicient le sang, et,
par suite du contact de ce liquide ainsi altéré, il peut
survenir une endocardite.

Cas transmis à *Simpson*, par le Dr Burrow.

Allaitement prolongé, hémiplégie et ramollissement
cérébral ; mort. Végétations fibrineuses sur les valvules
mitrales et aortiques. (Observation 11, Decornière.)

Cette altération du sang a été constatée par PIORRY,
PROUT, WILLIAM TOOD, SCHONLEIN, RICHARDSON, MOLLER,
RAUCH, VIRCHOW, REYHER, BENNI, Thèse 1867.
FREIDREICH. In Virchow Handbuch. CHARCOT.

Or, cette altération du sang existe précisément dans
l'état puerpéral, et est aujourd'hui un fait hors de conteste.

Decornière cite 22 observations d'endocardite puerpérale ; et parmi les lésions des différents viscères observées
dans ces cas, il insiste avec grand soin sur les ramollis-
sements rouges ou blancs, qui sont une des causes les

plus fréquentes des hémiplégies chez les sujets non encore parvenus à un âge avancé (Charcot, Kirkes).

Puis, sur la présence dans le sang de débris de valvules, qui peuvent devenir le point de départ d'embolies.

Hémiplégie subite chez une femme accouchée depuis qnelques mois ; endocardite végétante constatée pendant la vie et à l'autopsie. (Lancereaux, Gaz. méd., 1862. — Decornière, obs. VI.)

Quoique ces deux faits ne se rapportent pas directement à notre sujet, nous les avons rapprochés des précédents à cause de leur analogie.

Pour tous ces auteurs, il est question ici de l'endocardite puerpérale aiguë, à forme grave. Mais, dans ces derniers temps, Ollivier, dans deux communications faites à la Société de biologie, a appelé l'attention sur une autre forme d'endocardite puerpérale, qu'il appelle endocardite simple subaiguë, et dont il lui a été donné d'observer plusieurs cas dont nous donnons ici le résumé.

Obs. X. — Ollivier. Obs. 1. — Anne B..., 30 ans. Aucun antécédent rhumatismal ni syphilitique. Dans l'enfance, engorgements ganglionnaires au cou et croûtes dans les cheveux. Réglée de bonne heure et très-régulièrement.

Mariée à 24 ans, elle a eu 5 enfants ; et au moment de l'observation, elle est enceinte de six mois. Le premier accouchement a eu lieu à terme ; le deuxième à terme, mais l'enfant était mort ; le troisième à cinq mois ; le quatrième à terme ; le cinquième à six mois.

A 23 ans, à la suite d'une forte contrariété, attaque d'hystérie. Plus tard, elle travaille à la manufacture des tabacs, et de nouvelles attaques se manifestent. Indépendamment de ces attaques franchement hystériques, la malade en eut d'autres à l'époque de chacune de ses grossesses, bien distinctes des premières et caractérisées par des contractures très-douloureuses, occupant exclusivement les membres supérieurs et inférieurs du côté gauche. Ces attaques, qui se sont répétées une vingtaine de fois durant la première grossesse, se sont reproduites dans les suivantes à un moindre degré de fréquence. Une contrariété ou le simple fait de l'extension prolongée des membres dans le lit suffisaient pour en provoquer le développement. Elles avaient ordinairement lieu deux ou trois fois la nuit, plus rarement le jour. Chaque attaque durait environ cinq minutes.

A la suite de sa seconde grossesse, la femme B.... fut prise de palpitations qui allèrent toujours en augmentant.

Il y a trois ans, elle était alors enceinte de son troisième enfant et presque à terme, la malade rentrait chez elle portant du linge sur son bras gauche, lorsqu'elle le vit glisser tout à coup. Au moment où elle se baissait pour le ramasser, elle glissa elle-même à terre, et ne put se relever malgré tous ses efforts. Elle conserva toute sa connaissance, mais elle perdit l'usage de la parole. La bouche était déviée du côté gauche, et les yeux, lui a-t-on dit, regardaient obliquement. Ce ne fut qu'au bout de cinq minutes qu'elle put articuler quelques mots à peine intelligibles, mais bientôt elle s'aperçut qu'elle était paralysée complétement du côté gauche, et que le bras seul était resté sensible; aucun trouble des sens spéciaux, sauf un peu de surdité cinq jours après l'accouchement. Il est à remarquer que pendant tout le cours de cette grossesse, les jambes n'avaient pas été enflées, du reste ce fut seulement pendant la première grossesse qu'il survint un peu d'œdème de ces parties.

Depuis cette époque, les membres du côté gauche n'ont jamais recouvré leur force antérieure.

L'année suivante, attaque d'hystérie à l'occasion de la mort de sa mère, les mouvements convulsifs sont plus faibles du côté paralysé.

L'intelligence et la mémoire se sont aussi un peu affaiblis, et il est survenu un peu de surdité à gauche.

Dix-huit mois après l'attaque de paralysie, nouvelle grossesse actuellement de six mois. Depuis cette sixième grossesse les contractions ont reparu dans les membres du côté gauche à partir du deuxième mois.

Etat actuel. — Masses musculaires bien développées, moins pourtant à gauche qu'à droite. Pas d'œdème.

Paralysie complète de la motilité des membres supérieur et inférieur gauche. Traces de paralysie faciale droite.

Le bras gauche est lourd, et les mouvements sont imparfaits. La flexion de l'avant-bras sur le bras ne peut se faire complétement. Enfin les doigts sont légèrement contracturés.

La paralysie du membre inférieur est moins prononcée que celle du membre supérieur. Elle a du reste beaucoup diminué depuis un an; il existe dans les masses musculaires de l'avant-bras et dans les doigts, une douleur spontanée intermittente qui se présente sous forme de fourmillements. Elle se développe surtout lorsqu'on maintient l'avant-bras dans l'extension forcée. Rien de semblable au membre inférieur.

Ni anesthésie, ni analgésie, ni thermo-anesthésie. Plutôt un peu d'hyperesthésie, mais qui se retrouve sur le côté sain.

Les sens spéciaux sont intacts, à part un peu de surdité à gauche. La malade est promptement essoufflée quand elle marche, elle se plaint de palpitations très-pénibles qui dateraient suivant elle de sa seconde grossesse. Le cœur, en effet, est augmenté de volume et abaissé, la pointe bat dans le sixième espace intercostal, à 2 centimètres en dehors du mamelon. Battements énergiques et tumultueux. A la palpation, frémissement cataire très-net. La matité mesure 8 à 10 centimètres en tous sens. A l'auscultation, à la pointe, bruit de souffle systolique intense, ayant tous les caractères du souffle en jet de vapeur. Pouls assez fort, mais par moment irrégulier et intermittent.

Rien ailleurs. Urines claires, ne contiennent ni albumine, ni sucre; grossesse de six mois. Sous l'influence du bromure de potassium, les contractures diminuèrent notablement et la malade sortit de l'hôpital.

Quelque intéressante qu'elle soit, cette observation ne nous semble pas concluante, car il s'agit ici d'une femme hystérique; de plus, elle travaillait à la manufacture des tabacs, et nous ne croyons pas qu'on puisse tenir aussi peu compte que l'a fait Ollivier de ces deux conditions, qui nous semblent au contraire avoir ici une importance capitale. Ajoutons enfin la présence de contractures que nous allons retrouver du reste dans les deux observations suivantes et qui nous semblent devoir rapprocher ces faits de ceux, signalés par Trousseau, de paralysies des nourrices avec contractures des extrémités.

Obs. XI. — Ollivier. Obs. 1 *bis.* 21 ans, aucun antécédent pathologique. Grossesse à 16 ans. Dans les derniers mois de sa grossesse, palpitations, accouchement normal, 1864. Bientôt aggravation de l'essoufflement et des palpitations. En 1864, hémiplégie subite pendant la nuit envahissant face, bras et jambe droite. Diminution graduelle au bout de cinq mois; quoique la guérison soit imparfaite, l'amélioration est assez notable pour que la malade puisse retourner à son travail.

Au bout d'un certain temps, contracture des doigts et douleur dans le côté paralysé.

A son entrée à l'hôpital. Symétrie parfaite des deux moitiés du visage, hémiplégie incomplète de la motilité à droite. La malade remue bien son membre supérieur, mais elle a peu de force dans la main. Elle marche sans appui, mais en traînant fortement la jambe. Pas de contracture. Du même côté notable diminution des différentes espèces de sensibilité, en même temps fourmillements continuels des doigts et des orteils. Aucun trouble des sens spéciaux.

Cœur volumineux; impulsion forte; bruit systolique très-rude à la pointe, ce souffle s'entend très-bien en arrière. Rien à la base. Pouls petit, régulier, parfois intermittent. Pas de souffle vasculaire au cou. Essoufflement rapide par la marche. Urines normales.

Traitement par le bromure de potassium. En quinze jours disparition des fourmillements. Diminution de l'hémiplégie.

OBS. XII. — Ollivier. Obs. 6. — Sophie P...., 36 ans. — Antécédents : rougeole, coqueluche, fièvre typhoïde, attaques assez fréquentes d'hystérie et récemment une pleurésie du côté gauche; mariée à 19 ans.

L'année suivante, elle fait une fausse couche à la suite d'une chute.

Depuis lors, elle a eu, à deux ans d'intervalle environ, cinq enfants vivants et bien portants, qu'elle a tous allaités.

Dans le commencement de juin 1865, au milieu d'une époque menstruelle, elle fut réveillée à deux heures du matin par un violent mal de tête. Elle s'aperçut qu'elle était paralysée du bras et de la jambe gauches. Cette triste découverte lui fit une telle impression qu'elle fut immédiatement prise d'une série d'attaques de nerfs. Ce ne fut qu'à midi qu'elle devint calme et reconnut les personnes qui l'environnaient; elle voulut parler, mais ses efforts furent inutiles. Elle bredouillait, dit-elle, et ne pouvait se faire comprendre; les traits du visage étaient déviés du côté gauche, c'est-à-dire, du côté paralysé; pas de troubles des sens. La paralysie du mouvement était incomplète à gauche, mais la sensibilité n'y était pas altérée.

Quelques jours après, elle entre à l'hôpital.

Il n'existe plus de traces de paralysie faciale; le membre supérieur gauche est peu mobile, les doigts sont fortement fléchis et il est difficile de les ramener complétement dans l'extension. Cette contracture paraît ne s'être développée que peu à peu.

Le membre inférieur gauche est bien plus mobile que le supérieur, les mouvements de la jambe sont assez étendus, mais son pied reste constamment dans un certain degré d'extension. Aux membres inférieurs, la jambe gauche mesure 1 centimètre de moins comme volume, que la jambe droite.

Sensibilité intacte; depuis plusieurs mois, douleur le long du membre supérieur gauche.

Les sens sont intacts, sauf l'ouïe qui est un peu affaibie à gauche; parole un peu embarrassée; mémoire affaiblie.

La pointe du cœur bat dans une étendue de 3 centimètres et en dehors du mamelon; matité précordiale augmentée, à la base bruit de souffle diastolique doux et prolongé (insuffisance aortique) et à la pointe souffle systolique de moyenne intensité (insuffisance mitrale). Rien ailleurs, pas d'œdème, deux mois après amélioration légère.

Ces deux observations ne sont pas des paralysies puerpérales, mais elles sont destinées à montrer l'influence des lésions du cœur, et en particulier de l'endocardite subaiguë, sur le développement des paralysies et l'influence des grossesses sur la production de ces endocardites.

De plus, sur ces trois femmes, deux avaient des antécédents nettement hystériques (Obs. 10 et 11). Les faits suivants sont encore des faits d'affection du cœur, développée lentement et successivement sous l'influence de l'état puerpéral.

Voici le sommaire des autres observations, que nous ne citons que pour mémoire, car il n'y a pas eu de paralysie.

OBS. 2. — Femme de 40 ans. Pas de maladies graves, pas d'excès alcooliques, trois fausses couches causées par divers accidents. A dater de la dernière grossesse, palpitations, essoufflements. A l'entrée à l'hôpital, céphalalgie très-prononcée, œdème des membres inférieurs; à la pointe du cœur, bruit de souffle systolique et léger roulement diastolique ; mort.

Autopsie. Hypertrophie du ventricule gauche; épaississement et induration de la valvule mitrale produisant une insuffisance avec rétrécissement de l'orifice. Cirrhose.

OBS. 3. — Femme de 38 ans, bonne santé antérieure ; pas d'excès alcooliques ; presque successivement six grossesses régulières. Quelques années plus tard, septième grossesse. Avortement le sixième mois à la suite d'un accident; à dater de ce moment, palpitations, essoufflement; hypertrophie du cœur, insuffisance mitrale.

OBS. 4. — Femme de 38 ans, bonnes conditions hygiéniques, pas de maladies antérieures, huit grossesses à terme ou fausses couches; à dater de la quatrième grossesse, palpitations, essoufflement. A l'entrée à l'hôpital, asystolie, œdème des membres inférieurs, insuffisance et rétrécissement de l'orifice mitral. Ascite, foie petit, rate volumineuse. Cirrhose probable. Mort, pas d'autopsie.

OBS. 5. — Femme de 34 ans, pas de privations, ni d'excès, bonne santé antérieure, quatre grossesses presque successives ; à dater de la dernière grossesse, palpitations et essoufflement. A l'entrée à l'hôpital, cyanose, asystolie, œdème des membres inférieurs, augmentation du volume du cœur ; insuffisance mitrale.

Obs. 7. — Femme de 26 ans. Antécédents nuls : cinq grossesses successives, à dater de sa dernière, palpitations, vertiges ; augmentation de volume du cœur, insuffisance aortique et mitrale.

Obs. 8. — 44 ans, bonne hygiène, pas d'excès alcooliques, pas de maladies graves antérieures ; dix grossesses en l'espace de quinze ans ; à dater de la dernière, il y a dix ans, palpitations, essoufflement. A l'entrée à l'hôpital, asystolie, insuffisance mitrale, ascite, cirrhose probable. Mort ; pas d'autopsie.

On peut nous objecter que sur ces neuf observations, pas une, même celles où il y a eu paralysie, ne rentre directement dans notre sujet, puisqu'elles ne se sont pas produites dans l'état puerpéral. Il n'en est pas moins vrai qu'elles sont extrêmement remarquables, en ce sens que le début de l'endocardite a toujours succédé à une grossesse, et que si l'influence de l'état puerpéral n'a pas été, comme dans les cas cités plus haut, immédiate, cet état ne semble pas moins avoir été le départ de phénomènes cardiaques bien évidents, qui à leur tour ont amené la production de l'hémiplé   gie.

Telle est du moins la conclusion que l'on peut tirer de la lecture des deux mémoires d'Ollivier.

Pour lui, il existerait deux formes d'endocardite puerpérale, l'une décrite par tous les auteurs : endocardite à forme aiguë, endocardite ulcéreuse typhoïde, pyohémique.

L'autre qui, se développant lentement, échapperait ainsi souvent à l'observateur non prévenu et se transformerait sourdement en endocardite valvulaire chronique. Attaquant surtout la valvule mitrale, ce qui la rapproche de l'endocardite rhumatismale ; elle a une marche progressive et par ce seul fait, des dépôts fibrineux, des végétations valvulaires peuvent donner naissance à des embo-

lies cérébrales par suite de la gêne circulatoire que détermine l'utérus gravide.

L'hémiplégie qui survient pendant la période puerpérale se produit par ce mécanisme, seulement, l'affection
cardiaque ne reconnaît pas toujours pour cause la gravidité. En effet, si déjà il existe avant la fécondation une
ancienne maladie du cœur, la gêne circulatoire qui succède toujours à l'ampliation de l'utérus peut très-bien
provoquer le détachement d'une végétation valvulaire
et produire ainsi l'oblitération dans des branches artérielles de la base du cerveau. C'est ce qu'Ollivier a observé chez deux jeunes femmes qui avaient eu autrefois
une attaque de rhumatisme polyarticulaire aigu compliquée d'endocardite. L'hémiplégie survint chez la première au sixième mois de la grossesse, et au huitième
chez la seconde.

Ces faits cités par Ollivier sont assurément dignes d'at-
tirer l'attention. Mais n'y a-t-il pas dans ses conclusions
un peu d'exagération, et ne pourrait-on les rapprocher
d'un autre phénomène qui se produit dans l'état puerpéral et qui n'en est cependant pas moins un fait assez
rare. Nous voulons parler de l'hypertrophie de la glande
thyroïde.

Si en effet la grossesse semble déterminer dans cet organe une surexcitation vitale qui se traduit quelquefois
par une augmentation rapide de volume qui peut même
aller jusqu'à l'inflammation, à la suppuration et à la
mort (Tarnier), augmentation de volume qui persiste à
un certain degré après l'accouchement; ces faits n'en
sont pas moins l'exception, et personne n'a songé jusqu'à
présent à faire de la grossesse ou de l'état puerpéral une
des causes du goître.

On pourrait rapprocher encore de ces faits d'hypertrophie du cœur, et d'hypertrophie de la glande thyroïde;

ces productions de nouvelle formation qui se développent
pendant la grossesse et que l'on retrouve après l'accouchement entre la table interne des os du crâne et la face
externe de la dure-mère, et auxquelles Rokitansky, Alexis
Moreau et Ducrest (Paris, 1844) ont donné le nom d'os-
téophytes crâniens, et qui semblent bien être sous la
dépendance de la grossesse. D'abord fluides, elles s'épais-
sissent peu à peu, s'ossifient et donnent plus d'épaisseur
aux parois crâniennes en formant à l'état frais des plaques
composées de tissu spongieux enfermé entre deux lames
de tissu compacte. A un degré plus avancé, ces plaques
ne sont plus isolées; elles forment par leur réunion une
véritable calotte surnuméraire qui recouvre toute la
dure-mère et s'étend jusqu'au trou occipital en s'amincis-
sant progressivement. Elles disparaissent, du reste, progressivement après la grossesse.

On pourrait, il est vrai, objecter que ces plaques ont
pu se développer pendant les maladies puerpérales, et
qu'elles sont un phénomène pathologique, mais ces
plaques acquièrent quelquefois une dureté tout à fait
comparable à celle de l'os primitif; elles sont quelquefois
extrêmement étendues; il semble donc difficile d'admettre que d'aussi larges plaques aient pu se former et
acquérir en quelques jours une dureté presque égale à
celle des os. Cette opinion, du reste, est celle qu'ont
donnée les auteurs cités plus haut, et elle est adoptée
pleinement par Tarnier, à qui nous empruntons presque
textuellement ce paragraphe.

A côté de ces faits d'endocardite puerpérale compliquée de paralysie on peut citer les faits de thromboses
artérielles puerpérales observés par les auteurs anglais.

Oke, de Southampton, 1842. — Provincial med. and
surg. Journal.

Risdon Bennet. — Provincial med. and surg. Journal, 1854. — Thrombose de l'aorte et des artères des membres inférieurs avec concrétions sanguines dans les cavités gauches chez une femme en couche.

[Turner. — Trans. of the Edinb. med. chir. Society, vol. III.

Simpson. — Medic. Times, 1854, et Provincial Journal, 1854.

Il les divise en cinq espèces, suivant qu'elles sont produites :

1° Par le détachement de concrétions cardiaques anciennes ou organisées et leur transport ultérieur dans les canaux artériels.

2° Par le passage dans le torrent circulatoire de masses fibrineuses récentes formées dans les cavités du cœur ou des grosses artères ;

3° Par une artérite locale ;

4° Par une lésion de la tunique interne des artères ;

5° Par des matières morbides provenant du système veineux et logées dans l'artère pulmonaire ou ses divisions.

Tantôt elles détermineraient des gangrènes, lorsqu'elles frapperaient les artères des membres supérieurs et inférieurs, tantôt dans le cas de thrombose des artères cérébrales, des hémiplégies.

Hervieux rapporte une observation empruntée à Simpson (Medical Times, 1854).

Thrombose de l'artère cérébrale moyenne du côté gauche ; végétations sur les valvules aortiques ; ramollissement cérébral ; hémiplégie. — Mort ; autopsie.

Femme accouchée depuis six semaines, fatigues de l'allaitement ; affaiblissement, douleurs vagues dans les membres, d'apparence rhumatismale, surtout dans un des mollets. Bruit râpeux au premier temps. L'hémiplégie ainsi que l'affaiblissement de la mémoire et la difficulté de la parole persista jusqu'à la mort. A l'autopsie, végétations nombreuses sur les valvules aortiques et mitrales qui étaient ramollies et ulcérées. Le corps strié gauche est converti en uné pulpe diffluente et la branche de l'artère cérébrale moyenne gauche qui se rend à cette partie du cerveau est oblitérée par une concrétion fibrineuse du volume d'un grain de blé implantée sur le vaisseau à son point d'origine de l'artère cérébrale moyenne ; au-dessous de l'obstruction, l'artère ressemblait à un cordon pâle, induré, tout à fait imperméable.

Kirkes (*Med. Times and Gaz. for March*, 1853) avait déjà cité trois cas d'hémiplégie produite par la thrombose d'une des artères cérébrales.

Ces thromboses dépendent-elles d'une embolie artérielle, d'une artérite, de l'inopexie, c'est-à-dire d'une tendance exagérée du sang à la coagulation ?

Hervieux (*Mal. puerp.*, t. II, p. 823) ne croit pas que l'inopexie seule soit suffisante à expliquer la formation de ces thromboses artérielles, et les croit déterminées soit par un embolus détaché de quelque concrétion fibrineuse du cœur ou de quelque végétation valvulaire, soit par une artérite locale.

Quelle que soit l'opinion que l'on admette, il est impossible aujourd'hui de contester ces faits, et l'influence des affections du cœur sur la pathogénie des hémiplégies puerpérales est de toute évidence, et si les faits cités par Meniere ont pu être rapportés, comme nous allons le voir, à une autre cause, il n'en est pas moins évident que l'état puerpéral prédispose les femmes à des lésions cérébrales qui se traduisent par des hémiplégies.

Les altérations du sang, si bien étudiées aujourd'hu dans l'état puerpéral, joueraient donc ainsi le premier rôle en déterminant, soit des endocardites puerpérales aiguës des auteurs, soit la forme lente subaiguë d'Ollivier, soit enfin des thromboses artérielles, et l'hémiplégie puerpérale ne serait ainsi qu'un épiphénomène d'une affection du cœur, développée pendant la grossesse ou à la suite d'accouchements nombreux, et retentissant à son tour sur l'organe cérébral.

Ces altérations du sang ne seraient pas du reste les seules causes des endocardites, les femmes grosses restant comme dans l'état de vacuité soumises à toutes les causes capables de déterminer des lésions du cœur, rhumatisme et autres.

Assurément, il y a dans l'enchaînement de ces faits quelque chose de fort satisfaisant pour l'esprit, mais les observations sont encore bien peu nombreuses pour qu'on soit autorisé à être aussi affirmatif, et nous allons voir que l'on est forcé d'admettre encore bien d'autres causes pour expliquer la production des hémiplégies puerpérales.

Dans un mémoire publié en 1854 (The Dublin Quarterly Journ. of med. sciences) et traduit par Blot (Arch. méd., 1855), et qui après le mémoire de Beschtke et celui de Menière et de Simpson, mémoire sur les troubles nerveux dans l'albuminurie des femmes grosses (Monthly Journal, 1847), est sans contredit le plus important de tous les travaux publiés sur la matière.

Fletwood Churchill reprend l'étude des paralysies puerpérales et invoque une nouvelle cause, l'albuminurie.

Dans ce mémoire, où l'on trouve signalées toutes les formes de la paralysie puerpérale, Churchill insiste sur le petit nombre d'auteurs qui se sont occupés de cette question et cite les noms de :

Campbell. Midwifery.

Ryan. Manual of midwifery.

Ramsbootham. Obstetric medicine and Surgery.

Dewees. Midwifery.

Scanzoni. Lehrbuch der Geburtshulfe.

Abercrombie. Diseases of the brains.

Tood. Cyclopedia of practical medicine.

Graves. Leçons cliniques.

Mais dans aucun de ces ouvrages il n'est question de l'état des urines avant l'attaque.

Latham (Diseases of the heart, t. II), le premier, a cru à un certain rapport entre une affection nerveuse grave et certaines conditions de la sécrétion urinaire, et en particulier à l'influence de l'albuminurie sur les affections cérébrales.

Romberg. Diseases of the nervous system, t. II.

Lever. Guy's hosp. reports.

Simpson (Edinb. med. and surg. J.). Ce dernier en particulier a insisté d'une façon toute spéciale sur les complications paralytiques de l'albuminurie. Rassemblant ensuite les observations, Churchill en cite 36 de paralysies diverses. Voici le sommaire de celles qui ont trait à l'hémiplégie.

Obs. XIII. — Obs. 1. Lever. Femme de 26 ans, troisième grossesse. Au deuxième mois. *Hémiplégie partielle, croisée.* Légère déviation de la bouche du côté droit; paralysie du bras droit et du membre inférieur gauche; disparition complète après l'accouchement. Reproduction des mêmes phénomènes dans quatre nouvelles grossesses peu après le début de la conception.

Obs. XIV. — Obs. 2. Lever. Femme de 38 ans, deux fausses couches antérieures ; au huitième mois d'une troisième grossesse, *paralysie du bras et de la main du côté droit;* guérison après l'accouchement.

Obs. XV. — Obs. 6. Lever. 19 ans, primipare; au septième mois perte de connaissance, hémiplégie du côté droit jusqu'à la partie supérieure de l'abdomen; le lendemain nouvelle défaillance; *perte de mouvement du bras droit ;* guérison au bout de trois jours, mais alors *perte de la parole* durant trois jours, suivie de *paraplégie* des deux jambes; guérison après l'accouchement.

Dans une grossesse suivante, perte de la parole et après la délivrance, *paraplégie;* tout rentra dans l'ordre peu à peu.

Obs. XVI et XVII. — Obs. 7 et 8. Lever. Deux cas d'*hémiplégie* dépendant d'une maladie cérébrale pendant le cours de laquelle survint une grossesse; guérison après l'accouchement. L'enfant de l'une d'elles était hydrocéphale.

Obs. XVIII. — Obs. 14. Simpson. *Albuminurie.* Grossesse au huitième mois. *Amaurose* et *hémiplégie* avant d'accoucher; guérison incomplète après la délivrance.

Obs. XIX. — Obs. 16. Simpson. *Albuminurie;* primipare, *hémiplégie;* guérison incomplète.

Obs. XX. — Obs. 17. Crosse de Norwich. *Cases in midwifery.* — *Paralysie faciale gauche* avant le mariage ; accouchement de deux jumeaux en 1864; peu après *hémiplégie* droite qui guérit; en 1866, nouvelle grossesse, augmentation de la paralysie faciale, puis faiblesse, épuisement, dysurie, dysphagie; plus la grossesse avance plus l'affaiblissement fait des progrès. *Mort,* pas d'autopsie.

Obs. XXI. — Obs. 18. Crosse. 42 ans, multipare; nouvelle grossesse. *Hémiplégie incomplète* au septième mois, quelques jours avant d'accoucher ; douleurs. *Hémiplégie complète* au moment de l'accouchement; enfant mort; persistance de la paralysie.

Obs. XXII. — Obs. 15. Crosse. 27 ans, *hémiplégie* un mois avant la délivrance, amélioration considérable avant la délivrance; guérison.

Nouvelle grossesse et accouchement sans retour de paralysie.

Obs. XXIII. — Obs. 21. Beatty. Primipare; trois semaines avant l'accouchement, pendant la nuit *hémiplégie droite* dans une attaque qui ressemble à de l'épilepsie; guérison au bout de trois semaines, pas d'examen de l'urine, trois autres grossesses sans accidents.

Obs. XXIV. — Obs. 22. Mac Clintock. Quatrième grossesse au dernier mois; *hémiplégie droite;* au bout d'une heure cessation. Le lendemain tiraillements dans l'annulaire et le petit doigt de la main droite et par moment au côté droit de la langue et des lèvres. Pendant trois semaines retour de ces accidents une ou deux fois; accouchement facile. Depuis le quatrième jour des couches, pendant six semaines reproduction des mêmes accidents tous les trois ou les quatre jours, après chaque accès qui dure à peu près une heure, émission abondante d'urine limpide. Mort de l'enfant, cessation de l'allaitement, retour des règles, quelques semaines après continuation des accidents qui continuent encore pendant cinq mois; guérison au bout de ce temps.

Obs. XXV. — Obs 25. Mac Clintock. 36 ans, troisième accouchement. Pendant le travail *paralysie du bras* et de la *main du côté droit* sans convulsions ni affection cérébrale ; amélioration.

Obs. XXVI. — Obs. 29. Forrest. Deuxième grossesse. Accouchement naturel; hémorrhagie abondante après la délivrance, syncope; arrêt des lochies sans cause le quatrieme jour, le huitième *hémiplégie droite* sans symptômes précurseurs : le neuvième convulsions, coma, huit accès suivis de céphalalgie ; guérison en deux mois.

Obs. XXVII. — Obs. 30. Ley. In *Charles Bell* on the nerves. Accouchement facile suivi d'une hémorrhagie abondante, trois jours après, fièvre et céphalalgie durant huit jours; le dixième jour douleur de tête avec pesanteur et engourdissement dans un côté, céphalalgie violente surtout d'un côté. Un côté du corps est complétement insensible, quoique les muscles volontaires aient conservé leur contractilité du côté opposé ; sensibilité intacte, mais *perte incomplète du mouvement*, persistance des accidents.

Nouvelle grossesse, accouchement à terme. Au bout de dix jours *engourdissement des deux côtés*, insensibilité, coma. Mort.

Autopsie. Aucune altération du cerveau, seulement les ventricules contenaient un peu plus de sérosité que de coutume, de plus du côté opposé au siége du mal, léger épaississement des' membranes dont la vascularité est un peu augmentée. Enfin dans quelques points quelques adhérences, dans d'autres dépôt incolore, transparent, gélatineux.

Obs. XXVIII. — Obs. 31. 48 ans, treizième accouchement naturel, huit jours après, subitement sans prodromes ; *paralysie de la face et d'un bras ;* gêne de la parole, troubles de la vue. En quinze jours guérison, sauf vue et parole ; guérison complète en quelques mois.

Obs. XXIX. — Obs. 32. 38 ans, cinquième accouchement, trois jours après *hémiplégie gauche*, déviation de la bouche, sensibilité intacte, fréquence du pouls persistante, amélioration progressive ; le quatorzième jour, faiblesse progressive. Mort sans augmentation de paralysie, sans coma ni stertor. Pas d'autopsie.

Obs. XXX. — Obs. 34. Ireland. 26 ans, quatrième grossesse. Accouchement ; sept jours après sans prodromes, insensibilité et tiraillements de la face, pas de convulsions, puis au bout de quelques minutes *hémiplégie* et gêne de la parole. Ces symptômes diminuent en quelques heures. Alternatives d'amélioration et d'aggravation pendant dix jours. *Albuminurie considérable*, puis amélioration notable pendant quatorze jours. Le vingt-quatrième jour après l'accouchement, elle était très-bien, à part l'hémiplégie qui persistait, quand tout à coup, à l'occasion d'un mouvement fait dans son lit, elle fut prise d'insensibilité et mourut.

Autopsie. Congestion modérée des vaisseaux superficiels, excepté au niveau du lobe antérieur de l'hémisphère droit, qui est pâle et exsangue, léger épanchement séreux au-dessous de l'arachnoïde. Bulles d'air dans les vaisseaux, même les plus petits ; pas de traces d'oblitération ; l'hémisphère droit du cerveau est sain. Dans le lobe antérieur de l'hémisphère gauche, tout près de l'extrémité antérieure des ventricules, la substance blanche et une partie de la substance grise voisine sont réduites en une pulpe de la consistance du gruau. Le tissu est entièrement détruit dans une étendue de 1 pouce de long sur un demi-pouce de large. La couleur en est fort changée ; la portion ramollie examinée au microscope ne contient que des corpuscules d'exsudat et des débris de fibres cérébrales ; nulle part dans le cerveau ou le cervelet on ne rencontre d'infiltration purulente ou séreuse.

Rien au cœur, pas de péritonite.

Les reins sont épais, l'un bien plus gros que l'autre; à la coupe on remarque une forte congestion; une matière purulente s'échappe des tubes divisés; les autres viscères sont parfaitement sains.

Donc 17 hémiplégies complètes et 1 incomplète compliquées dans quelques cas de paralysies faciales et d'amaurose. Dans 3 cas seulement la paralysie fut précédée de convulsions.

Entrant alors dans le détail des observations, Churchill admet pour quelques cas l'action réflexe, l'anémie, les affections cérébrales, se rapprochant ainsi du chapitre précédent, et repousse l'opinion qui veut que la paralysie ne soit qu'une terminaison des convulsions, il rejette de même d'une façon presque absolue celle qui les attribue au rhumatisme.

Rappelant alors l'opinion de Latham, de Lever, de Simpson, il admet un rapport constant entre l'albuminurie et la paralysie, et, sans faire de la présence de l'albumine dans l'urine un signe certain de l'existence de la maladie de Bright, il dit qu'il est probable que cette sécrétion d'albumine est le résultat d'une excitation des reins qui s'efforcent de séparer du sang un élément morbide.

Plus affirmatif encore que Churchill, Imbert-Gourbeyre dans son mémoire sur les paralysies puerpérales, couronné par l'Académie de médecine en 1860, rappelle le travail de Menière, mais pour combattre ses conclusions, et rattache les apoplexies de la grossesse au mal de Bright puerpéral ou à sa forme éclamptique.

Puis, contrairement à l'opinion de Rayer, qui regarde ces faits comme rares, il rappelle les 11 cas de Frerichs, où il y a eu apoplexie cérébrale, note avec soin que sur ces 11 cas 8 ont présenté une hypertrophie du cœur avec lésion des valvules.

Les faits de Kirkes: De l'apoplexie en rapport avec les

maladies chroniques du rein (Medical Times and Gazette, 1855).

De Johnson (Oh the Diseases of the Kidneys ; Londres,
1852), qui affirme que la néphrite albumineuse chronique
a une tendance à se terminer par coma et convulsions.
Le coma, dit-il, est souvent terminal, et dans d'autres
cas au coma succède une hémiplégie subite qui a tous
les caractères de l'apoplexie sanguine. Il peut arriver
enfin que le malade soit tout à coup enlevé par un épanchement sanguin dans le cerveau.

Il conclut que, dans la maladie de Bright, on rencontre
les trois formes traditionnelles d'apoplexie : l'apoplexie
sanguine, l'apoplexie nerveuse et l'apoplexie séreuse.
Les paralysies qui peuvent en être la suite se rattachent
à ces trois formes. L'apoplexie pure serait donc pour lui
très-rare, et il estime que, dans la majorité des cas, elle
doit surtout se rapporter au mal de Bright développé
pendant la grossesse, et qu'elle n'est le plus souvent que
l'expression d'accidents cérébraux qui lui sont si fami-
liers.

Cette opinion trouverait pour lui sa confirmation dans
les travaux de Frerichs (1852), de Twedel, Lever, Simpson, Cahen, Landouzy, Braun (1851-1855), Wieger (1854),
Litzmann, Oppolzer, contrairement à l'opinion de
Lasègue (Arch. méd., 1851), Fournier.

Arrivant ensuite à la discussion des faits, il divise les
paralysies puerpérales (celles qui portent sur les sens
spéciaux forment un chapitre à part) en quatre grandes
catégories :

1° Observations de paralysie puerpérale avec albuminurie constatée ;

2° Observations de paralysie puerpérale précédées ou
suivies d'éclampsie ;

3° Observations de paralysie puerpérale précédées d'a-poplexies puerpérales ;

4° Observations de paralysie puerpérale liée à la con-tracture des extrémités.

Obs. XXXI. — Obs. 7. Legroux, Union médic., 1853. 19 ans, primipare ; 15 jours après la délivrance, *hémiplégie gauche* avec convulsions se reproduisant les jours suivants ; paralysie de la paupière supérieure ; vue trouble ; *albuminurie.*

Obs. XXXII. — Obs. 8. Simpson, contributions to obstetric, 1853 ; *albuminurie, amaurose* et *hémiplégie* quelque temps avant la déli-vrance.

Obs. XXXIII. — Obs. 10. Duchek, Vierteliahrschrift, 1853. 2 cas d'*éclampsie* suivie d'*hémiplégie* permanente.

Obs. XXXIV. — Obs. 11. Sabatier, *Union médicale*, 1853. 33 ans, deuxième grossesse ; hémiplégie gauche au septième mois ; *albu-minurie ; éclampsie* au moment de l'accouchement qui a lieu à huit mois et demi ; mort de la mère ; enfant retiré mort par gastro-tomie.

Obs. XXXV. — Obs. 13. Hamon, *Gaz. hóp.*, 1859. Primipare, 8 mars 1852 ; *albuminurie*, accouchement heureux ; disparition de l'albumine ; 23 jours après l'accouchement, apoplexie ; *hémiplégie droite*, *paralysie faciale* gauche ; sensibilité conservée ; gué-rison.

Obs. XXXVI. — Obs. 17. Imbert-Gourbeyre. Accidents ner-veux, tremblements, difficultés de parler pendant l'accouchement disparus pendant la délivrance.

Dix jours après l'accouchement, fièvre, abattement, douleur vive dans toute la face gauche, au-dessus des yeux, à la jambe gauche.

Le lendemain, douleurs excessives dans la main droite, bientôt attaques hystériformes avec agitation du tronc et des membres, qui ne sont autres que de l'éclampsie ; puis *hémiplégie droite*, para-lysie du mouvement et de la sensibilité. *Albuminurie.* Mort après contractures des membres supérieurs. Pas d'autopsie.

Obs. XXXVII. — Obs. 18. Mauriceau. Convulsions, apoplexie, *hémiplégie.*

Obs. XXXVIII. — Obs. 19. Delamotte. Convulsions, *hémiplégie droite.*

Obs. XXXIX. — Obs. 10. Velpeau. *Des Convulsions.* Thèse, con-cours 1833. Femme de 28 ans, primipare. Convulsions ; *hémiplégie gauche* se répétant après chaque attaque : observation déjà citée par Pereboom. *Nova acta eruditorum*, t. III. Tissot, *Traité des nèrfs et de leurs maladies*, 1778.

Bouillaud. *Traité de l'encéphalite*, 1825 (obs. 5).

Obs. XL. — Obs. 21. Rogery, *Annales de Montpellier*, de Baumès, 1805. Femme 30 ans, cinquième grossesse, fin du septième mois. *Éclampsie*, avortement, *hémiplégie droite*; coma. Mort deux jours après.

Obs. XLI. — Obs. 25. Robert Johns, *Journal de Malgaigne*, 1843. Femme de 40 ans. Multipare; éclampsie; *hémiplégie* persistante.

Thierry. *De la diathèse séreuse*. Strasbourg, 1845.

Lauth. *De la cachexie séreuse*. Strasbourg, 1852.

Siebold. *Neue Zeitschrift f. Geburtskunde*, 1843. Décrivant une épidémie de miliaire chez les femmes en couche, signale la mort qui arrive dans la période de desquamation avec des symptômes de paralysie. La mort survient souvent comme par apoplexie.

Obs. XLII. — Obs. 26. Morgagni. Grossesse six mois, 24 ans. Apoplexie avec *hémiplégie*; hémorrhagie cérébrale constatée à l'autopsie.

Obs. XLIII. — Obs. 26 (*bis*). Coquereau, *Mém.* Société méd. de Paris, 1776.
Greding, *Advert. med. prat. de Ludwig*, t. II.
Giornale. criti di medicina, septembre 1827.
Puzos, *Mémoire sur les pertes de sang et le lait répandu*.

Obs. LXIV. — Obs. 27. Fréteau. *Ann. Montpellier de Baumès*, 1816. 34 ans, œdème considérable à la fin de la grossesse. Accouchement normal. La nuit suivante, augmentation de l'œdème qui se généralise le quatrième jour. *Hémiplégie complète*. Guérison presque complète au bout d'un mois.

Obs. XLV. — Obs. 28. Hygea, *journal allemand*, t. XXIII. 23 ans. Accouchement heureux. Le neuvième jour, céphalalgie suivie d'apoplexie et d'*hémiplégie droite*. Trois jours après, réapparition des mouvements, guérison.

Pour Imbert-Gourbeyre. ces hémiplégies ne seraient autres qu'une forme apoplectique de l'éclampsie.

Admise du reste par les auteurs: Dewees, Velpeau, la

variété apoplectique de l'éclampsie est bien au fond une véritable éclampsie.

Velpeau cite une observation dans son mémoire et en indique une autre de Maygrier, *Journal des connaissances médicales*, t. I.

On le voit donc, pour Imbert-Gourbeyre la plupart des hémiplégies puerpérales peuvent se rattacher à l'albuminurie et à l'éclampsie avec ses différentes formes ; mais quelle est la cause déterminante de ces affections ?

C'est ici que nous allons retrouver les différentes théories qui ont tour à tour régné dans la science et qui ont été si bien résumées par Fournier, dans sa thèse sur l'urémie, 1863.

A quoi sont dus ces phénomènes ? Est-ce, comme le veut Wilson, à la présence de l'urine dans le sang ? mais Bright, Christison, O. Rees, Frerichs, Schottin, Wieger, ont constaté la présence de l'urée dans le sang sans accidents.

Trousseau et Pidoux ont administré l'urée comme médicament ; il en a été de même du professeur Mauthner et les expériences de Gallois et de Claude Bernard, qui ont prouvé que l'injection de l'urée dans le sang est innocente, sont venues renverser cette théorie.

Est-ce, comme le veut Frerichs, à la transformation de l'urée en carbonate d'ammoniaque sous l'influence d'un ferment ?

Adoptée par Christison, Jasksch, Brett et Bird. Lond., *med. Gaz.*, t. XII. Oppolzer, Litzmann, Braun, Wieger, et accueillie avec une grande faveur ; cette théorie a été attaquée par Picard (Thèse de Paris, 1856) et Cl. Bernard, qui ont démontré que le carbonate d'ammoniaque existe presque toujours à l'état normal dans le sang de l'homme et que lorsqu'on l'injecte dans les veines, si la quantité injectée est petite, il ne produit rien ; si, au contraire, la proportion est considérable, l'animal est pris d'une agitation extrême qui dure quelque temps, néanmoins, il revient à la vie. — Cette théorie ne suffit donc pas en · core à expliquer les faits.

Est-ce, comme le veut Treitz, l'ammoniémie? Toutes les fois, dit Treitz, que la sécrétion urinaire est supprimée, les matières excrémentitielles, et notamment l'urée, s'accumulent dans le sang. Or, cette urée passe du sang dans toutes les sécrétions de l'économie, mais c'est surtout la muqueuse intestinale qui élimine une grande quantité d'urée. Versée dans le tube digestif, l'urée s'y transforme toujours en carbonate d'ammoniaque, et y provoque des lésions multiples. A ce moment le sel ammoniacal est résorbé et passe dans la masse du sang, et cela d'autant plus sûrement que la fonction de la muqueuse intestinale est précisément l'absorption des liquides qui la baignent. C'est la résorption de cette ammoniaque contenue dans l'intestin qui produit l'intoxication ammoniacale du sang ou ammoniémie. — (Treitz, Des affections urémiques de l'intestin. *Arch. méd.*, 1860.)

Pour Frerichs, l'intoxication était primitive; ici, au contraire, elle ne serait que secondaire.

Est-ce à la diminution de l'albumine du sang ; à la diminution des globules?

A la rétention d'eau dans le sang, rétention qui est elle-même le résultat de l'insuffisance rénale, comme le veut Cahours ?

(Quelques considérations sur l'anurie, comme cause d'accidents cérébraux, Thèse de Strasbourg, 1860.)

A la décomposition de l'urée dans le sang en acide oxalique, de Bence Jones. A l'accumulation dans le sang des matières extractives et à leur défaut de purification ? — Urinémie de Schöltin, Gubler.

Enfin, à ce que Traube, See, ont appelé les théories nerveuses de l'urémie? Sous l'influence de l'altération du

sang, il se produirait une excitation des nerfs vaso-moteurs et des artères cérébrales; ces artères se contractant,
il en résulterait, soit des convulsions par oligémie du
bulbe, soit du coma par oligémie de l'encéphale.

Aucune de ces théories, on le voit, ne suffit à expliquer
les accidents, et néanmoins il semble rationnel d'attribuer
à une altération du sang les phénomènes observés pendant la vie. C'est qu'en effet cette altération n'est pas
douteuse, mais quelle est-elle? Voilà précisément où est
la lacune. — Malheureusement la science ne peut que
constater le fait, mais elle est jusqu'à ce jour insuffisante
à l'expliquer.

Serait-ce précisément ce miasme puerpéral que l'on
ne peut isoler et dont M. Hervieux a fait la base de sa
théorie de l'empoisonnement puerpéral. Miasme puerpéral, poison puerpéral, miasme des maternités, qui,
comme le miasme des camps, comme le miasme des salles
de blessés, peut engendrer des maladies nombreuses et
très-diverses, maladies qui pour procéder d'une même
cause, pour relever d'une même origine, n'en restent pas
moins des entités morbides essentiellement distinctes.

Le poison puerpéral pour lui est un produit de la vi-
ciation de l'air ambiant, par les sécrétions physiologiques
ou morbides, mais surtout morbides des femmes en couche, en particulier des lochies.

On voit de suite que si à la rigueur il peut expliquer
les accidents après l'accouchement, il n'en est plus de
même pour ceux qui se développent pendant la grossesse. Quoi qu'il en soit, M. Hervieux admet des paralysies
par empoisonnement puerpéral, c'est-à-dire une nouvelle cause pouvant déterminer des paralysies. Voici les
deux faits qu'il cite à l'appui de son opinion et qu'il em-
prunte à la thèse de Temoin. — (Temoin, Maternité de
Paris en 1859. Thèse, 1860.)

Obs. XLVIII. — Obs. 1. Fille de 23 ans, atteinte dix jours après son accouchement de symptômes généraux graves. Frissons, fièvre, céphalalgie, nausées, vomissements, etc., bientôt suivis d'une hémiplégie gauche et d'une paralysie du moteur oculaire commun droit. L'autopsie révéla un abcès du cerveau, une méningite purulente, un abcès du poumon gauche et une suppuration des sinus utérins.

Obs. XLIX. — Obs. 2. Fille de 21 ans, prise deux jours après un accouchement naturel d'accidents généraux accompagnés d'une encéphalopathie, bientôt suivie de paralysie du côté gauche, et deux jours après de mort. Autopsie, phlébite utérine, phlébite des veines des membres inférieurs, phlébite cérébrale, apoplexie cérébrale, apoplexie pulmonaire, pleurésie purulente, péritonite.

A ces deux faits, M. Hervieux ajouterait sans aucun doute le suivant, que nous avons observé pendant notre clinicat et qui est d'autant plus curieux que, malgré la gravité des accidents, la femme a guéri.

Le voici, du reste, *in extenso*:

Obs. 50. — Henarmont. 21 ans, journalière, réglée à 14 ans, 5 jours par mois. Dernières règles le 13 juin 1867. Rien à noter comme antécédents; femme blonde, d'une belle et bonne santé jusqu'alors. Primipare dont la grossesse n'a rien présenté à noter.

Entrée à l'hôpital au moment des premières douleurs.

Premières douleurs le 3 avril à 6 h. du soir.

Rup. memb. le 4 avril à 9 h. du matin.

Dilatation à 9 h. 3/4.

Terminaison le 4 avril à 10 h. 1/2.

Garçon O. I. D. P. 3000 gr. Cordon 65 cent. Elle allaite son enfant.

Le 6 avril, deux jours après l'accouchement, dans la nuit, sans cause connue, elle est prise d'un frisson violent avec vomissements. Le matin on la trouve avec fièvre violente. Pouls à 128; la peau chaude, sudorale ; la face un peu fatiguée ; le ventre sensible dans toute la région utérine, surtout sur les parties latérales et au-dessus du pli de l'aine. 16 sangsues. Cat. Bellad.

Le soir, elle est soulagée ; beaucoup moins de douleurs ; le pouls à 116. Pas de nouveaux vomissements. Pas de ballonnement du ventre ; lochies normales.

7 avril. Ce matin quelques nausées ; face meilleure, pouls à 110, 112. Le ventre indolore dans la partie supérieure. La partie inférieure est encore un peu sensible, mais beaucoup moins, la la langue humide, légèrement saburrale ; pas de garde-robes ;

rien du côté des seins. Frict. bellad. Cat. 1 p. d'ext. théb. de 5 cent.

Le soir, pouls à 112, ventre souple et indolore, sauf au niveau du côté gauche de l'utérus; pas de nausées, la langue bonne, moins chargée; la peau bonne; pas de garde-robes. Lavement, guimauve.

8 avril. Ventre encore un peu sensible; pouls à 112; respiration un peu haute ; rien dans la poitrine, matrice très-volumineuse, lochies fétides, injections.

Le soir, pouls à 120 ; pas de vomissement ; ventre souple, en bon état. Une épistaxis assez abondante.

Le 9, pouls à 120 ; ventre à peine sensible au niveau de la matrice. La face pâle, la langue rouge. Pas de garde-robes ni vomissements. Respiration assez élevée et fréquente. Rien dans la poitrine. Lavement de guim., calomel, jalap, frictions de belladone, cat., pilule extrait thébaïque.

Le soir, même état. Pouls à 120 ; selles très-abondantes qui l'ont un peu fatiguée, face meilleure. Ventre souple, moins douloureux. Ni ballonnement ni vomissements. Même état des lochies peu abondantes.

10. Ce matin elle est plus malade ; le pouls est toujours à 120 ; mais cette nuit la malade a été prise de délire, d'agitation. La parole est brève, entrecoupée, légèrement incohérente ; le ventre est redevenu plus douloureux, ballonné, et les vomissements bilieux ont reparu. Lavements de guimauve, pilules extrait thébaïque ; cat. de belladone.

Le soir, pouls à 120. Délire ardent et violent ; agitation énorme ; on est obligé de la maintenir dans son lit. Peau extrêmement chaude, intelligence assez troublée ; pourtant elle se plaint elle-même d'un point de côté gauche. Rien dans la poitrine que quelques râles sous-crépitants. Ventre très-ballonné, *indolore*, vomissements verts porracés. Rien au cœur; pas de diarrhée.

11. Cette nuit l'agitation a été telle qu'on a été obligé de recourir à la camisole. Pouls à 112-116; le ventre est redevenu sensible à gauche au niveau de l'utérus qui est encore très-volumineux, lochies fétides. Pas de vomissements ; épistaxis légère, toux; même état de la poitrine ; moins de ballonnement, un peu de diarrhée. Lavement amidon. Cat. laud. ; lochies très-peu abondantes, séro-purulentes, toujours fétides.

L'agitation a continué toute la journée jusqu'à trois heures où elle a vomi tout à coup des quantités énormes de matières vertes porracées, puis elle est tombée dans la prostration où je la trouve à six heures.

A six heures, le 11, prostration notable, affaissement, soubresauts des tendons et mouvements convulsifs des membres, surtout les supérieurs. Peau chaude sudorale ; pouls à 124, geint perpétuel, respiration haute, bruyante, suspirieuse ; matrice volumineuse, douloureuse; elle urine sous elle, sondée ; pas d'albumine ; une selle diarrhéique. Mouvements convulsifs des muscles de la face ; parole brève, par moments embarrassée et incohérente. Pas de paralysie des mouvements ni sensibilité ; pas de strabisme ; il ne semble pas qu'il y ait de troubles de la vue.

12. L'agitation a disparu pour faire place à un état de résolution qui, elle-même, a en partie cédé ce matin. Délire continuel, mais non bruyant ; sensibilité du ventre, langue bonne, humide ; pas de garde-robes. Pouls à 124. Soubresauts des tendons et des muscles. Sulfate de quinine 1 gr., eau vineuse.

Le soir, pouls à 120. Même état, sauf une selle diarrhéique. Délire intermittent, cédant par instants et faisant place à une prostration dont elle sort d'elle-même au bout de quelques moments. Rien du côté des membres.

13. Ce matin, ce qui prédomine, c'est une gêne énorme de la respiration qui est extrêmement fréquente ; oppression considérable ; le délire a augmenté, la parole est beaucoup plus embarrassée, la face très-altérée, la peau chaude, couverte de sueur, le pouls à 120. Toute la partie gauche de la poitrine est pleine de râles sous-crépitants, moins à droite ; diarrhée. Elle urine sous elle par regorgement. Vésicatoire.

Le soir, pouls à 140. Respiration haute, parole brève, haletante. Toux très-grasse et très-fréquente ; face peut-être un peu moins altérée, mais rouge par plaques ; éruption furonculeuse au siége. Une seule selle diarrhéique ; pas de vomissements depuis deux jours. Même état du ventre ; l'agitation a complétement cessé, mais le délire persiste.

14. Ce matin, même état. Délire continuel sans grande agitation. Respiration gênée, haletante, ventre toujours sensible ; elle va sous elle ; diarrhée, plaques érythémateuses aux fesses. Pouls à 128, gêne considérable des mouvements du côté gauche, surtout au membre supérieur, sensibilité obtuse. Mouvements lents et hésitants dans les membres inférieurs.

Le soir, même état grave, toujours gêne considérable de la respiration. Pouls à 124.

15. Pouls à 108, ondulent, dépressible ; la face s'est altérée de nouveau ; diarrhée, ventre indolore, respiration précipitée, langue sèche, surdité presque complète ; gêne considérable de la parole hoquet, yeux hagards, strabisme léger, langue sèche, fuligineuse, prostration considérable, affaissement notable ; elle reste inerte dans son lit. Vésicatoire à la nuque.

Le soir, sa prostration est peut-être un peu moindre, mais il y a toujours beaucoup de délire ; même état du membre supérieur. Respiration extrêmement difficile. Pouls à 108. Diarrhée. Pas de vomissements. Face rouge congestionnée. Yeux hagards ; même strabisme. Rien de nouveau dans la poitrine. Toujours des râles muqueux très-abondants.

Le 16, Ce matin, un peu moins d'engourdissement. Pouls à 108,

Charpentier.   3

Pupilles très-dilatées. Le strabisme a disparu ; les pupilles sont peu contractiles. La respiration très-gênée. Toujours des râles très-abondants, sans souffle. On constate de nouveau une gêne très-notable dans les mouvements du bras gauche, sans altération de la sensibilité. Pas de rougeur, de gonflement, de traces d'abcès. Embarras de la parole. Soubresauts des tendons. Rien aux membres inférieurs. Langue humide, blanche. Toujours un peu de délire. Même état de la miction et de la défécation. On supprime le sulfate de quinine.

Le soir, pouls à 104. Ventre souple, indolore. 2 selles involontaires. Parole toujours embarrassée. Pas de céphalalgie. Pupilles très-dilatées. Troubles visuels. Rien de nouveau dans la poitrine.

Le 17, amélioration légère dans l'état général. Parole un peu plus libre ; langue bonne. Pouls à 100. Elle se plaint d'engourdissements. Tendance au sommeil. Intelligence plus nette. Même état du bras. Pupilles toujours dilatées et peu contractiles. Même état de la vessie. Respiration meilleure.

Le soir, 120. Peau plus chaude. Respiration moins bonne. La prostration paraît vouloir revenir. Toujours selles involontaires, mais elle a bien uriné. Même état de l'érythème des fesses. Les mouvements du bras paraissent un peu plus libres.

Le 18. Ce matin, prostration prononcée. Gêne plus considérable de la parole. Ventre souple, indolore. Langue bonne. Des douleurs aiguës sont survenues dans le bras paralysé. Pouls à 104. Poitrine pleine de râles muqueux, sans souffle. Toux grasse, fréquente. L'épaule ne présente ni rougeur ni tuméfaction. La sensibilité est intacte, mais les mouvements du bras sont presque complétement abolis, il en est de même de la jambe gauche pour la première fois. Les pupilles dilatées mais peu contractiles. Pas de strabisme. La vue est devenue nette. Le délire a reparu cette nuit. Pas de selles. Calomel 0,40. Bouillon.

Le soir, encore de la prostration. Du côté droit du ventre, pour la première fois, on sent une sorte d empâtement vague qui remplit la fosse iliaque. La jambe a repris ses mouvements, mais le bras reste presque complétement inerte. Sensibilité intacte. Pouls à 116, petit, dépressible. Elle sort assez facilement de la somnolence, et l'intelligence paraît plus nette.

Le 19, pouls à 104. Peau bonne. La langue est nette, humide. Le ventre moins sensible quoique l'empâtement soit plus net. Etat général meilleur. Poitrine, même état. Les mouvements sont un peu revenus dans le bras, mais les douleurs sont plus vives.

Même état le soir.

Le 20, mieux. Pouls à 100. Mieux notable. L'intelligence est nette, la parole plus libre. La prostration a cessé. Le ventre présente aujourd'hui du côté droit une masse qui remplit toute la fosse iliaque droite et la partie inférieure du ventre. Elle se plaint beaucoup de ses douleurs d'épaule, mais les mouvements sont plus nets quoique encore difficiles, ils sont gênés en grande partie par la douleur. Erythème des fesses sans eschare.

Le soir, pouls à 84. Même état.

Le 21. Ce matin mieux notable. Pouls à 84. Respiration plus libre. Toujours douleurs de l'épaule gauche, mais mouvements plus libres. Diarrhée légère. Intelligence nette. Elle demande le bassin pour uriner et aller à la garde-robe. Toujours pas d'albumine.

Soir. Pouls à 80. Le mieux se soutient. Le bras est presque libre, à part la douleur qui persiste.

Le 22. La nuit a été moins bonne. Agitation sans délire. Pas de sommeil. Toujours un peu de diarrhée. Le bras a recouvré presque toute sa mobilité. Sensibilité intacte. Les phénomènes semblent aujourd'hui complétement localisés au ventre, où l'on sent cette masse énorme, dure et douloureuse à la pression.

Le 23 et le 24, bien. Bras intact, sauf les douleurs qui persistent dans l'épaule, sans que rien puisse les expliquer. Même état du ventre. Un peu de diarrhée. Pouls à 92. Respiration bonne. Rien dans la poitrine.

Le 25. A partir de ce moment, tous les phénomènes disparaissent, sauf la masse indurée du ventre, qui est très-douloureuse, mais les jours suivants elle commence à diminuer de volume, et l'amélioration va persistant jusqu'au 18 mai, où la malade sort de l'hôpital, ne présentant plus qu'un noyau d'induration insignifiant comparé à la masse énorme qui a rempli un moment toute la partie inférieure de l'abdomen.

Les seuls phénomènes à noter ont été quelques douleurs avec crampes dans les jambes, qui ont disparu au bout de quelques jours.

Cette observation nous paraît intéressante à un double point de vue : au point de vue du diagnostic et à celui de l'étiologie des accidents cérébraux.

L'affection avec laquelle on pourrait la confondre est assurément la fièvre typhoïde. En effet, les épistaxis, la douleur de ventre, la congestion pulmonaire, la diarrhée, les accidents cérébraux, sembleraient justifier ce diagnostic. Mais un premier fait existe, c'est la rareté de la fièvre typhoïde chez les femmes en couche, rareté qui est loin d'être admise par les auteurs. Dans tous les traités d'accouchements on signale, en effet, la fréquence de la fièvre typhoïde, mais il y a ici une erreur évidente. Oui, la forme typhoïde, l'état typhoïde, est fréquent dans les affections puerpérales, mais la fièvre typhoïde est extrêmement rare, et sur un total d'environ 1,600 observations recueillies pendant les deux années de notre clinicat nous n'en avons observé que 2 cas, de plus elle est alors presque fatalement mortelle, et notre malade a guéri.

Une autre raison pour rejeter cette opinion, c'est l'absence des taches rosées lenticulaires. On peut nous faire observer, il est vrai, qu'elles ont pu disparaître sous la couche de pommade belladonée et passer ainsi inaperçues. Mais d'abord la couche de pommade était limitée au ventre, et il est bien rare qu'il n'y ait pas, dans les cas nets d'éruption rosée lenticulaire, quelques taches sur les cuisses ou à la base de la poitrine, et nous n'avons rien trouvé ici de semblable.

Enfin, la troisième raison c'est que lorsque cette femme a été soumise à notre observation, il régnait dans les salles une véritable épidémie de fièvre puerpérale, et que plusieurs malades étaient prises d'accidents identiques à ceux de notre femme, moins les accidents cérébraux et pulmonaires.

Quelle est donc la lésion qui existait chez notre malade? Pour nous, cela ne semble pas douteux. Le volume énorme de la matrice, la fétidité des lochies, les douleurs abdominales, succédant à un grand frisson initial trente-six ou quarante-huit heures après l'accouchement ; le ballonnement du ventre, ces vomissements verts porracés si abondants, ces douleurs abdominales auxquelles, malgré l'état grave général et le ballonnement du ventre, a succédé une insensibilité presque absolue. Tous ces signes sont pour nous la preuve évidente qu'il y a dans ce cas une métro-péritonite puerpérale. Cette métro-péritonite s'est accompagnée d'une adynamie profonde, sous l'influence de laquelle s'est produite la congestion pulmonaire, puis les accidents cérébraux, et elle s'est terminée par un enkystement péritonéal, comme cela arrive assez fréquemment dans les affections de cette espèce.

Assurément, les phlegmons iliaques sont une des complications de la fièvre typhoïde, mais combien ils sont plus rares que les terminaisons par enkystement de la péritonite puerpérale, et de plus, dans la fièvre typhoïde, ils se manifestent toujours au moment de la période la plus aiguë de la maladie, dont ils augmentent encore la gravité, tandis qu'il est extrêmement remarquable, que c'est à partir du moment où cette péritonite s'est enkystée que l'état général s'est amélioré et que la malade a recouvré peu à peu la santé. A mesure que la résolution se faisait, les accidents disparaissaient, mais la malade était déjà hors de danger qu'elle présentait encore une masse énorme qui n'a disparu que fort lentement et peu à peu. Il n'y a donc pas eu pour nous, dans ce cas, phlegmon de la fosse iliaque à proprement parler, mais péritonite enkystée qui, elle-même, n'a été que le mode de terminaison de la métro-péritonite puerpérale qui a été le point de départ de tous les accidents.

Maintenant l'empoisonnement puerpéral a-t-il été, dans ce cas, la cause de l'hémiplégie, comme le prétend M. Hervieux, pour les deux cas de Temoin ? Cela nous paraît au moins douteux. Dans les deux faits de Temoin, le cœur, était normal, et il a noté une congestion pulmonaire énorme, en particulier dans le second fait.

Dans notre observation, la congestion pulmonaire a offert une intensité et une durée vraiment remarquables.

Or, ces troubles fonctionnels des organes respiratoires n'ont-ils pas pu être le point de départ de ces accidents cérébraux ?

Cette congestion pulmonaire nous paraît avoir joué un

rôle analogue à celui des affections du cœur et nous serions bien plus disposé à rapprocher ce fait de ceux d'endocardite ou de thrombose, observés et cités plus haut,
qu'à le rapporter à l'empoisonnement puerpéral.

Quelle était maintenant la nature de ces lésions cérébrales ? Y a-t-il eu simple congestion, thrombose ou inflammation des sinus, méningite ? La malade a guéri,
l'observation est donc incomplète sous ce rapport, et
toutes les hypothèses sont admissibles à cet égard.

Anémie. — Nous avons vu plus haut que jusqu'à ces
dernières années, les auteurs, tant anciens que modernes,
faisaient jouer à la pléthore un rôle important dans la
pathogénie des affections puerpérales. Nous n'avons pas
besoin d'insister sur ce fait, que cette prétendue pléthore
est au contraire une véritable chlorose.

Les analyses du sang, faites depuis lors, ont mis ce
fait hors de doute, et Cazeaux, en particulier, a insisté
d'une façon toute spéciale sur la chlorose des femmes en
couche, qui est aujourd'hui un fait incontesté. Or, on
a observé des cas de paralysie dans la chlorose ; il est
donc rationnel d'admettre cette cause pendant l'état puerpéral.

Tout en admettant en grande partie ces idées, M. Tarnier ne considère pas cet état chez les femmes enceintes
comme suffisant pour caractériser à lui seul une véritable
chlorose. Pour lui, cet état de diminution des globules,
cet excès de fibrine serait pour ainsi dire physiologique
chez la femme grosse et pour qu'il y ait chlorose, il
faudrait qu'il soit accompagné d'un ensemble de phénomènes morbides, pâleur, essoufflement, décoloration des
muqueuses, symptômes généraux, troubles cardiaques,
sans cela la femme enceinte, quel que fût l'état du sang,
serait en bonne santé, à l'état physiologique, et l'excès

de la fibrine et la tendance du sang à se coaguler seraient pour lui un effort de la nature, destiné par la tendance à cette coagulation à prévenir les hémorrhagies.

Mais si en plus de cette chlorose pour ainsi dire physiologique des femmes en couche survient une autre cause d'affaiblissement et d'épuisement, n'est-on pas en droit de lui rapporter certaines formes de paralysie, que l'on a décrites sous le nom de paralysies anémiques?

Or, cette cause d'affaiblissement et d'épuisement, nous la trouvons chez les femmes enceintes et accouchées dans ces hémorrhagies puerpérales, qui sont quelquefois d'une violence si extrême. Eh bien, ces paralysies existent réellement, et si les faits sont encore très-peu nombreux, ils ne sont pas moins incontestables.

Galien, du reste, avait déjà noté la paralysie parmi les nombreux symptômes qui accompagnent les pertes de sang.

Obs. LI. Stork, *Annus medicus.* Amstelodami, 1779, cite un cas de perte excessive suivie d'une *hémiplégie droite*, de convulsions et de mort.

Obs. LII. Bataille. Une observation d'*hémiplégie* intermittente droite chez une femme atteinte d'hémorrhagie. (*Journal des progrès des sciences médicales*, 1830.)
Raoul, Leroy d'Étiolles. 2 cas de paralysie des membres inférieurs, suite d'hémorrhagie.

Ces faits, il est vrai, ont été observés en dehors de la grossesse, mais ne doit-il pas, à plus forte raison, en être de même dans l'état puerpéral où la chlorose est si fréquente? Il y a malheureusement absence de faits.

Gorter a bien écrit une phrase qui, à la rigueur, peut s'appliquer à ces cas.

Ley. Cité par Churchill, obs. 3°. 1 cas, et encore l'autopsie a révélé une lésion cérébrale.
Laurent. *Essai sur l'état puerpéral* (Mémoire des concours des

savants étrangers, publié par l'Académie royale de Belgique, 2 vol.). 1 cas.

Mais ces faits sont bien peu nombreux.

Il en existe, il est vrai, quelques autres que nous retrouvons plus loin, mais ce sont des faits de paraplégies, et ils pourraient à la rigueur rentrer dans les paralysies symptomatiques des lésions utérines. Notons pourtant, en passant, la relation que Blot, dans sa thèse, a signalée entre l'albuminurie et la métrorrhagie puerpérale, et l'on comprendra pourquoi nous sommes disposé à admettre cette cause de paralysie.

Action réflexe. — Une dernière cause d'hémiplégie et qui tend à prendre tous les jours plus d'importance est l'action réflexe.

Signalées anciennement par Whyt et Prochaska sous le nom de sympathiques ; par Graves, sous le nom de paralysies d'origine périphérique ; les auteurs modernes, depuis Brown-Séquard, les désignent sous le nom de paralysies réflexes.

Les observations 1 et 6 empruntées par Churchill à Lever.

19. De Churchill, empruntée à Crosse.

18. De Imbert-Gourbeyre, *Hyyea*, journal allemand, t. XXIII.

Obs. 15. — *Stokes*, cité par Churchill : mal des femmes. Femme de 30 ans, sixième grossesse au septième mois ou quatrième mois de la grossesse. Coups violents portés par le mari. Le lendemain, *hémiplégie* gauche. Rien dans les urines. Amélioration progressive. Accouchement naturel. Peu après guérison.

Sont citées comme des exemples d'hémiplégies réflexes. On peut en rapprocher l'observation suivante de :

Obs. 16. — *Pellegrini*, publiée dans les Annales d'Omodei, 1844 ; *Archives médecine*, 1845. Femme de 40 ans, déjà mère de neuf enfants ; dixième grossesse ; au cinquième mois, céphalalgie, vertiges disparaissant par trois saignées, des sangsues, la diète. Au septième mois, *hémiplégie gauche ;* parole gênée ainsi que la déglutition ; mouvement presque aboli dans la jambe gauche ; sensibilité intacte ; perte du mouvement et de sensibilité du bras gauche; déviation de la bouche à droite ; pouls lent, plein, onduleux ; facultés intellectuelles entamées, femme apoplectique ; tempérament sanguin ; quatrième saignée ; sangsues en très-grand nombre et glace ; au bout de cinq jours, même état ; cinquième saignée à la jugulaire, mais à mesure augmentation de la maladie. Gonflement de la face et du cou énorme ; gêne de la déglutition. Respiration haute un peu stertoreuse, déglutition et parole très-gênées, commencement de coma. Pellegrini pensant que la distension de l'utérus était la cause mécanico-dynamique de l'apoplexie, proposa l'accouchement prématuré artificiel. Rupture artificielle des membranes. Dilatation graduelle du col avec la main. Version. Enfant vivant, mort au bout de huit jours. Hémorrhagie abondante après le décollement du placenta.

Le lendemain, sixième jour de la maladie, mieux, diminution de la gêne de la parole et la déglutition. Quelques mouvements dans la jambe.

Le septième jour, fièvre. On continue la glace et on applique des sangsues derrière les oreilles. Cette fièvre dura jusqu'au vingtième jour.

Au trente-cinquième jour, la malade pouvait se lever ; il ne lui restait plus qu'un sentiment d'engourdissement dans le bras gauche, engourdissement qui disparut peu à peu. Le rétablissement fut complet.

Nous n'avons pas besoin d'insister pour faire remarquer combien le traitement (5 saignées et des applications répétées de sangsues en très-grand nombre) est en opposition avec les idées actuelles sur la chlorose des femmes en couche, mais le fait méritait d'être cité, ne fût-ce que comme contraste avec les faits rapportés plus haut, lorsque nous avons étudié les paralysies anémiques. — Est-ce bien ensuite un cas de paralysie réflexe?

Si les paraplégies réflexes sont aujourd'hui admises sans conteste dans la science, les faits d'hémiplégie que l'on a attribués à une action réflexe sont, on le voit, bien peu communs, puisque nous n'en avons trouvé dans les auteurs que six. Et encore, comme nous allons le voir, ils ne sont pas à l'abri de toute discussion et quelques-uns d'entre eux sont rangés par leurs observateurs dans des ordres tout différents.

Examinons un peu ces faits en détail :

Dans le premier cas de Lever, il s'agit d'une femme de 24 ans, mère de deux enfants. A deux mois de grossesse, elle est attaquée d'engourdissement du bras droit et d'une grande faiblesse de ce membre. La bouche est légèrement déviée vers la droite, et elle ressent de temps en temps des fourmillements et même de l'engourdissement dans la cuisse, la jambe et le pied gauche. Ces symptômes, modifiés par le traitement, persistent jusqu'à l'accouchement.

Dans quatre grossesses suivantes, les mêmes symptômes se sont reproduits peu après le début de la conception et n'ont disparu qu'après la délivrance. Le moment, ajoute Lever, où ils disparaissaient, semblait dépendre de la nature et de la quantité du sang perdu pendant le travail.

Ce fait est extrêmement remarquable et la réapparition des mêmes phénomènes pendant cinq grossesses successives, au début de la conception indique bien l'influence de l'état puerpéral. Mais il ne s'agit pas là d'une hémiplégie, il s'agit d'une paralysie croisée, portant non-seulement sur les membres supérieurs et inférieurs, mais sur la face, et de plus la paralysie n'est pas complète. Lever indique seulement l'engourdissement, la faiblesse des membres, de plus ces phénomènes ne se reproduisent que de temps en temps, et Lever semblerait lui-même plutôt disposé à les attribuer à des congestions, puisque, dit-il, le moment où ils disparaissent semblerait dépendre de la nature et de la quantité du sang perdu pendant le travail. Nous l'admettons cependant comme un fait de paralysie réflexe.

Dans le second fait, la femme, âgée de 18 ans, primipare, était enceinte de sept mois et demi. A la suite d'une discussion de famille, évanouissement, et la paralysie, constatée après le réveil, portait sur le membre inférieur droit jusqu'à la partie supérieure de l'abdomen. Le lendemain, nouvelle syncope, paralysie du membre supérieur droit. Persistance des accidents pendant trois jours. Guérison. Alors perte de la parole, qui dure trois jours, puis paralysie du membre inférieur droit jusqu'à la hauteur du genou. Guérison au moment de l'accouchement. Dans une grossesse sui-vante, perte de la parole pendant quinze jours, et après la déli-vrance paralysie des membres inférieurs. Guérison.

Or, dans ce cas, les accidents de paralysie des membres ont été précédés de syncopes, de perte de connaissance, ce qui semblerait déjà indiquer une congestion du côté du cerveau; de plus, les accidents ont surtout porté sur les membres inférieurs, les deux dans la deuxième gros-sesse. C'est donc d'une paraplégie et non d'une hémiplé-gie vraie qu'il s'est agi dans ces cas. Les accidents, il est vrai, ont été extrêmement fugaces, comme dans le pre-mier cas, mais cela n'est-il pas encore une preuve en fa-veur de la congestion soit cérébrale, soit médullaire, cette cause essentiellement passagère devant produire des effets de même nature.

(Voir obs. 19.) Dans le cas de Crosse, dont l'observation se borne à une simple note, l'hémiplégie parut un mois avant la délivrance, chez une femme de 27 ans. L'amélioration se produisit avant le travail, et cinq mois après, la guérison était à peu près complète. Mais, ajoute l'auteur, la malade est restée maigre et faible d'esprit et de corps.

L'année d'après, nouvelle grossesse, accouchement sans retour de la paralysie.

Peut-on, sur une note aussi succincte, ranger l'hémi-plégie dans une classe plutôt qu'une autre, et la *faiblesse d'esprit* qui a persisté chez la malade ne semble-t-elle pas plutôt indiquer une légion cérébrale légère, il est vrai, mais suffisante pour avoir laissé des traces indélébiles.

Obs. LVII. Dans le cas de Stokes, femme de 30 ans, septième mois d'une sixième grossesse, cinq enfants bien portants. Au qua-trième mois de sa grossesse, violences de la part du mari : coups sur le bras et le côté gauche, laissant des traces de contusion vio-lente. Pas de paralysie.

Trois mois après, au début du septième mois, elle s'éveille dans la nuit avec des fourmillements et de l'engourdissement du bras et de tout le côté gauche. Perte complète du mouvement de ce côté. Au bout de trois jours, on la transporte à l'hôpital ; il y a impossibilité absolue de la marche ou de la station debout; les muscles de la face, de la langue, du cou, étaient intacts; l'intelligence conservée; la déglutition et l'articulation des sons parfaits. Perte complète de la sensibilité et de la motilité dans le bras gauche, à partir de l'épaule du côté gauche jusqu'à la ligne médiane; en arrière, il y avait insensibilité complète; en avant, la limite n'est pas aussi nette, car il y avait encore de la sensibilité dans la moitié droite du sein gauche.

Dans la jambe gauche, il y avait insensibilité complète et perte complète des mouvements volontaires.

Pendant toute la durée de la paralysie, il n'y eut ni atrophie musculaire, ni rigidité, ni contracture. La température était un peu plus basse du côté malade, et il y avait un léger œdème des jambes. Pas de maladie organique; urine pâle, acide; peu d'urée; pas de dépôt appréciable. Au bout d'un mois (vésicatoires, lotions stimulantes), la sensibilité revient en partie dans la jambe et le bras, entre l'épaule et le coude; il y a quelques mouvements du membre inférieur, mais insuffisants pour que la malade puisse marcher et se tenir debout. Amélioration progressive jusqu'au huitième mois. L'urine, examinée trois jours avant le terme, ne contient pas d'albumine. Dix jours avant le terme, accouchement en quelques minutes d'un enfant petit, mais vivant; une demi-heure après, fourmillement et sensation de chaleur dans le coude; peu à peu la sensibilité revient dans le bras et le côté, et très-peu de temps après, la motilité revenant à son tour, la malade pouvait alors lever ses bras au-dessus de sa tête et mouvoir la jambe dans toutes les directions.

Il est au moins singulier que ce soit précisément le côté contus qui ait été pris de paralysie, et quoique celle-ci ne soit survenue que trois mois après, il est difficile de ne pas établir un rapprochement entre ces deux ordres de faits.

(Voir obs. 45.) Enfin, dans le cas emprunté par Imbert-Gourbeyre au journal allemand *Hygea*, il y a eu d'abord suppression des lochies, puis, cinq jours après, douleurs de tête caractérisées de névralgiques, puis apoplexie, hémiplégie droite, en voie d'amélioration dès le deuxième jour, et réapparition des mouvements dès le troisième jour.

Restent donc en réalité deux faits, celui de Lever où il s'agit d'une hémiplégie croisée, et celui de Stokes. Est-on en droit pour cela d'admettre une hémiplégie réflexe? Nous croyons que sans la nier formellement on doit être

extrêmement réservé sur son admission, surtout si l'on
s'en rapporte à ce qu'en disent les auteurs et en particulier M. Hervieux dans son livre. Voici un extrait de
cet auteur :

« L'hémiplégie puerpérale réflexe ou par excitation
périphérique n'a pas de caractères qui lui soient propres.
Elle ne se différencie que par l'absence des conditions au
milieu desquelles naissent et se développent les autres
formes d'hémiplégie puerpérale. C'est toujours parce
qu'il est impossible de rattacher l'hémiplégie, soit à une
albuminurie, soit à une éclampsie, soit à une apoplexie,
soit à une dyscrasie anémique, soit à l'empoisonnement
puerpéral que l'on est conduit à admettre une action
réflexe. Plus on fera de progrès dans la connaissance des
lésions qui déterminent les paralysies, plus on limitera
le nombre de paralysies réflexes. Toutefois, il nous paraît
qu'une place devra toujours être réservée à l'excitation
périphérique parmi les causes qui souvent donnent lieu
aux paralysies dans l'état puerpéral. »

Deux grandes causes pour nous paraissent donc devoir
dominer la pathogénie des hémiplégies puerpérales.
En premier lieu, nous placerons les lésions cérébrales,
congestions, hémorrhagies, tromboses des sinus, —
qu'elles soient primitives, comme le veut Menière, ou
qu'elles soient consécutives à des affections du cœur, —
endocardite puerpérale aiguë de Simpson et Decornière
ou endocardite subaiguë, progressive d'Ollivier. Ces affections agissent à leur tour soit rapidement, soit lentement,
et déterminent ainsi l'apparition brusque ou lente des
accidents hémiplégiques.

En second lieu, les paralysies liées à la présence de
l'albumine dans les urines, qu'elles soient ou non accompagnées de l'éclampsie.

Viendraient enfin, mais à titre tout à fait accessoire

et peut-être douteux, les hémiplégies par anémie, par empoisonnement puerpéral et par action réflexe.

Pénétrons maintenant un peu plus avant daus l'étude de ces hémiplégies et voyons si elles n'offrent pas des caractères particuliers qui permettent de les rapporter plus spécialement à telle ou telle cause.

Fréquence. — Tout d'abord, ces hémiplégies sont-elles très-fréquentes? Non, puisque nous n'en trouvons guère que 57 où il y a eu hémiplégie complète et que sur les 1,600 observations que nous avons rassemblées pendant notre clinicat nous n'en avons recueilli qu'une, c'est celle de la malade dont nous avons rapporté l'histoire.

A côté de ces hémiplégies complètes, on en trouve, il est vrai, un certain nombre de partielles que nous relaterons plus loin, mais nous nous proposons de les étudier à part ; il n'en doit pas être question ici.

Il n'en est pas moins vrai que ce nombre est déjà assez considérable et nous croyons qu'il pourrait encore être augmenté. Car chez les éclamptiques qui succombent sans avoir repris connaissance, il doit y avoir des cas de paralysie qui ont passé inaperçus à cause de l'état de prostration de coma dont il a été impossible de les faire sortir.

Age. — Au point de vue de l'âge des malades, il existe une assez grande lacune dans les observations. Voici les chiffres que nous avons trouvés dans les auteurs :

A 18 ans.	Obs. 6 de Lever.	1
A 19 —	Obs. de Legroux. Robert Johns, obs 2.	2
A 21 —	Ollivier, obs. 2. Temoin, obs. 2. P. Dubois. . . .	3
A 23 —	Imbert-Gourbeyre, *Hygea.* Temoin.	2
A 24 —	Morgagni.	1
A 25 —	Mauriceau. Menière. Boullay.	3
A 26 —	Lever, obs. 1. Ireland. R. Johns. Crosse.	4
A 28 —	Velpeau.	1

```
A 30 ans. Stokes. Mauriceau. Ollivier. Rogery. . . . . , . .   4
A 32  —  Ollivier d'Angers.. . . . . . . . . . . .  . . . .   1
A 33  —  Sabatier. . . . . . . . . . . . . . . . . .   1
A 34  —  Morgagni. Freteau.. . . . . . . . . . . . .   2
A 35  —  Œsterreichen Wochenschrift. Meniere. Schedel.   3
A 36  —  Mac Clintock. Ollivier. . . . . . . . . . . .   2
A 38  —  Churchill.. . . . . . . . . . . . . . . . . .   1
A 40  —  Pellegrini. Moynier. Robert Johns.. . . . . . . .   3
A 45  —  . . . . . . . . . . . . . . . . . . . . . .   1
                                                      ——
                                                      34
```

L'âge des malades ne paraît donc pas avoir une influence bien grande. Si, en effet, nous trouvons une légère prédominance de 25 à 30, c'est que cet âge est surtout celui où la femme est le plus souvent enceinte, et il est impossible d'après ce tableau de tirer aucune conclusion.

Il en est à peu près de même de la primiparité ou de la multiparité.

Nombre des grossesses.

```
Nous trouvons en effet chez les primipares.  17
  —              —       chez les multipares.  14
                                               ——
                                               31
```

qui se décomposent ainsi :

```
                1re grossesse.    17
                2e     —          1
                3e     —          8
                4e     —          1
                5e     —          1
                6e     —          1
                7e     —          1
               10e     —          1
                                  ——
                                  31
```

Ces faits sembleraient ainsi en opposition avec l'opinion d'Ollivier, mais il faut dire que dans nombre d'observations (28), le nombre des grossesses antérieures n'a pas été noté et que de plus les recherches d'Ollivier étant encore très-récentes et des travaux noùveaux n'ayant pas été publiés sur ce sujet, il y a là forcément un point de doute que des observations plus nombreuses viendront sans doute élucider.

Quant à l'époque à laquelle sont survenues ces hémiplégies, elle a été observée avec plus de soin. Les auteurs, en effet, ont tous constaté que ces phénomènes pouvaient survenir pendant la grossesse, pendant le travail et après la délivrance. Dans quelques cas, ces paralysies existaient avant la grossesse qui est venue donner une nouvelle impulsion à la maladie.

Voici comment ces faits se décomposent :

Hémiplégies existant avant la grossesse..........	Lever..............	2
	Crosse..........	1
Hémiplégies survenant pendant la grossesse........	Menière........	2
	Lever..........	2
1er mois.	Simpson.........	2
2e —	Crosse..........	2
3e —	Beatty..........	1
4e —	Mac Clintock......	1
5e —	Pellegrini........	1
6e —	Simpson. Imbert-Gourb..	1
19 cas. 7e —	Sabatier.........	1
8e —	Hamon.........	1
81/2—	Mauriceau........	1
9e —	Morgagni........	1
	Imbert-Gourbeyre.....	1
	Robert Johns.......	1
	Boullay.........	1
		19

Dans les autres cas, il est bien noté que l'hémiplégie survint pendant la grossesse, mais l'époque n'est pas indiquée.

Hémiplégie survenant pendant et après l'accouchement :

Pendant le travail..............	1
Presque immédiatement après la délivrance.	3
2 jours après................	1
8 jours...................	1
10 jours...................	2
15 jours...................	1
	9

Dans les autres cas, il est seulement dit que l'hémiplégie survint plus ou moins longtemps après la délivrance, au milieu des suites de couches.

C'est donc surtout dans les suites de couches que surviendraient ces hémiplégies, et cela n'a pas lieu de nous
surprendre puisque c'est alors surtout qu'existe véritablement l'état puerpéral.

Signes et diagnostic. — Maintenant ces hémiplégies pré-
sentent-elles des caractères, des signes spéciaux qui permettent d'établir une distinction bien nette entre elles
et les hémiplégies survenant en dehors de l'état puerpéral?

Tout d'abord existe-t-il une période prodromique? Dans
certains cas, oui; dans d'autres, non; et si les hémiplégies
dépendant de lésions cérébrales débutent le plus souvent
d'une manière brusque et, comme le disent les auteurs,
par une attaque d'apoplexie, il n'en est plus de même de
la forme albuminurique, ou la céphalalgie, les troubles
de la vue; dans certains cas même les convulsions ont
précédé la plupart du temps l'attaque de quelques heures,
quelquefois de quelques jours. Si l'on veut bien se reporter à ce que nous avons dit de la pathogénie, il faudra
donc, chez toutes les femmes dans l'état puerpéral, examiner avec soin le cœur d'une part, les urines de l'autre,
et se tenir sur ses gardes lorsque l'on aura constaté des
troubles cardiaques ou de l'albumine. Les lésions du cœur,
il est vrai, peuvent être la cause des hémiplégies en dehors de l'état puerpéral ainsi que l'albuminurie, mais
comme cette dernière maladie en particulier est une des
complications qui chez les femmes enceintes ou en travail peut déterminer des accidents de la plus haute gravité ou devra toujours, pour peu que la femme présente
un peu d'œdème et se plaigne de malaises généraux, exa-

Charpentier.   4

miner avec soin les urines et y rechercher la présence de l'albumine. Cet examen devrait, du reste, être pratiqué chez toutes les femmes enceintes. Ces prodromes, céphalalgie, troubles de la vue, douleurs épigastriques sont, il est vrai, bien plutôt des symptômes d'éclampsie que d'hémiplégie; mais comme nous avons vu souvent dans nos observations ces hémiplégies succéder à l'éclampsie, il est bon d'en tenir compte et grand compte. Nous admettrons donc dans quelques cas une sorte de période prodromique, mais le plus souvent elle fait à peu près complétement défaut.

Quant aux caractères de la paralysie en elle-même, voici ce que l'on peut contater.

Si souvent elle débute brusquement, envahissant de suite et d'emblée les deux membres et souvent en même temps la face ; souvent aussi les membres supérieurs et inférieurs ne sont pris que successivement, comme dans les observations de Lever, Simpson, Crosse, etc.

Quelquefois même l'hémiplégie est incomplète, partielle, comme nous le verrons quand nous étudierons cette classe de paralysie, portant alors tantôt sur le membre supérieur et souvent accompagnée de paralysie faciale, d'amanrose, tantôt sur le membre inférieur du même côté ou du côté opposé; tantôt, enfin, limitée à la face. Partielles en un mot. C'est même ce qui nous a engagé à étudier à part cette forme de paralysie, les auteurs suivant leurs opinions les ayant rangées dans la classe des hémiplégies ou des paraplégies.

Elles portent à la fois sur le mouvement et la sensibilité, s'accompagnant rarement de troubles du côté de la vessie et du rectum. Nous avons pourtant noté la paralysie de la vessie dans l'observation qui nous est personnelle, plus rarement encore peut-être de troubles de l'intelligence qui reste intacte parfaite aussitôt que la malade a recouvré sa connaissance. Il y a, il est vrai, de l'embarras de la parole, mais cela tient surtout à la gêne des mouvements de la langue, et à part notre observation où il y a eu un délire persistant pendant plusieurs jours, à part les deux faits de Temoin où le délire est noté, nous ne trouvons rien de semblable dans les autres observations. La paralysie, en un mot, semble limitée aux mouvements et à la sensibilité.

Les lésoins du mouvement sont même le fait prédominant. Tantôt bornées à une simple faiblesse, un simple engourdissement accompagné dans quelques cas de frémissements, de fourmillements, de douleurs plus ou moins vives dans les membres atteints, c'est dans d'autres cas une impossibilité absolue de mouvoir les membres qui restent inertes dans la position où on les place sans que les malades puissent les remuer en aucune façon. Cet état peut n'être que transitoire et passager, et alors les mouvements se rétablissent progressivement, quelquefois même très-rapidement en quelques heures, quelques jours, comme dans plusieurs des observations; d'autrefois, au contraire, cet état est persistant pendant plusieurs mois avant de disparaître d'une façon absolue; d'autres fois, enfin, la mort vient terminer la scène; mais elle est, il faut bien le dire, assez rare, et les malades guérissent le plus habituellement sinon d'une façon absolue, du moins en éprouvant une amélioration qui leur permet de reprendre en partie leurs occupations.

Les troubles de la sensibilité présentent de plus grandes variétés encore que ceux du mouvement, mais ils existent habituellement. Si, en effet, dans quelques cas on a noté la conservation de la sensibilité, dans le plus grand nombre au contraire elle présente des altérations notables. Analgésie, anesthésie, toutes les variétés peuvent exister; c'est même souvent par là que débutent les accidents. Les malades s'aperçoivent qu'elles sont insensibles d'une certaine partie de leur individu, puis à cette insensibilité succède la lésion du mouvement. Les deux phénomènes : lésions du mouvement, lésions de la sensibilité, marchent alors parallèlement l'un à l'autre, la sensibilité revenant en général la première dans les cas de guérison.

Cette altération de la sensibilité limitée au côté paralysé ou portant sur le côté opposé est plus au moins profonde et varie depuis l'analgésie la plus légère jusqu'à l'anesthésie la plus complète, et présente des alternatives de diminution ou de recrudescence, s'accompagnant de sensations de froid ou de chaleur, sans que ces deux agents appliqués localement déterminent des phénomènes bien appréciables. On peut piquer, pincer les malades sans qu'elles s'en aperçoivent. Un fait des plus curieux est celui de Ley in Chasles Bell on Nerves, rapporté par Churchill, obs. 30. Ce fait a été donné comme un cas de paralysie réflexe ; quoique nous en ayons déjà donné plus haut une analyse, nous le rapportons de nouveau ici en entier comme un des exemples les plus complets que nous puissions donner des altérations de la sensibilité dans les hémiplégies puerpérales.

Obs. LVII. — Obs. 30. Churchill Ley. Mme W., accouchée par une sage-femme à Kilburn, accouchement facile suivi d'une hémorrhagie abondante. Elle est remise de la faiblesse causée par cet accident quand elle est prise trois jours plus tard de fièvre et de grands maux de tête. Cet état continue pendant quatre jours, puis deux jours plus tard (dix jours après la délivrance), les maux de tête étant accompagnés de pesanteur et d'engourdissement dans un côté, le Dr Ley est appelé en consultation, il trouve la malade dans l'état suivant : céphalalgie violente, surtout d'un côté, et siégeant particulièrement sur l'occiput et la tempe. Cette douleur de tête est accompagnée de violents battements. Un côté du corps est insensible, tout en conservant la contractilité des muscles volontaires, car elle peut tenir son enfant sur son bras tant qu'elle y porte son attention ; mais si celle-ci est détournée par les objets environnants, aussitôt elle lâche l'enfant qui est menacé de tomber; le sein du même côté est également insensible; la sécrétion laiteuse y est aussi abondante que du côté opposé ; elle voit l'enfant téter et avaler; elle ne le sent pas; le gonflement mammaire ne produit aucune douleur, et elle ne sent pas ce qu'on appelle la montée du lait, quoique cette sensation soit vivement éprouvée du côté sain.

Sur le côté opposé du corps, il y a perte incomplète du mouvement sans aucune diminution de la sensibilité, le bras ne peut porter l'enfant, la main ne peut rien tenir, la jambe se remue avec peine et en exécutant le mouvement propre aux paralytiques. La sensibilité du côté paralysé est telle que la malade se plaint toujours de chaleur et de tiraillements dans ces parties. Les saignées générales et locales, les vésicatoires et les purgations sont sans effet. W... quitte l'hôpital point ou fort peu améliorée.

Quelques mois plus tard, étant de nouveau devenue enceinte, cette femme accoucha à terme facilement et sans aucun accident. Seulement, au bout de dix jours, elle se plaignit d'engourdissements des deux côtés, devint de plus en plus insensible et tomba dans un coma complet qui se termina par la mort.

A l'autopsie, on ne trouva aucune altération du cerveau, seulement les ventricules contenaient un peu plus de sérosité que de coutume ; de plus, du côté opposé au siége primitif du mal, on trouva un léger épaississement des membranes dont la vascularité était un peu augmentée. Enfin quelques adhérences en quelques points, dans d'autres un dépôt incolore transparent et comme gélatineux.

D'autres fois, au contraire, au lieu de l'analgésie et de l'anesthésie c'est une véritable hyperesthésie qui existe et elle s'accompagne toujours alors de sensations de froid ou de chaleur comme dans l'observation précédente et dans celle qui nous est personnelle.

Cette variété dans les symptômes peut même servir à préciser davantage le diagnostic et permet de remonter dans nombre de cas à la source des paralysies.

C'est ainsi que dans le cas de paralysie dépendant d'affections du cerveau, hémorrhagies ou autres, le début est toujours brusque, rapide et que les accidents arrivent d'emblée à leur summum d'intensité; qu'ils sont persistants et se terminent souvent d'une façon fatale. Tandis qu'au contraire dans ce qu'on a appelé paralysie réflexe le début est insidieux, les lésions du mouvement d'abord caractérisées par de la faiblesse, de l'engourdissement ne se transforment que peu à peu en hémiplégie complète. De plus, la lésion dans le premier cas frappe presque toujours tout à la fois les deux membres supérieur et inférieur, tandis que dans l'autre cas, on observe souvent ces paralysies partielles sur lesquelles nous nous sommes réservé de revenir. De plus, dans ce dernier cas, les lésions de la sensibilité présentent surtout ces variétés dont nous venons de parler, tandis qu'au contraire dans le cas de lésion du cerveau la sensibilité est généralement abolie aussi complétement que le mouvement.

Dans la variété albuminurique, outre ce grand fait de la présence de l'albumine qui servirait déjà seul à les différencier, il y a le plus habituellement des prodromes, céphalalgie, troubles visuels, éclampsie, convulsions ; en un mot, un ensemble de symptômes qui ne permettent pas de les confondre avec d'autres.

Ajoutons enfin, dans ces cas, l'absence de réaction générale : fièvre, accidents de péritonite, de phlébite, de lymphangite ou autres, qui existeraient au contraire pour M. Hervieux dans ce qu'il appelle les paralysies par empoisonnement puerpéral.

Nous avons déjà fait nos réserves sur cette classe de paralysies, nous n'avons donc point à y revenir.

On voit qu'en somme, ces hémiplégies ressemblent beaucoup à celles qui surviennent en dehors de la grossesse, et que ce qui permet d'en faire une classe à part, c'est le fait seul de leur production dans l'état puerpéral ; car pour ce qui est de l'albuminurie, il est aujourd'hui admis par tous qu'elles peuvent survenir dans cette maladie non-seulement hors l'état de grossesse et dans la maladie vraie de Bright, mais dans l'albuminurie scarlatineuse et dans celle qui survient dans d'autres maladies.

Imbert-Gourbeyre insiste particulièrement sur ce fait dans un chapitre de son mémoire.

Qu'est-ce donc qui différencie surtout ces hémiplégies d'avec celles survenant dans les conditions habituelles où on les voit se produire ?

C'est précisément l'influence de cet état puerpéral et la marche de la maladie.

Marche, durée, terminaison. — Survenant, en effet, souvent pendant la grossesse, vers les derniers mois, les hémiplégies vont généralement croissant à mesure que la grossesse avance plus près de son terme, pour acquérir une intensité plus grande au moment du travail et disparaître ensuite soit complétement, soit au moins pour subir une amélioration notable à mesure que l'on s'éloigne davantage de l'époque de la délivrance.

Ce fait est d'autant plus vrai que, dans les cas où il y a eu persistance partielle de l'hémiplégie et où une ou plusieurs grossesses successives ont été observées, on a toujours vu une aggravation de l'hémiplégie coïncider soit avec le début de la conception nouvelle, soit apparaître dans le cours de la grossesse. Dans ces cas, il est vrai, on a quelquefois constaté une diminution vers les derniers mois de la grossesse nouvelle, mais au moment du travail ou peu de jours après, il y a eu une véritable rechute et la malade n'est revenue à son état primitif qu'au bout d'un temps plus ou moins long.

D'autres fois. mais plus rarement, c'est pendant le travail même que débutent ces hémiplégies, mais alors c'est presque toujours à la suite de convulsions, d'éclampsie et ici à l'état puerpéral est venue se joindre l'influence de l'albuminurie quel que soit son mode d'action urémie ou autre.

Dans un troisième cas, enfin, et au moins aussi fréquent que le premier, la paralysie ne survient qu'après la délivrance, et si pour les paraplégies on peut, comme nous le verrons, invoquer avec raison le traumatisme (voir plus loin la thèse de Bianchi), il n'en est pas de même pour les hémiplégies ; car le plus souvent, dans les observations, on trouve l'indication d'un travail naturel, facile, de peu de durée.

Quant à l'époque de l'apparition, dans le cas de suites de couches, nous n'avons pas à y revenir, et elle peut varier depuis quelques heures après la délivrance jusqu'à quinze jours et même plus.

Pronostic. — Le pronostic de ces hémiplégies est, on le comprend, excessivement variable, et dépend avant tout de la cause qui les a déterminées ; si en effet les hémiplégies dépendant de lésions organiques, affections du cœur ou autres, sont assez souvent mortelles, il n'en est plus de même des autres formes d'hémiplégie; et cela se conçoit très-bien. Dans un cas, en effet, il y a une lésion qui, attaquant l'un des organes indispensables à la vie, produit des effets proportionnés à l'intensité de la lésion; dans d'autres, au contraire, ces lésions sont fugaces, temporaires, éphémères, pour ainsi dire, et il en résulte des phénomènes de même nature : c'est ce qui explique la persistance de l'hémiplégie dans certains cas, et sa disparition si rapide dans d'autres.

S'agit-il, en effet, d'une hémorrhagie cérébrale considérable, qu'elle soit primitive ou consécutive à une affection du cœur, la mort arrive rapidement, comme dans les autres cas d'hémorrhagie cérébrale.

Si l'hémorrhagie est moins abondante, si la lésion cérébrale est moins étendue, alors la malade ne succombe pas à la lésion qui l'a frappée; mais la paralysie persiste, et c'est ainsi que l'on peut expliquer la persistance de l'hémiplégie dans certains cas. Après un certain temps, on voit se passer ici ce qui a lieu pour les autres hémiplégies : ou la paralysie persiste avec la même intensité, ce qui est rare, ou le mouvement et la sensibilité se rétablissent en partie, surtout dans le membre inférieur. Le membre supérieur restant plus ou moins touché et plus ou moins entravé dans sa motilité ; ou bien, au contraire, l'hémiplégie persiste presque complète dans les deux membres, et alors on voit survenir ce qui se passe dans tous les membres paralysés, c'est-à-dire un certain degré d'atrophie musculaire, et la paralysie s'éternise pour ainsi dire. Si, au contraire, il s'agit d'une de ces hémiplégies où la lésion a été superficielle ou passagère ; paralysies dues à des congestions, à des méningites, qu'elles soient dues à l'albuminurie, à l'action réflexe, ou à d'autres causes; ces causes n'ayant qu'une action momentanée, les effets qu'elles produisent sont eux-mêmes momentanés, et les hémiplégies disparaissent rapidement. C'est ce qui est arrivé dans un certain nombre de nos observations. Ceci est surtout vrai pour les paralysies que l'on a appelées anémiques et réflexes. Car, il faut encore faire ici une réserve pour les paralysies dites urémiques ou albuminuriques.

Nous avons vu en effet que, dans les cas où la mort a été constatée, outre la lésion des reins, on a trouvé des lésions considérables du côté du cerveau. L'albuminurie n'aurait agi, dans ce cas, que comme cause prédisposante; et c'est encore l'affection cérébrale qui aurait enlevé les malades.

Nous demandons à ce propos la permission d'intercaler

ici une observation d'éclampsie qui s'est terminée par la mort, et où il y a eu double hémorrhagie cérébrale.

Obs. LVIII. — *Eclampsie, albuminurie considérable. Accouchée pendant une attaque d'un enfant de 1510 gr. Urines fortement albumineuses et colorées en rouge par du sang. 10 heures du soir.*

Le lendemain 21 mars. Femme amenée sans connaissance hier et ne l'ayant pas reprise aujourd'hui. Ronflement et stertor; urines albumineuses et sanguinolentes extraites par la sonde. La malade n'ayant pas uriné depuis l'accouchement. Pouls petit, insensible. *Strabisme divergent*; insensibilité à la lumière.

Le soir, résolution complète ; elle fume la pipe ; ni urine ni selles ; il semble qu'il y ait une véritable paralysie plutôt que la résolution habituelle des éclamptiques sans que l'on puisse pourtant l'affirmer. Elle meurt le soir.

Autopsie. — Double hémorrhagie cérébrale dans les deux ventricules latéraux, l'épanchement d'un côté ne commniquant pas avec celui de l'autre côté, la cloison étant intacte. L'hémorrhagie gauche est plus considérable que celle du côté droit. Un caillot dans chaque ventricule.

Poumons. Congestionnés avec hépatisation rouge et tubercules en voie de ramollissement dans toute l'étendue du poumon droit.

Cœur. Gonflé par caillots noirs et gelée de groseille. Pas de lésions des valvules.

Reins. Au microscope, altération très-prononcée de la maladie de Bright. Destruction des canalicules du rein et transformation graisseuse de ses éléments.

Le cerveau présente lui-même une dégénérescence graisseuse du tissu nerveux.

Au point de vue du pronostic, on devrait donc diviser ces hémiplégies en deux grandes classes : hémiplégies par lésion cérébrale profonde , hémiplégies par lésions cérébrales passagères ou superficielles, hémiplégies si l'on veut déterminées par une cause persistante; hémiplégies déterminées par une cause passagère, les premières comportant un degré de gravité beaucoup plus considérable que les secondes.

C'est du reste ce qui résulte de l'ensemble des observations que nous avons analysées plus haut.

Quand la mort est arrivée, elle a été en général rapide, et c'est en deux ou trois jours que les malades ont succombé, et alors, à l'autopsie, on a trouvé des déchirures du cerveau et des hémorrhagies considérables.

Si la terminaison a été plus lente, on a trouvé ou des inflammations des méninges, ou des hémorrhagies beaucoup moins abondantes, ou bien encore, comme dans les faits de Temoin, un ensemble de lésions qui laissaient à l'affection cérébrale une importance relativement secondaire, et suffisaient à elles seules pour expliquer la mort des malades.

Si, au contraire, les malades ont guéri, la guérison a été en général très-rapide. Les accidents, quelquefois, n'ont duré que quelques heures, quelques jours, permettant ainsi d'affirmer que la lésion n'a été que passagère, et que par conséquent elle ne pouvait et ne devait déterminer que des effets passagers.

Une preuve encore de ce que nous avançons, c'est que dans quelques cas où la maladie a persisté, soit pendant un temps fort long, soit d'une façon indéfinie, elle s'est accompagnée de troubles de l'intelligence, de diminution des fonctions intellectuelles, et cela ne permet-il pas d'affirmer que si le cerveau a pu résister à la cause perturbante, au point de permettre aux malades de survivre, il n'en a pas moins été touché assez sérieusement pour être atteint d'une façon telle que la perte du mouvement, de la sensibilité et de l'intelligence ont été la conséquence fatale de la lésion primitive, il s'est passé là ce qui se passe dans les hémorrhagies cérébrales qui guérissent. L'hémorrhagie s'est arrêtée, s'est enkystée dans une partie du cerveau, et si elle n'a pas été suffisante pour emporter les malades, elle a laissé du moins des traces indélébiles, et qui permettent d'affirmer d'une façon certaine son existence à un moment donné.

La mort n'arrive pas, en effet, aussi souvent qu'on pourrait le croire, et si nous nous reportons au chiffre de nos observations, nous ne la trouvons notée que :

4 fois dans les observations de Churchill.

5   —   —   Ménière.

6   —   —   Imbert-Gourbeyre.

1   —   —   d'Ollivier.

4   —   —   Simpson, Temoin.
___

20

c'est-à-dire 20 cas de mort sur un total de 57 observations.

Sur ces 20 cas, 6 fois l'autopsie n'a pas été pratiquée, et une autre fois la femme est morte pendant les manœuvres pour activer la dilatation du col. Restent donc en réalité 13 cas où l'autopsie a été pratiquée, et dans ces 13 cas on a trouvé :

Soit des hémorrhagies cérébrales. Ménière, Churchill.

Soit à la fois hémorrhagies cérébrales. Lésions des reins.

Churchill, Imbert-Gourbeyre.

Soit des thromboses cérébrales. Simpson.

Soit des lésions du cœur. Ollivier, Decornière, Simpson.

Soit des phlébites, péritonites, lymphangites. Temoin.

La mort a donc été causée ici par des lésions considérables qui ne permettaient pas aux malades de résister. Voir en particulier les cas d'Ollivier, de Simpson et de Temoin. Mais ce n'est pas la règle, et, au contraire, la guérison paraît être la terminaison la plus fréquente ; guérison qui, il est vrai, peut quelquefois faire défaut, mais qui, le plus habituellement arrive, et on pourrait presque dire rapidement.

Une autre particularité de ces hémiplégies est la suivante : dans quelques cas, avant de se fixer plus particulièrement sur un membre, sur un côté, ces hémiplégies ont présenté des alternatives de disparition et de réapparition qui leur donnent encore un cachet particulier, et ce n'est pas toujours une preuve de leur innocuité, car, deux de ces faits se sont terminés par la mort des malades.

Le pronostic, sans être absolument grave, doit donc toujours être essentiellement dubitatif, d'autant plus que, dans les cas où il y a eu guérison incomplète et persistance au moins partielle de l'hémiplégie, on a quelquefois constaté un affaiblissement plus ou moins notable de l'intelligence.

Imbert-Gourbeyre avait du reste déjà signalé, dans quelques faits rares, la coïncidence de l'albuminurie avec la manie puerpérale qu'il rapproche des paralysies puerpérales, en la considérant comme une paralysie de l'intelligence survenant dans l'état puerpéral.

L'influence de ces hémiplégies sur la grossesse et l'accouchement paraît à peu près nulle. Pour la grossesse, la plupart des femmes sont allées jusqu'à leur terme, ou tout près de leur terme, et ce n'est guère que dans les cas d'albuminurie constatée que l'accouchement a eu lieu prématurément. Mais alors l'accouchement avait été précédé d'attaques éclamptiques, et la paralysie n'a été que consécutive à ces attaques. Dans les autres cas, la paralysie n'a été qu'un phénomène accessoire, personne aujourd'hui ne songeant à contester l'influence de l'éclampsie sur le développement hâtif du travail.

Quant à la manière dont ce travail s'est effectué, dans deux ou trois observations seulement, on a noté un travail lent et prolongé. Dans toutes les autres, au contraire, le travail est signalé comme normal, facile, rapide. L'hémiplégie puerpérale ne semble donc pas avoir d'action sur la marche de l'accouchement, et cela se comprend trop bien pour que nous ayons besoin d'insister.

Quant au traitement, il a varié avec les diverses théories; mais les émissions sanguines en ont été, on pourrait presque dire en sont encore aujourd'hui la base, soit qu'elles aient été pratiquées d'une façon modérée, soit, on peut le dire, d'une façon exagérée comme par les anciens, et dans le fait plus récent que nous avons cité de Pellegrini.

Après les saignées, les frictions, les bains minéraux, la strychnine, l'électricité, ont tour à tour été employés, tantôt avec succès, tantôt sans apporter aucune amélioration dans l'état du malade.

On comprend du reste que les indications doivent varier avec les accidents, et que les différentes phases de la maladie devront seules servir de guide pour l'emploi de ces divers moyens.

Un mot seulement pour constater aujourd'hui l'exagération dans laquelle on est tombé à propos de la saignée. Après en avoir fait pendant un temps une véritable panacée, comme au temps de Broussais, on l'a repoussée d'une façon presque absolue, et les médecins nous semblent être beaucoup trop réservés dans l'emploi de ce moyen; nous croyons, pour notre part, que dans la grossesse elle peut être appelée à rendre d'éminents services, et cette opinion trouve sa confirmation dans les leçons de notre maître M. Depaul, qui, en particulier pour l'éclampsie, considère la saignée générale comme le meilleur et le plus sûr moyen thérapeutique.

DES PARAPLÉGIES PUERPÉRALES

La deuxième classe des paralysies puerpérales que nous avons à étudier comprend les paraplégies, qui ne sont pas moins fréquentes que les hémiplégies. Nous allons voir du reste que les auteurs ne sont pas beaucoup plus d'accord sur leurs causes que pour l'hémiplégie, et nous allons encore retrouver ici la variété d'interprétations que nous avons notée dans le chapitre précédent.

C'est surtout cette forme de paralysie qui avait été signalée par les anciens, et nous allons retrouver ici les mêmes noms que dans l'hémiplégie, mais c'est surtout Mercatus, en 1608, qui le premier a signalé les paraplégies dans le tome II de son ouvrage. Il a vu fréquemment la suppression des lochies déterminer les convulsions, la paraplégie, la manie et l'hydropisie. Il en est de même de Hoffmann (Opera medica, t. III), Mauriceau (1740), Puzos (1759), Deleurye (1777), et des auteurs cités plus haut sur l'énumération desquels nous ne voulons pas revenir, pour éviter une répétition fastidieuse.

Comme pour l'hémiplégie, les deux doctrines de la suppression des lochies ou des métastases laiteuses règnent tour à tour en souveraines, et il faut arriver jusqu'au mémoire de Fletwood Churchill, en 1854, pour avoir des notions plus exactes sur les paraplégies puerpérales.

A partir de ce mémoire les travaux se sont multipliés, et dans ces dernières années surtout plusieurs thèses

fort importantes ont été publiées, qui n'ont pas peu con-
tribué à faire avancer la science sur ce chapitre.

Suivant en cela le plan que nous avons adopté dans la
première partie de ce mémoire, nous allons étudier seulement ici les paraplégies complètes, c'est-à-dire celles
qui portent sur les deux membres inférieurs à la fois.
Nous sommes sur ce point en désaccord avec la plupart des auteurs, mais comme nous l'avons déjà fait
observer, plusieurs des observations de paralysies partielles sont rangées par les uns dans les hémiplégies, par
les autres dans les paraplégies ; de là résulte une certaine
confusion que nous avons cherché à éviter. De plus,
quelques-unes de ces paralysies partielles sont accompagnées de paralysies des organes des sens; elles nous serviront donc pour ainsi dire de transition lorsque nous
étudierons cette dernière classe de paralysie.

Comme pour l'hémiplégie, les causes sont nombreuses,
et pour être fidèle à notre plan, nous étudierons successivement les paraplégies où des lésions médullaires ou
autres ont été constatées et les paraplégies albuminuriques. Mais ici surtout deux grandes causes nouvelles
vont apparaître, l'une que nous avons presque éliminée
dans la première partie de ce mémoire, l'action réflexe,
l'autre, le traumatisme, dont l'action est aujourd'hui des
plus évidentes.

Paraplégies par lésions de la moelle. — Les observations
de paraplégie produites par lésions de la moelle dans
l'état puerpéral ne sont pas communes, car nous n'en
avons trouvé qu'un bien petit nombre notées dans les
auteurs, et ici il faut de suite établir une grande division.

Tantôt, en effet, la lésion de la moelle existait avant
que la femme ne fût devenue enceinte, et la grossesse
est venue seulement apporter une modification à l'état

primitif, marquant ainsi son influence ; tantôt, au contraire, la lésion de la moelle s'est produite pendant la grossesse, de sorte que l'on a pu assister au développement de la maladie et à la série des accidents qui ont amené la mort et ont permis de constater *de visu* l'existence de la lésion.

Nous n'avons pas voulu rechercher dans les auteurs toutes les observations de paraplégie existant avant la grossesse, cela nous eût entraîné beaucoup trop loin, et nous nous bornerons à signaler les deux suivants, que nous avons observés pendant notre clinicat.

Obs. LIX. *Paraplégie.* — Femme Coulmont, 31 ans. Primipare. Rien à noter dans les antécédents. Réglée à 16 ans, régulièrement tous les mois, pendant quatre ou cinq jours.

Il y a six ans, dit la malade, elle aurait été prise d'une fièvre typhoïde à la suite de laquelle elle serait restée au lit pendant un an, pour une affection des os. C'est depuis cette époque qu'elle serait devenue gibbeuse.

Elle présente en effet, dans la région dorsale, une cyphose qui paraît due à un mal de Pott. Elle n'a, dit-elle, pourtant jamais eu d'abcès et on ne trouve le long de la colonne vertébrale de traces de cicatrices autres que celles de quatre cautères qui ont été appliqués à ce niveau. Au bout d'un an elle a pu se lever, mais en conservant une faiblesse de la jambe et du bras droit qui entraîne une gêne de la marche et des mouvements. La sensibilité a aussi diminué de ce côté.

Dernières règles le 13 mars. Grossesse à peu près normale. Pourtant de temps en temps la gêne de la marche augmentait et elle souffrait dans la jambe droite de douleurs et de crampes qui la forçaient à garder le lit pendant quelques jours ; puis les mouvements redevenaient plus libres et la malade reprenait ses habitudes.

Elle entre à la Clinique le 20 octobre. Depuis une quinzaine de jours, elle a été prise de nausées, d'étourdissements, d'envies de vomir, avec recrudescence des douleurs de reins et de jambes, douleurs qui avaient déjà augmenté depuis deux mois. Il y a trois ou quatre jours, elle a fait une chute sur le siége, et depuis elle est beaucoup plus souffrante. Voici l'état actuel.

Varices énormes occupant les deux membres inférieurs, surtout le droit et remontant jusqu'aux parties. Quand la femme est dans son lit, les mouvements des membres supérieurs sont à peu près normaux, peut-être un peu moins libres du côté droit. La sensibi-

Charpentier.   5

lité est à peu près intacte ; il n'en est plus de même pour les membres inférieurs où les mouvements, surtout du côté droit, sont très-hésitants et beaucoup plus difficiles. La malade a peine à se retourner dans son lit ; la sensibilité, diminuée du côté gauche, est notablement exaltée du côté droit, surtout par le froid. Si on veut lui faire serrer les mains, on constate un affaiblissement plus prononcé du côté droit. Les fonctions de la vessie et du rectum se font assez bien.

Si l'on veut faire marcher la malade, elle se traine de lit en lit avec beaucoup de difficulté, mais sa démarche est bien plus celle d'une paraplégique que d'une hémiplégique ; elle sent imparfaitement le sol et tomberait si on ne la soutenait.

Le palper indique une grossesse d'environ six mois et demi ; le côté droit du ventre est beaucoup plus sensible que du côté gauche. Présentation du sommet en O I D P.

Pendant un mois environ, la malade reste dans le même état, mais vers le milieu de novembre, il y a une recrudescence des douleurs avec hyperesthésie du côté droit du ventre et de la jambe et cuisse droite des plus prononcées. En même temps les mouvements s'affaiblissent de plus en plus et la malade est forcée de garder le lit complétement. De véritables douleurs névralgiques surviennent dans la jambe droite ; la peau est extrêmement sensible au toucher, à ce point que c'est à peine si la malade peut conserver sur elle ses couvertures. En même temps quelques étourdissements et un peu de céphalalgie. Un peu d'œdème des pieds. Rien dans les urines. Elle reste dans cet état jusqu'au 26 novembre où elle est prise des douleurs de l'accouchement.

Premières douleurs le 26 à 6 heures du soir.

Rupt. memb. le 27 à 3 heures 1/2 du matin.

Terminaison à 4 heures du soir.

L'enfant, né par le sommet, pèse 2830 gr. Sexe masculin. Cordon 42 ; la malade a peu souffert pendant son travail qui a duré vingt-deux heures. Il faut observer qu'elle est primipare et que ce travail n'a rien d'extraordinaire. Pendant les trois jours qui suivent l'accouchement, la malade a été relativement bien, c'est-à-dire que les mouvements sont redevenus un peu plus libres et que l'hyperesthésie a diminué. Quand le 30 décembre, c'est-à-dire trois jours après l'accouchement, la malade est prise d'un frisson et d'une menace de métrite légère qui cède à un traitement par cataplames et onguent belladoné. Rien de nouveau du côté de la paraplégie.

Mais le 4 décembre, la malade est reprise de ses douleurs qui cette fois occupent les deux jambes, les mouvements restant à peu prè ce qu'ils étaient lors de son entrée.

Elle se lève le 8 décembre et on peut constater que la faiblesse des jambes est toujours la même ; seulement l'hyperesthésie a fait place à une analgésie et à une anesthésie qui sont beaucoup plus prononcées du côté droit. Elle sort de l'hôpital dans cet état le 10 décembre.

Obs. LIX *bis. Paraplégie.* — Femme Bouillet, 28 ans, troisième grossesse. Réglée à 13 ans, régulièrement pendant sept à huit jours ; cette femme dit être sujette à des attaques que l'on a caractérisées dans sa jeunesse d'attaques hystériques pendant lesquelles elle perd en partie la sensibilité, tout en conservant son intelligence qui est du reste assez médiocre, car c'est à grand'peine si l'on peut obtenir d'elle quelques renseignements.

Elle est entrée à la salle d'accouchements au début du travail. Dernières règles inconnues.

Premières douleurs le 30 mai à 11 h. du soir.

Rupture des membranes le 31 à 5 h. 50 du matin.

Dilatation le 31 à 5 h.

Terminaison le 31 à 6 h. 1/4.

Fille O I G A. 2970 gr. Cordon 57 cent.

Depuis six ans, dit cette femme, elle est paralysée des quatre membres ; paralysie qui pourtant est incomplète, car elle est venue à la salle d'accouchements appuyée sur un bâton. Cette paralysie serait survenue à la suite de violentes douleurs de reins sans déformation de la colonne vertébrale ni abcès dont on ne trouve aucune trace. Elle aurait augmenté surtout depuis les derniers mois de sa grossesse et se serait alors accompagnée d'incontinence incomplète d'urine et de gêne dans les fonctions de l'intestin. Constipation opiniâtre ; en même temps les douleurs de reins ont beaucoup augmenté.

Les suites de couches sont parfaitement régulières et la malade sort malgré nous de l'hôpital dans l'état suivant :

La paraplégie n'est pas complète, car la malade peut se servir de ses membres supérieurs et se tenir debout sur ses membres inférieurs ; mais il y a un affaiblissement notable des mouvements et de la sensibilité des deux membres supérieurs qui peuvent à peine serrer les objets. Quant aux membres inférieurs, c'est plutôt un affaiblissement qu'une véritable paralysie ; pourtant la sensibilité est notablement affaiblie, à peu près également des deux côtés, et la malade lance les deux pieds quand elle marche appuyée sur deux chaises ou sur les bras. L'incontinence d'urine persiste au même degré ainsi que la constipation. L'intelligence elle-même semble participer à cet affaiblissement général.

Dans ces deux observations, les femmes sont sorties de l'hôpital à peu près dans le même état qu'à leur entrée, mais les lésions de la moelle nous paraissent incontestables, car dans un cas il y a eu mal· de Pott ayant amené une déformation persistante de la colonne vertébrale, et dans l'autre les douleurs violentes de reins accompagnées de crampes dans les membres inférieurs semblaient bien indiquer encore que la moelle avait été touchée et assez fortement.

De ces deux faits il faut rapprocher ceux de Hoffmann, cités par Imbert Gourbeyre, obs. 46; Bertrand, cité par Imbert-Gourbeyre, obs. 47; Lazare-Rivière, obs. 98, Centurie II; Moynier (De la mort subite dans l'état puerpéral).

Obs. LX. — Femme accouchée heureusement; trente et une heures après, refroidissement, paraplégie, mort très-rapide. A l'autopsie, *apoplexie de la moelle.*

Rappelons ici l'observation suivante de Chaussier (Procès-verbal de la distribution des prix faite aux élèves sages-femmes de la Maternité, 1807).

Obs. LXI. — Femme devenue paraplégique au septième mois de la grossesse, accouchement à terme avec si peu de douleurs que la femme ne s'en aperçut que par la déplétion de l'abdomen et les cris de l'enfant. Mort au bout de dix jours.
A l'autopsie, masse d'acéphalocystes extérieurs à la dure-mère rachidienne et comprimant la moelle.

Et enfin l'observation suivante, que nous empruntons à la thèse de Maringe (Des paraplégies puerpérales, thèse 1867).

Obs. LXII. — Obs. 7. Le 22 juin 1867, entre à la Clinique Victorine Adrian, âgée de 39 ans, d'une bonne constitution. Elle est placée au lit nº 3. Cette femme a eu déjà neuf enfants dont sept à terme. Réglée depuis l'âge de 12 ans, elle voit habituellement deux jours par mois. Ses dernières règles ont paru le 18 septembre. On la suppose donc enceinte d'environ neuf mois ou peu s'en faut. Elle sent bien les mouvements de son enfant.
Il y a quatre semaines environ, elle commença à éprouver quelques difficultés dans la marche; sa jambe droite devenait lourde, inerte, paresseuse; en même temps, le membre inférieur gauche perdait notablement de sa sensibilité et de sa motilité; il faudrait même, si l'on s'en rapporte au dire de la malade, reporter les troubles de la sensibilité à trois mois auparavant, car dès cette époque, elle avait remarqué une hyperesthésie particulière dans cette jambe gauche, mais sans que la motilité fût atteinte. Quoi

qu'il en soit, ce qui frappa surtout la malade, ce fut la lésion du mouvement; cette impotence fonctionnelle, qui allait croissant, la préoccupait à juste titre. Les progrès en furent d'abord peu marqués, bien que réellement il y eût accroissement; mais vers le 15 juin, l'aggravation s'accusa plus nettement et suivit une marche plus rapide. La malade s'en effraya, et elle se décida à entrer à la Clinique. Quoique fortement atteinte, à ce moment, il lui fut encore possible cependant de faire le chemin à pied, mais péniblement, lentement, en traînant la jambe et boitant. Nous verrons que l'affection était arrivée à sa période ascendante, car nous verrons que le lendemain la station lui était devenue très-difficile et la marche impossible, et deux jours après, la station ne pouvait être essayée même avec des appuis.

Au moment de son entrée, voici en résumé ce que l'on constata à la visite du matin :

Anesthésie du membre inférieur gauche, plus marquée en certains points qu'en d'autres. Insensibilité absolue si l'on pince fortement les téguments. Cette anesthésie n'est pas limitée à la jambe; l'abdomen, dans sa partie latérale gauche, le thorax et même le cou en sont atteints, mais elle va décroissant sensiblement à mesure qu'on s'élève vers la région supérieure du corps ; les mouvements sont difficiles, mais la lésion, portant sur la motilité, est moindre qu'à droite.

Paralysie incomplète du membre inférieur droit, le malade peut encore s'appuyer un peu dessus, mais il ne la soutient qu'imparfaitement; la motilité seule est diminuée, car quant à la sensibilité, elle semble plutôt exaltée, il y a vraiment hyperesthésie: La paralysie n'est pas non plus limitée à la jambe et remonte plus haut. Ainsi de sa main droite la malade serre bien moins que de la gauche; cependant il est juste de remarquer qu'il n'y a pas, sous le rapport de la lésion, le même écart entre les deux mains qu'entre les deux jambes.

La malade accuse de plus une assez vive douleur à l'épaule droite et une autre dans la région des fausses côtes; la moindre pression en ce point lui est très-pénible et lui arrache un gémissement.

On essaye de la faire marcher, mais elle a besoin d'aides d'abord pour sortir de son lit, puis pour la soutenir, et avec ce secours, elle ne s'avance que lourdement et en traînant péniblement sa jambe droite.

Ces désordres dans l'innervation, si singulièrement distribués, l'anesthésie à gauche avec le mouvement seulement conservé en partie, la paralysie à droite avec la sensibilité augmentée, soulèvent plusieurs questions intéressantes que l'observation particulière de la patiente élucidera en partie.

Le 24 juin, on continue d'observer la malade avec le plus grand soin; la marche est à peine possible, les autres troubles nerveux paraissent visiblement en croissance.

Le 25, même marche ascendante ; il faut presque porter la malade pour la mettre debout ; à peine si deux ou trois pas lui sont possibles. C'est du reste la dernière fois qu'on tente cette épreuve ; le lendemain, l'impotence fonctionnelle était complète sous ce rapport. L'innervation est affectée en même temps du côté d'autres organes, la vessie et le rectum qui deviennent paresseux.

Le 26, on constate la paralysie de la vessie et du rectum. La vessie obéit encore en partie à la volonté, mais se vide très-incomplétement ; il y a incontinence absolue des matières fécales qui s'échappent à l'insu de la malade.

Le 27, l'excrétion des urines ayant été imparfaite, on sonde la patiente ; l'anesthésie d'un côté, la paralysie de l'autre, sont toujours en voie d'accroissement et semblent même gagner de proche en proche la région supérieure du corps.

Le 28, même état, plutôt aggravé qu'amélioré sous tous rapports. En chatouillant la pointe du pied droit, on observe des mouvements réflexes à plusieurs reprises.

Le 29, en explorant le long de la colonne vertébrale, on constate en un endroit particulier, au niveau de la deuxième ou troisième vertèbre lombaire, un point plus douloureux à la pression ; si l'on appuie un peu sur l'apophyse épineuse, la malade éprouve une forte sensation de piqûre. On n'a point fait l'expérience en promenant une éponge mouillée le long du rachis. L'incontinence des urines et des matières fécales est toujours ce qu'elle était les jours précédents ; nécessité de sonder la malade qui n'urine que par regorgement. Il y a dans le membre inférieur droit un trouble de sensibilité qui se traduit pour la patiente par une sensation marquée de froid quand on en approche les mains.

Le 30, à la visite du matin, on n'observe rien de particulier ; cependant il est assez probable que le travail de l'accouchement était commencé ; mais les douleurs faisant défaut, l'attention ne fut pas attirée de ce côté. Ce travail se poursuivit sourdement, le col s'effaça, se dilata. Vers une heure et demie de l'après-midi, on s'aperçut que l'accouchement était imminent ; la dilatation était complète, les membranes rompues. Une demi-heure plus tard, vers deux heures et demie, un enfant du sexe féminin, très-fort et très-vivace, pesant 4095 grammes, était expulsé sans difficulté aucune. Nouvel exemple de la facilité des couches dans les cas de paraplégie à la suite de grossesse, puisqu'il est d'observation qu'en général l'accouchement, loin d'être entravé, semble au contraire s'effectuer avec une rapidité plus grande et une absence presque complète de douleur.

Le 2 juillet, fièvre assez intense, chaleur vive de la peau ; le pouls est à 120, la langue blanche et sèche ; un peu d'agitation. On reconnaît les symptômes d'une métrite ou d'une péritonite au début ; le visage est déjà abattu. On ordonne l'application de

12 sangsues au voisinage de l'aine droite, deux pilules extrait thébaïque, des frictions et tisanes calmantes.

Le soir de ce jour, elle éprouve quelques accidents nerveux ; on ne sentait plus ou presque pas le pouls à droite.

Le lendemain, il y a du mieux, au moins sous le rapport des dernières complications survenues.

Le 4, les accidents semblent conjurés du côté de l'abomen ; on ordonne un gargarisme au chlorate de potasse ; mais une douleur que la malade avait déjà ressentie la veille dans la cuisse droite, prend plus d'intensité. La région fessière du même côté est aussi très-sensible, par moments quelques envies de vomir. Douleurs en ceinture partant de la région lombaire, se dirigeant en avant vers le pubis.

Le 5, la fièvre a complétement cessé, le pouls est redescendu de 80 à 74 ; mais toujours douleur marquée dans le membre droit, du côté du sacrum, la peau s'entame.

Cependant, d'autre part, depuis l'accouchement, l'état d'innervation s'améliore lentement, le mouvement commence à revenir dans la jambe droite que la malade soulève un peu sans aide.

Le 6, on trouve la malade tout en sueur, chose ordinaire depuis le début de sa maladie, et qui semble être aussi une conséquence des troubles de l'innervation, amenant le relâchement des vaisseaux sanguins par défaut d'action des vaso-moteurs. Un peu de gêne respiratoire.

Le 7, la respiration est difficile et haletante, la malade est anxieuse, fatiguée, en transpiration ; la nuit a été très-mauvaise, le sommeil impossible tant les souffrances étaient vives dans le pied et la jambe droite. Il semblait, dit la patiente, qu'elle eût après elle des chiens qui la déchiraient de leurs dents. On ordonne des frictions belladonées et l'enveloppement dans une couche de ouate.

Le 8, amélioration du côté des organes de la respiration, mais l'eschare du sacrum grandit et apporte de nouvelles souffrances à la malade qui peut à peine changer de place, tant les mouvements sont douloureux.

Le 9 et le 10, continuation du même état douloureux, la paralysie diminue lentement dans le côté droit inférieur ; les mouvements, quoique limités et restreints, sont cependant possibles.

Le 11, les douleurs dans la cuisse droite sont moins fortes, grâce aux embrocations calmantes et à l'emmaillottement par le coton, on constate des mouvements d'abduction, mais l'eschare du sacrum est la grande préoccupation ; elle est large comme la main sur la région fessière gauche.

On emploie concurremment les calmants et les toniques, une pilule d'opium, frictions avec de l'huile de camomille laudanisée ; 100 gr. de bordeaux, eau vineuse, bouillons.

Mais la malade s'affaiblit, autant par le défaut d'appétit, qui rend l'alimentation impossible que par une diarrhée qui contribue encore à son épuisement.

Pendant la nuit, les selles diarrhéiques sont très-abondantes et s'échappent toujours à l'insu de la malade.

Le 12, on essaye de les arrêter par des quarts de lavement avec 15 gouttes de laudanum pour chaque et de l'eau de riz pour boisson. Il est toujours nécessaire de recourir à la sonde pour vider la vessie. Pour arrêter les progrès de l'eschare qui menace d'envahir à droite, on emploie des lotions de quinquina et de vin aromatique.

La malade se plaint dans cette région d'une cuisson excessive; le visage porte l'aspect de la souffrance, les traits sont très-fatigués, le teint jaune, les yeux cernés, ce qu'expliquent assez les douleurs incessantes qui l'assiègent. Toutefois il n'y a pas de fièvre. Le 13 et le 14, l'état de faiblesse générale augmente par l'ensemble des causes rappelées plus haut, la diarrhée persiste, l'eschare ne semble pas se limiter; la région fessière droite est menacée, et son envahissement paraît imminent, car elle est d'un rouge pourpre, luisante, tendue et excessivement douloureuse. A chaque pansement la malade, qui pourtant a gardé une certaine énergie, laisse échapper des gémissements involontaires.

On sent une odeur gangréneuse qui impressionne même les gens du service, nul appétit, à peine si un bouillon est accepté sans répugnance.

Le même traitement est continué; il est à regretter que le chef de service n'ait pas à sa disposition les nosophores si utiles en pareils cas, ou même les simples matelas en paille d'avoine usités à la Salpêtrière.

Le 15 juillet, la diarrhée diminue sensiblement sous l'effet du traitement, et l'on peut noter quelques symptômes d'amélioration générale, bien que faibles encore.

Le 16, le mieux se soutient, la diarrhée est tout à fait arrêtée, le sommeil a été possible, l'eschare se limite et se déterge; M. Depaul en détache des fragments grisâtres. La malade fait quelques petits mouvements pour s'aider un peu dans le déplacement que nécessite son pansement; pas de fièvre. On lui donne un œuf et un litre de bière, indépendamment de son bordeaux.

Le 17, cet état se soutient et progresse, la figure est meilleure que les jours précédents, il y a du repos la nuit; l'alimentation est toujours difficile, vu le défaut d'appétit; mais avec l'œuf à la coque, la bière, le vin, la malade se soutient et remonte sensiblement.

Le 18 et le 19, nulle modification générale sensible. Comme état local, on observe l'apparition d'une seconde eschare au niveau du grand trochanter; la région est excessivement douloureuse.

Le 20, la malade est plus abattue, plus fatiguée que les jours précédents; elle éprouve du découragement, se sentant sans force, sans appétit, sans sommeil; cette dépression morale est fâcheuse dans ces circonstances.

Le 21, on essaye d'alléger les souffrances de la patiente en la plaçant sur le nosophore Gellé; mais elle ne peut peut y rester plus de deux heures et demande instamment à être réintégrée dans son lit. Elle est toujours sous l'influence du même état dépressif, ne s'aidant plus d'aucune manière lorsqu'on la remue ou la change.

Le 22, nous touchons le sacrum qui est à nu dans sa partie inférieure; cette dénudation peut, à un moment donné, ajouter des complications nouvelles. D'autre part, toute la surface de l'eschare qui a été nettoyée, détergée, offre une teinte grisâtre blafarde et non cette couleur rose des tissus en voie de rénovation normale; l'eschare du grand trochanter n'a pas meilleur aspect. La diarrhée n'a pas reparu et la langue reste assez bonne; toutefois, dans la nuit, survient une aggravation soudaine dans l'état général; la diarrhée reprend avec une abondance excessive; en même temps il y a des nausées fréquentes, un frisson violent, des douleurs vives lancinantes dans la cuisse droite; le 23 au matin, on constate pour la première fois une fièvre intense; le pouls dépasse 130; la chaleur est âcre, mordicante, la langue blanche, la bouche pâteuse, amère. Ce sont là des symptômes de sinistre augure dans les circonstances présentes. Voici la prescription :

2/4 de lavement avec 15 gouttes de laudanum, sirop diacode avec 25 gouttes d'éther, 0 gr. 60 de sulfate de quinine, bordeaux, lait, bouillon.

Le 24, il y a du mieux, la fièvre a presque entièrement cessé, de même que la diarrhée; le facies est meilleur, mais il y a une faiblesse extrême. Depuis la veille, il y a des sueurs profuses d'une excessive abondance.

Le 25 et le 26, la malade achève de se remettre un peu de la secousse du 23; mais ce n'est pas un retour franc vers la santé.

Le 27, nouvel envahissement de la première eschare qui semblait être limitée depuis quelque temps. M. Depaul, sur les instances réitérées de la malade, lève le pansement et observe une plaque noire toute récente de la grandeur d'une pièce de 5 fr.

Le 28, la malade se plaint encore de douleurs très-vives au voisinage de l'eschare; du côté droit, les tissus sont tuméfiés, œdématiés, en un point légèrement emphysémateux. Serait-elle menacée d'un abcès, impossible de le savoir encore.

Le 29, même état; le 30, même état; le 31, aggravation considérable et pouls insensible, prostration considérable; intelligence intacte.

Le 1er août, respiration anxieuse, battements du cœur intermittents; extrémités froides, subdélirium. Mort à deux heures après midi.

Autopsie le 2. A l'ouverture du canal rachidien, on trouve du pus verdâtre en quantité considérable entourant les enveloppes de la moelle, surtout le renflement lombaire et la queue de cheval. La partie inférieure du canal rachidien ouverte est en communication avec l'eschare, et le pus de celle-ci pénètre dans le canal rachidien ; les trous de conjugaison sont aussi pleins de pus, et dans l'intérieur du bassin on trouve des fausses membranes, surtout à la partie inférieure et du pus entoure de toutes parts la moelle. On trouve du pus dans toute l'étendue de la moelle et jusqu'à la base de l'encéphale. Les membranes cérébrales présentent aussi une vive injection, et dans les ventricules latéraux il y a de la sérosité louche, puriforme. Dans les autres organes, pas d'altération appréciable ; l'utérus, revenu sur lui-même, est en rétroversion très-prononcée.

Examen microscopique de la moelle.

A peu près à 0,05 au-dessous du renflement dorsal on trouve, dans l'épaisseur de la moelle, un foyer hémorrhagique de la grosseur d'un petit haricot, d'une couleur noire foncée, partant du milieu de la moelle et s'étendant de la partie antérieure jusqu'aux enveloppes médullaires. Examinée au microscope, on trouve des cristaux d'hématoïdine, des globules de sang altéré, des vestiges de tubes nerveux, du tissu lamineux de nouvelle formation, avec un grand nombre de granulations très-fines, foncées, qui contribuent à donner au foyer sa coloration, granulations qu'on ne retrouve pas dans les autres parties de la moelle. La substance médullaire à l'œil nu a l'aspect ordinaire, sauf une légère injection à la surface contiguë aux enveloppes enflammées.

Les tubes nerveux ne sont pas modifiés d'une façon apparente ; les cellules de la substance grise paraissent plus volumineuses, sont distendues par de fines granulations jaunes qui les colorent et rendent leur examen très-facile ; granulations qu'on retrouve du reste dans la moelle des vieillards non paralysés, et en particulier dans le locus niger.

Ainsi, il est probable que l'hémorrhagie a été la cause de la paraplégie, et la méningite n'a été que consécutive à l'introduction du pus dans le canal rachidien.

M. Hervieux, qui n'a garde d'oublier cette observation, la range parmi les paraplégies par action réflexe, et malgré la présence bien constatée du pus, admet ici que la méningite rachidienne est de date récente, tandis qu'au contraire la paraplégie était relativement ancienne. Mais ne voit-on pas, surtout dans la méningite rachidienne, les accidents rester longtemps à l'état subaigu, pour

prendre ensuite tout d'un coup une intensité qui emporte
les malades. C'est ce qui est, pour nous, arrivé chez cette
malade. Lorsque la paraplégie a débuté, elle l'a fait lentement, sourdement, comme dans les cas d'inflammation
subaiguë des enveloppes de la moelle où les accidents
sont progressifs ; puis, sous l'influence de l'accouchement, il s'est produit là une inflammation plus violente
qui a amené les accidents qui ont emporté la malade.
La moelle, dit M. Hervieux, était intacte, et si la méningite eût été ancienne, la moelle ne serait pas restée
intacte au voisinage de membranes si violemment phleg-
masiées ; mais n'est ce pas là précisément le propre de la
méningite que cette marche insidieuse pendant un certain temps, puis tout à coup maligne jusqu'au moment
où les malades succombent. Ne voit-on pas surtout dans
la méningite tuberculeuse, où assurément les lésions sont
aussi considérables que possible, des masses du volume
d'une noisette, d'une noix et même plus, rester pour
ainsi dire pendant un certain temps à l'état statique, puis,
après avoir déterminé quelques symptômes morbides,
après avoir donné l'éveil, la maladie éclater tout à coup
de nouveau avec une intensité toujours croissante jusqu'au moment où elle suit son cours régulier et fatal.
Ne voit-on pas même alors, pendant cette période aiguë,
des alternatives de décroissance et de recrudescence du
mal, alternatives qui, malgré l'habitude que l'on peut
avoir de la maladie, vous laissent toujours un certain
degré d'illusion et vous font espérer une guérison qui
n'arrive que dans des cas tout à fait exceptionnels.

Eh bien, pour nous, le fait de Maringe est un cas tout
à fait analogue. Au moment du début, des accidents de
paraplégie, la lésion des méninges existait déjà, seulement elle a subi un temps d'arrêt, qui aurait même pu se
prolonger plus longtemps si l'accouchement n'était venu

donner une impulsion nouvelle à la maladie, qui cette fois ne s'est pas arrêtée et a amené rapidement la mort de la malade. C'est pour nous une preuve de plus de l'influence de l'état puerpéral qui a agi dans ce cas avec d'autant plus d'intensité qu'il était lui aussi, si l'on peut dire, dans sa période de suractivité, c'est-à-dire dans la période qui suit immédiatement la délivrance.

Quoi qu'il en soit, ces lésions sont incontestables, et de même que nous avons admis une hémiplégie déterminée par des lésions cérébrales évidentes : apoplexie, hémorrhagie cérébrale, méningite, de même nous admettrons une paraplégie dépendant de lésions de la moelle des enveloppes rachidiennes ou du rachis lui-même, ces lésions ayant été constatées à l'autopsie d'une façon aussi incontestable dans un cas que dans l'autre.

Nous verrons du reste plus loin que le diagnostic de ces diverses lésions peut être établi pendant la vie.

Si les paraplégies par lésions de la moelle sont ainsi nettement définies, en est-il de même de celles qui dépendraient de l'albuminurie?

Albuminurie. — Si nous recherchons dans les auteurs, voici ce que nous trouvons à cet égard.

Ou elles sont admises sans conteste, ou au contraire elles sont considérées comme exceptionnelles, sinon comme faisant absolument défaut.

Churchill, dans son mémoire déjà cité, ne manque pas en effet d'appeler l'attention sur cette cause de paraplégie et tout en admettant les paralysies d'origine réflexe, les paralysies nerveuses et hystériques, les paralysies traumatiques, mais en contestant en grande partie leur existence et en ne les acceptant qu'à titre tout à fait exceptionnel; il insiste surtout sur l'albuminurie et serait tenté de rapporter à cette cause toutes les paralysies survenant pendant l'état puerpéral.

Citant en effet l'opinion du Dr Campbell (Midwifery), de Ramsbotham (Obstetric medicine and surgery) qui les rapportent au traumatisme, il s'empresse de noter les travaux du Dr Ryan (Manual of Midwifery), qui a constaté que ces paralysies surviennent aussi bien après les accouchements les plus faciles.

Pour lui, en effet, l'albuminurie est la cause essentielle de ces paralysies puerpérales, qu'il s'agisse d'hémiplégie ou de paraplégie, et c'est à elle qu'il rapporte presque tous les faits qu'il a été à même d'observer.

Adoptant pleinement les idées de Lever, de Simpson, il cite deux observations : une de Achwell (Guys hospital Reports, t. V; une de Scanzoni (Lehrbuch der Geburtshulfe). Mais toutes deux peuvent, comme nous le verrons, être rapportées à d'autres causes et en particulier à la paralysie réflexe.

Les autres faits sont des cas de paralysie partielle et ne doivent donc pas entrer ici en ligne de compte.

D'un autre côté, Imbert-Gourbeyre, qui est au moins aussi partisan que Churchill de l'albuminurie, ne cite que les faits suivants :

Obs. LXIII. — 1° Treutler. Observations anatomo-pathologiques; Leipsik, 1773. — Femme de 30 ans, malade d'une hydropisie, suite de fièvre intermittente. Le troisième mois de la maladie, cette femme se plaignit d'une sensation de pesanteur à l'occiput vers le côté droit avec obscurcissement de la vue et grande propension au sommeil. L'ouïe devient obtuse, la parole confuse et la mémoire perdue. Plus tard, paralysie générale et finalement convulsions, apoplexie et mort subite.

Or, dans ce cas, il n'est pas question de grossesse, et s'il y a eu albuminurie, ce qui est possible, cette altération des urines n'a pas été constatée. Enfin il est bien question de convulsions, mais aussi d'apoplexie et de mort subite, et ne sait-on pas que les hémorrhagies cérébrales s'accompagnent quelquefois de mouvements convulsifs. Cette première observation, où d'ailleurs l'autopsie n'est pas indiquée, est donc pour nous insuffisante.

Obs. LXIV. — 2° Lecorché, obs. 6. Il y a eu dans ce cas néphrite albumineuse constatée pendant la grossesse. Accouchement à sept mois et demi. A partir de l'accouchement, céphalalgie presque continuelle, abaissement très-marqué de l'intelligence et diminution de la motilité des membres inférieurs.

Obs. LXV. — 3° Delpech. Mémoire sur les spasmes musculaires idiopathiques et sur la paralysie nerveuse essentielle.

Mais il s'agit ici.d'une paralysie avec contracture que nous retrouverons plus loin, et la femme était accouchée depuis sept mois; c'est donc d'une paralysie des nourrices et non d'une paralysie puerpérale qu'il s'agit.

Obs. LXVI. 4° Abeille, *Moniteur des hôpitaux*, 1854. Paraplégie consécutive à une attaque d'éclampsie suivie d'anasarque.

Obs. LXVII. — 5° Weber. Wochen blatt der Zeitschrift der k. k. der Gesellschaft der aerzte zü Wien, 1855.

Il s'agit d'une femme déjà paraplégique cinq mois avant son accouchement, atteinte d'hydropisie et qui succomba trois jours après son accouchement à une pleuro-pneumonie et à une péritonite. A l'autopsie, outre une pleuro-pneumonie droite, œdème aigu et emphysème du poumon gauche, une hypertrophie du cœur avec adhérences du péricarde, on trouva des exsudations récentes sur la dure-mère, une inflammation chronique des enveloppes de la moelle épinière, une endométrite putride, un épanchement gangréneux dans le péritoine et ramollissement en bouillie de la moelle épinière dans toute sa portion lombaire.

Peut-on réellement rapporter cette observation à l'albuminurie? Il n'y est même pas question des reins et de leur état, et les lésions de la moelle, lésions si prononcées, ne doivent-elles pas plutôt la faire ranger dans les paraplégies avec lésions de la moelle dont nous avons parlé plus haut.

Maringe, dans sa thèse déjà citée, note les paraplégies par albuminurie, mais sans citer de faits à l'appui.

Restent donc deux faits : celui d'Abeille et celui de Lécorché, et encore celui de Lécorché est-il tellement succinct qu'on ne peut réellement pas y attacher grande importance.

Donc, en réalité, un seul fait, celui d'Abeille. Peut-on réellement établir toute une classe de paraplégies d'après une seule observation, surtout lorsqu'elle se borne à ceci : attaques d'éclampsie à la suite de la dernière couche et plus tard anasarque ?

Nous nous rangerons donc complétement cette fois à l'opinion de M. Hervieux, qui après avoir discuté ces faits, déclare qu'ils ne sont pas pour lui suffisants et que la paraplégie albuminurique doit être reléguée parmi les vérités qui ont besoin de démonstration.

Nous serions donc disposé à adopter, du moins en ce qui concerne les paraplégies, l'opinion de Lasègue et de Fournier, qui, plus affirmatifs encore, considèrent la paralysie, quelle que soit sa forme, comme exceptionnelle dans la maladie de Bright.

Lasègue, en effet (Des accidents cérébraux qui surviennent dans le cours de la maladie de Bright. Archives de médecine, 1852), signale le coma, les convulsions, le délire, les troubles des sens, mais constate avec Addison · (On the disorders of the brain connected with diseased kidney. Guys Hospital Reports, 1839) l'absence de paralysie, et il insiste avec grand soin sur ce fait dans les phrases suivantes à propos du coma :

« L'absence de paralysie, l'état tout particulier de la respiration suffiraient presque pour lever les doutes. A quelque époque de la maladie qu'on observe, quelle que soit l'intensité de la stupeur, on ne constate de paralysie si limitée, si incomplète qu'on veuille le supposer. Toutes les fois qu'une paralysie concomitante est signalée, on peut affirmer qu'elle relève d'une cause locale et n'est pas sous la dépendance de la maladie de Bright. Bright lui-même a posé implicitement cette distinction que l'expérience confirme pleinement. Les cas d'ailleurs ne sont pas très-rares dans lesquels des hémorrhagies cérébrales surviennent dans le cours de l'albuminurie; on en trouvera d'assez nombreux exemples dans les traités spéciaux pour qu'il soit inutile d'en rapporter ici des cas de ce genre. »

Sée n'est pas moins affirmatif : « Quand une paralysie, dit-il, s'est produite coïncidemment, toujours on a reconnu qu'elle tenait à une lésion étrangère à l'urémie. »

Fournier (thèse sur l'urémie, 1863) adopte pleinement cette manière de voir.

Quelle que soit l'autorité de ces maîtres, les faits que nous avons cités plus haut au chapitre de l'hémiplégie nous semblent incontestables, et puisque Lasègue lui-même a constaté que les cas d'hémorrhagie cérébrale ne sont pas très-rares dans le cours de l'albuminurie, nous dirons que l'absence de la paralysie est la règle de la maladie de Bright, mais à une condition, c'est qu'il s'agisse de la paraplégie; mais il nous est impossible d'admettre qu'il n'y ait qu'un simple fait de coïncidence dans les cas d'hémiplégie relatés plus haut dans la maladie de Bright. Il y a là pour nous un rapport de cause à effet, et tout en accordant, si on le veut, moins d'action à l'albuminurie qu'aux affections du cœur ou autres pour la production de ces hémiplégies, nous n'en tiendrons pas moins grand compte et considérerons cette cause comme définitivement acquise à la science.

Mais ce qui domine aujourd'hui la pathogénie des paraplégies puerpérales, c'est une cause qui n'a réellement été bien étudiée que dans ces derniers temps quoiqu'elle ait été signalée déjà par Churchill et Imbert-Gourbeyre, qu'il faut toujours citer lorsqu'il s'agit de paralysies puerpé-

rales. Nous voulons parler de l'action réflexe, si bien dé-
finie par Brown-Séquard, Claude Bernard et Jaccoud.
Comme nous allons le voir, en effet, la plupart des faits
observés par les auteurs peuvent rentrer dans cette classe
de paralysie, et c'est ce qui fera comprendre la longueur
des détails dans lesquels nous allons entrer.

Jaccoud divise en quatre grandes classes les paraplégies :

1° Les paraplégies organiques ;

2° Les paraplégies ischémiques ;

3° Les paraplégies dyscrasiques ;

4° Les paraplégies fonctionnelles.

Et nous allons voir que nous allons trouver, à mesure
que nous pénétrerons plus avant dans l'étude des faits,
ces divisions justifiées par l'observation.

La première classe de paraplégie (paraplégie organique)
renferme évidemment les faits cités plus haut, et à cette
classe se rapporte l'observation que nous avons citée d'une
malade atteinte de déformation de la colonne vertébrale
à la suite d'une maladie de Pott (l'observation de Maringe, de Moynier).

Jaccoud y fait même rentrer les paraplégies traumatiques, que nous étudierons à part.

Il en sera de même de la deuxième et troisième classe.
Pour le moment, ne nous occupons que de ce que Jaccoud
appelle les paraplégies fonctionnelles, les paraplégies réflexes, ce qu'on appelait autrefois les paraplégies d'ori-
rigine périphérique. Nous allons voir que dans cette
classe il faut ranger la plus grande partie des paraplégies
de la grossesse et de l'état puerpéral.

Churchill, dans son mémoire déjà cité, rappelle que
Graves (Clinical Medicine, t. I) avait déjà dit qu'il essaye-
rait de prouver que la paralysie (quelle qu'en soit la cause)
affectant une partie des extrémités périphériques des

Charpentier.   6

nerfs, peut aussi frapper une autre partie de leurs extrémités ; de plus, qu'une douleur siégeant dans un point peut produire quelque chose de semblable dans une partie plus ou moins éloignée ; enfin, que les convulsions résultant d'excitations dans une partie quelconque du système nerveux périphérique, peuvent occasionner des symptômes analogues dans d'autres parties du corps.

Que Romberg (Diseases of the nervous system, t. II) avait observé que la paralysie pouvait accompagner certaines conditions morbides des organes génitaux et qu'elle pouvait dépendre de pressions directes exercées par l'utérus développé ou par l'ovaire sur les plexus nerveux des extrémités inférieures, ou qu'elle reconnaissait pour cause une action réflexe sur la moelle.

Que les vétérinaires avaient souvent observé la paraplégie comme complication de la métrite.

Que Gellé (Journal pratique, 1826) rapporte onze cas de métrite aiguë chez des vaches qui venaient de vêler et que chez toutes il existait une diminution du mouvement dans les membres postérieurs, la sensibilité restant intacte.

Que Swell (Veterinaryan, t. IV) a publié l'autopsie d'une vache atteinte de paraplégie après la parturition ; on trouva les signes d'une violente inflammation de l'utérus et du vagin.

Que Ithen (Nebel und vix zeitschrift für die Gesam. Their heilkunde t. III, a fait connaître plusieurs cas de métrite chez la jument, avec impossibilité de se tenir debout et de se soutenir sur les jambes de derrière.

Que Hunt, Stanley, Lisfranc ont observé des faits analogues chez la femme.

Churchill admet même que ces conditions ne sont pas indispensables, et il cite à l'appui de cette manière de

voir une observation de Schœller d'une femme de 41 ans
atteinte de paralysie, sans altération de la moelle, depuis
la cessation de ses règles, et chez laquelle il était évident
que l'appareil génital avait subi les transformations propres à la vieille femme, et il admet ainsi comme conclusion l'existence de la paralysie dépendant d'une action
réflexe.

Les deux observations de paralysie qu'il relate dans
son ouvrage et qui appartiennent l'une à Achwell (Guys
hosp. Reports. Ob. 3 de Churchill), l'autre à Scanzoni (Lehrbuch der Geburtshulfe) sont celles qui ont été citées plus
haut à propos de l'albuminurie, et peuvent être, du
moins la première, rapportées à l'action réflexe, car la
seconde étant survenue à la suite d'un refroidissement
peut à la rigueur rentrer dans les paraplégies rhumatismales.

Imbert-Gourbeyre, qui considère la forme paraplégique
comme l'exception dans les paralysies puerpérales, ne
parle pas des paraplégies réflexes, et semble n'en admettre que deux variétés : les paraplégies traumatiques
et les paraplégies suite de myélite. Nous verrons pourtant plus loin que parmi les observations qu'il cite il en
est au moins trois, et ses observations ne sont au nombre
que de sept, qui peuvent rentrer dans la classe des paraplégies réflexes.

Esnaut. Des paralysies symptomatiques de la métrite
et du phlegmon péri-utérin. Paris, 1857.

Vallin. Des paralysies sympathiques des maladies de
l'utérus et de ses annexes. Paris, 1858.

Nonat. Traité pratique des maladies de l'utérus, 1860
(et les deux auteurs cités plus haut ne sont que ses
élèves et n'ont fait que reproduire ses idées et ses premières observations qui datent de 1850), sont revenus sur

cette coïncidence des paraplégies avec les affections des organes génito-urinaires, et le premier surtout y a insisté d'une façon spéciale.

Rappelant que Raoul Leroy d'Étiolles, dans son livre sur les paralysies des membres inférieurs, avait déjà observé quelques cas chez des femmes à l'état de gestation, à la suite de l'accouchement, après l'exagération de la fonction menstruelle ou bien encore après la suppression brusque des règles ou des lochies; qu'il les attribuait soit à la compression des plexus sacrés, soit à la stimulation insuffisante de la moelle par le sang devenu plus pauvre et moins abondant, soit à une influence spéciale mais inexplicable de l'utérus, soit enfin à une congestion des méninges et de la moelle.

Que Hunt, cité par Stanley (London med. Transactions, t. XVIII); que Lisfranc (Clinique chirurgicale de la Pitié, t. II, 1842) avaient cité des faits analogues.

Il rapporte sept observations de paraplégie incomplète survenue il est vrai en dehors de l'état puerpéral, mais qui ne permettent pas moins d'établir la relation directe entre l'affection utérine et la paraplégie, et repoussant l'idée d'une congestion rachidienne ou d'une myélite, il conclut avec Stanley que la paralysie est due à une irritation débutant par les nerfs de la partie malade et déterminant une action réflexe sur les parties qui reçoivent les nerfs de la partie de la moelle qui a été isolée.

Or, comme le dit Hervieux, si l'utérus malade est susceptible de déterminer des paraplégies, pourquoi l'utérus gravide ou récemment délivré du produit de la conception ne serait-il pas susceptible d'exercer la même action pathologique.

Reprenant la question dans son ensemble, Jaccoud, dans on livre déjà cité, consacre tout un chapitre à l'étude de ces faits, et ce chapitre est si important pour notre sujet qu'on nous pardonnera d'en donner ici une analyse détaillée.

Pour lui, ce qu'il appelle les paraplégies fonctionnelles sont celles dont le caractère distinctif est précisément l'absence de toutes les conditions matérielles qui donnent lieu aux paraplégies de ses trois premières classes (lésions de l'appareil rachidien, ischémie, dyscrasie), et se fondant sur les circonstances diverses dans lesquelles la paralysie se développe, il établit dans la classe des paraplégies dites fonctionnelles quatre divisions distinctes.

Dans le premier groupe, la paralysie succède à une excitation anormale plus ou moins prolongée qui a été transmise à la moelle par les nerfs périphériques des organes génito-urinaires, des viscères abdominaux ou de la surface cutanée. C'est la paraplégie d'origine périphérique.

Dans le deuxième groupe, la paralysie se développe sous l'influence des pyrexies et des maladies aiguës.

Dans le troisième groupe, la paraplégie apparaît dans le cours d'une maladie constitutionnelle ou cachectique.

Dans un quatrième et dernier groupe, la paraplégie prend naissance sous l'influence d'une névrose.

Au premier groupe se rattachent les paraplégies qui apparaissent dans le cours des maladies génito-urinaires (paraplégies urinaires et utérines), celles qui procèdent d'un état morbide de l'intestin (superpurgation, vers intestinaux); celles, enfin, qui résultent d'une excitation directe des nerfs sensibles (impression du froid, névralgies).

On le voit, Jaccoud ne range pas les paraplégies puerpérales parmi les paraplégies réflexes. C'est qu'en effet pour lui, elles rentrent dans des classes toutes différentes. Distinguant la paraplégie de la grossesse, qui doit, dit-il, être soigneusement séparée de la paraplégie puerpérale ou post-puerpérale, il range les premières dans les paraplégies par dyscrasie anémique et les attribue à la chloro-anémie et à l'état nerveux, et les secondes dans les paraplégies organiques par compression des nerfs périphériques, faisant jouer ainsi au traumatisme une influence capitale. Nous verrons, en citant les observations et en les discutant, que si cette opinion est vraie pour certains faits, il en est d'autres qui, pour nous, doivent rentrer réellement dans les paraplégies par action réflexe.

Passant ensuite à l'examen de la théorie des paraplégies réflexes et au mode de production des paraplégies périphériques, il étudie les différentes opinions qui ont été successivement émises sur ce sujet et termine par ce qu'il appelle la théorie de l'épuisement.

Entrevues par Willis, Opera omnia. Genève, 1680 ;

Nettement indiquées par Whytt; Edinburgh, 1765,

Par Prochaska, Vienne, 1806, sous le nom de paralysies sympathiques ; elles n'ont été réellement étudiées que par Graves, Clinique médicale, 1863, qui en a fait connaître le processus. Les impressions qui intéressent un point des extrémités nerveuses périphériques, peuvent se propager sur les organes centraux, d'où elles sont renvoyées par action réflexe sur les nerfs de certaines régions plus ou moins éloignées. Elles déterminent ainsi des manifestations morbides analogues à celles qui seraient produites par une maladie primitive des centres nerveux.

Stanley (Med. chirurgical Transactions, t. XVIII, 1833) donne une interprétation des faits qu'il a observés, tout à fait semblable à celle du professeur de Dublin.

Restait à expliquer comment cette impression anormale, transmise à la moelle, en abolit la fonction physiologique.

Brown-Séquard (Lectures on the diagnosis and treatment of the principal forms of paralysis of the lower extremities. Philadelphia, 1861, donne l'explication suivante : « L'excitation périphérique transmise à la moelle par les nerfs sensitifs, détermine une contraction des vaisseaux sanguins de l'organe ou de la pie-mère. C'est à cette contraction vasculaire et à l'insuffisance de nutrition, qui en est la suite, que doit être attribuée la production de la paraplégie réflexe. »

Contestant d'abord ce mot de paralysie réflexe, en ce sens que dans tous les organes la caractéristique constante et pathognomonique de l'acte réflexe est le mouvement, tandis qu'ici il s'agit d'immobilité ; Jaccoud insiste sur ce fait que ce n'est pas la paraplégie qui est réflexe, mais la contraction des vaisseaux de la moelle, et qu'il faudrait dire paraplégie par contraction vasculaire réflexe, ou encore paraplégie par ischémie réflexe.

Puis, passant ensuite à la discussion de la théorie, il rappelle que si Brown-Séquard a vu la contraction des vaisseaux de la pie-mère à la suite de l'irritation des nerfs rénaux, il n'en a pas été de même de Gull (Urinary paraplegia (Guys hospit, Reports, t. VII, 1861), et que par conséquent la contraction vasculaire ne serait qu'une véritable hypothèse.

Que, de plus, en l'admettant, cette contraction devrait être permanente, ou tout au moins devrait durer autant que cette paralysie, c'est-à-dire des semaines ou des mois, ce qui est absolument contraire à tout ce que l'on sait des actions nerveuses, la dilatation passive ou par épuisement tendant toujours et partout à la contraction active des vaisseaux. L'organe, s'il existait réellement une ischémie permanente de la moelle, devrait présenter au bout d'un certain temps les lésions matérielles qui caractérisent la dégénérescence ischémique. Or, c'est ce qui n'a pas lieu, d'après Brown-Séquard lui-même.

Jaccoud repousse donc la théorie de Brown-Séquard, et en propose une autre qu'il appelle la théorie de l'épuisement.

Rappelant les expériences de Wedemeyer, Hannover, 1828 ;

de Weber, Mullers, Archiv., 1847 ;

de Valentin, Lehrbuch der physiologie der Menschen, 1841 ;

de Mateucci, Traité des phénomènes électro-physiologiques, 1844 ;

de Dubois-Reymond, Untersuchungen über Thierische electricität. Berlin, 1848-1849 ;

de Eckhard, Beitrage zur Anatomie und Physiologie. Giessen, 1855 ;

de Pflüger. Medic. central. Zeitung. Berlin, 1856-1857 ;

sur l'épuisement de l'excitabilité nerveuse, et les nerfs vaso-moteurs, il constate que ce qui est vrai pour les cordons nerveux, l'est également pour la moelle, et formule la théorie suivante :

Une excitation anormale est transmise à la moelle par les nerfs sensitifs des reins, de la vessie, de l'utérus, de l'intestin, etc. Elle épuise, au bout d'un temps variable, l'excitabilité propre de la région correspondante de l'organe, et l'inertie de ces éléments nerveux, sous l'incitation encéphalique, interrompt les voies de la transmission motrice. La paralysie de toutes les parties situées au-dessous du point affecté est la conséquence nécessaire de cet état de choses.

Il est bon de noter ici que Jaccoud n'a garde d'oublier les paraplégies par congestion médullaire, et que dans le chapitre qu'il consacre à l'étude des paraplégies, qu'il appelle organiques, il déclare qu'elles doivent être plus fréquentes qu'on ne le croit, et que si à un moment on leur

a attribué trop d'importance, on est peut-être tombé aujourd'hui dans l'excès opposé. C'est à ces congestions
médullaires qu'il faut évidemment rapporter les faits observés par Martin, chez les animaux, où des paraplégies
survenues subitement au moment du travail, ou peu
avant ont cédé en quelques instants à des saignées pratiquées à la queue de l'animal.

En 1865, Maringe publie une thèse intéressante sur
les paraplégies puerpérales, mais intéressante surtout
par les observations qu'elle renferme, et qui, au point de
vue qui nous occupe en ce moment, ne présente rien de
particulier.

Il en est de même de celle de Rosier, 1870, qui n'est
guère qu'une paraphrase de la thèse de Maringe.

Mais entre ces deux publications, il en était paru une
qui mérite de nous arrêter quelques instants. Je veux
parler de la thèse de Frogé, Etude de pathogénie sur
quelques troubles de la grossesse. Paris, 1868.

Passant successivement en revue les vomissements,
l'éclampsie, la chorée, la chlorose, l'albuminurie, l'anémie, les paralysies; il range ces dernières sous trois
groupes :

1° Celles qui tiennent à des lésions organiques de
l'utérus ou de ses annexes ;

2° Celles qui se rapportent à l'état morbide d'un autre
point de l'organisme, état morbide pouvant être lui-même
bien souvent regardé comme dépendant de la grossesse ;

3° Celles qui ne coïncident ou ne paraissent coïncider
avec aucune lésion, et ne peuvent être attribuées qu'aux
modifications subies par l'utérus gravide ; puis rappelant les
diverses théories émises sur l'origine de ces paralysies,
et adoptant en grande partie les idées de Jaccoud, il admet pourtant que, dans certains cas, l'utérus gravide peut
réagir sur les centres nerveux par les seuls phénomènes

physiologiques dont il est le siége, au point de déterminer des troubles profonds de l'innervation, et entre autres la paraplégie réflexe, et il termine son chapitre par cette citation de Claude Bernard (Rapport sur les progrès de la physiologie) :

« Toutefois, on sait que si l'activité vitale de l'élément musculaire, mise en jeu par son nerf, se manifeste le plus souvent par une contraction, il arrive, dans certains cas, que c'est au contraire un relâchement, une sorte d'action paralysante que produit l'influence nerveuse, d'où il résulte qu'on a admis des nerfs moteurs paralyseurs des muscles. » D'après cette manière de voir, on peut admettre que, dans certains cas, la paralysie chez la femme enceinte se produit d'une façon analogue.

Enfin, Hervieux (Traité des maladies puerpérales, 1870) adopte nettement la paraplégie d'origine réflexe, et, sans se prononcer pour l'une ou l'autre des théories, passe en revue les différentes observations qui ont été rapportées par les auteurs, et qui peuvent se ranger dans cette classe de paraplégies.

Examinons à notre tour ces différentes observations :

OBS. LXIX. — 1° Dans l'observation d'Achwell, il s'agit d'une femme qui, immédiatement après son sixième accouchement qui avait été très-naturel, éprouva dans les membres inférieurs un grand engourdissement et beaucoup de faiblesse ; elle se remit peu à peu. Au troisième mois d'une septième grossesse, paralysie des extrémités inférieures qui rendait impossible la marche et la station debout ; séjour au lit pendant tout le temps de la grossesse. Accouchement, guérison. Huitième grossesse, accouchement et nouvelle atteinte de paraplégie seulement après la délivrance.

OBS. LXX. 2° Scanzoni (Lehrbuch für Geburtshulfe). Femme de 32 ans, deux accouchements naturels ; huit jours après cette couche, froid en lavant dans l'eau jusqu'aux genoux ; deux heures après paralysie de la partie inférieure de la jambe gauche ; en quelques jours, paralysie de la cuisse, et deux ou trois semaines plus tard la jambe droite est également atteinte. La marche et la station debout sont impossibles, rien aux membres supérieurs.

Deux ans après, nouvelle grossesse, la troisième ; et presque aussitôt augmentation de la paralysie, sensibilité d'ailleurs parfaitement intacte ; atrophie musculaire évidente, accouchement après
un travail très-long ; suites de couches naturelles et diminution
notable de la paralysie du quatrième au dixième jour. Les saignées locales, vésicatoires, électricité, strychnine, furent essayés
sans bénéfice appréciable et cette femme resta pendant dix-huit
mois dans le même état qu'au moment où elle quitta l'hôpital.

Obs. LXXI. 3º Raoul Leroy d'Etiolles (Thèse de Maringe). —
Femme Godische ; aucun antécédent à noter, trois accouchements naturels, quatrième grossesse à sept mois, un engourdissement plus gênant que douloureux s'est fait sentir dans les
membres inférieurs avec faiblesse notable dans la marche ; les
pieds quoique du même volume qu'auparavant, lui paraissent
pleins de liquide et très-lourds. La marche devient chaque jour
plus pénible. Elle fut enfin forcée de garder le lit les deux derniers mois ; accouchement naturel.

Cinq semaines après, les muscles des jambes sont amaigris, la
sensibilité est normale dans toutes ses nuances, les mouvements,
lui sont faciles au lit et les pieds peuvent quitter la place qui les
porte. Depuis quinze jours elle peut marcher avec un soutien,
mais en traînant les pieds, les forces augmentent tous les jours ; un
mois après, les pieds ne traînent presque plus, la malade va d'un
lit à l'autre sans soutien ; quelques jours suffisent pour lui rendre
sa force primitive.

Obs. LXXII. 4º Wolf de Bonn. Première grossesse, constipation ;
paraplégie, évacuation ; guérison. - Femme de 25 ans, grossesse de
deux mois, primipare ; il est survenu de la paresse des extrémités
inférieures avec difficulté de se tenir debout et possibilité cependant de mouvoir les jambes dans toutes les directions quand elle
est couchée sur le dos, de temps en temps il y a engourdissement
des jambes, constipation, embarras gastrique. Une purgation avec
l'huile de ricin provoque des garde-robes copieuses, l'amélioration est si grande, que la marche devient possible au bout de cinq
semaines. La guérison est complète quelques jours après. (Mém.
de Maringe.)

Obs. LXXIII. 5º Gamet, Gaz. méd. de Lyon.—Femme de 22 ans,
grossesse de quatre mois, qu'elle cherche à dissimuler à ses pa-
rents. A cette époque apparaît de la faiblesse des membres inférieurs, la marche devient difficile et ne se fait plus qu'en traînant
les pieds, crampes, contractures, par moments secousses douloureuses convulsives involontaires, sensations de froid et de prurit.

Au bout de quinze jours elle est forcée de se mettre au lit et
alors apparaissent des douleurs continues survenant sous forme
d'élancements.

La sensation du froid est remplacée par de la chaleur et de la constriction dans le haut des cuisses. C'est à peine si la malade peut faire quelques pas pour aller à la selle ; elle ne met point en doute la mort de l'enfant dont elle ne sent plus les mouvements.

Au début, il existait un peu de constipation, mais l'excrétion des urines et des matières fécales devient bientôt régulière.

Accouchée le 4 mars. A partir de cette époque, la malade ne se relève plus, incontinence des matières fécales et de l'urine ; une eschare apparaît au sacrum. Elle entre à l'Hôtel-Dieu. Voici son état :

Perte complète de la sensibilité et des mouvements dans les membres inférieurs et dans l'abdomen jusqu'au thorax ; en piquant avec une épingle, on produit des mouvements réflexes dans la jambe et dans la cuisse. Rien de semblable n'a lieu pour l'abdomen ; par moments secousses convulsives s'accompagnant de douleurs. La région du dos n'est sensible ni à la pression, ni à l'éponge mouillée. Les douleurs dans les membres sont toujours de deux sortes : les unes continues ont leur maximum d'intensité aux malléoles et à la plante des pieds ; les autres reviennent sous forme d'élancements, se compliquant très-souvent de fourmillements.

Les membres sont œdématiés, le ventre volumineux présente une tumeur médiane, formée par la vessie distendue. Le sacrum est le siége d'une eschare profonde à peu près circulaire, d'une longueur de 16 centimètres sur 14 de large. Les parties molles ont été gangrenées.

La température des parties paralysées est la même que celle du reste du corps ; les urines en s'écoulant goutte à goutte ont amené du gonflement et de l'inflammation aux grandes lèvres: elles sont troubles, d'une odeur ammoniacale et d'une réaction alcaline; selles involontaires ; l'état général est assez bon.

Quant à l'accouchement, il s'est fait le 4 mars, quatre mois et demi après le début de la paraplégie et pour ainsi dire à l'insu de la malade. Un écoulement de glaires appela seul l'attention; la sage-femme fut appelée quand la malade n'avait éprouvé aucune douleur, ni senti de contractions; elle trouve la tête engagée, mais aucune contraction ne survenant, ce n'est qu'avec la plus grande peine que l'enfant peut se dégager de l'utérus et franchir le vagin. L'obstacle apporté par les parties molles est considérable ; après deux heures de manœuvres l'accouchement se termine, l'enfant est gros, plein de vigueur et de mouvements; un quart d'heure plus tard apparaît le placenta. Le premier jour la malade perd beaucoup de sang ; pendant trois semaines la mère a pu allaiter son enfant. (Thèse de Maringe.)

OBS. LXXIV. — 6° Bertrand. Recherches sur les eaux du Mont-Dore. Femme de 36 ans, percluse des membres abdominaux depuis quinze mois, fut transportée au Mont-Dore. Mère de trois enfants qu'elle avait allaités. A la suite de son dernier accouchement, il lui était survenu des douleurs dans les muscles, qui de vagues qu'elles étaient d'abord, finirent par se fixer dans les lombes. Les jours de calme que laissaient ces douleurs devinrent très-rares ; les jambes s'affaiblirent et insensiblement la malade en perdit l'usage. Après la paralysie, elle cessa de souffrir ; guérison par deux saisons au Mont-Dore. (Mém. d'Imbert-Gourbeyre).

Obs. LXXV. — 7° Hoffmann. Femme de 22 ans, après son accouchement, s'étant levée, commença à se plaindre de douleurs du ventre s'irradiant vers les lombes avec faiblesse des mouvements ; accroissement insensible tel, qu'au bout de deux mois, elle ne peut ni marcher, ni se tenir debout sans aide ; de plus, ses mains furent saisies d'un tel engourdissement, qu'elle ne pouvait plus saisir ni soulever les objets, quoique la sensibilité fût intacte ; à ces symptômes s'ajoutèrent des mouvements convulsifs avec rigidité des parties inférieures. Elle n'allait à la selle qu'à l'aide de médicaments, miction rare et difficile ; guérison progressive par les eaux de Lauchtad et les frict'ons avec l'esprit distillé de fleurs de camomille. (Hoffmann, mémoire d'Imbert-Gourbeyre.)

Obs. LXXVI. — 8° Laz Rivière. Femme d'Aix, 50 ans; à la suite d'un avortement, fut obligée de garder le lit, bientôt elle éprouva une diminution de la sensibilité dans toute la région abdominale, ce que l'on constatait facilement par l'application de la main sur le ventre ; au bout de quelques mois, elle redevint enceinte, alors cette obtusion de la sensibilité s'étendit aux jambes et aux cuisses et il s'y ajouta un autre symptôme plus grave, la perte du mouvement.

Malgré le traitement par purgatifs, sudorifiques, excitants, pendant deux ans l'affection persista ; il n'y avait pas privation absolue de la sensibilité des membres, mais seulement diminution ; quant au mouvement il était complétement aboli; il y avait ceci de remarquable, c'est que si l'on étendait fortement les jambes, si on les remuait de quelque autre manière, aussitôt elles devenaient rigides, se convulsaient comme par un effet tétanique. En outre, il s'y joignait des mouvements convulsifs semblables à ceux des épileptiques, lesquels se produisaient même spontanément à certains intervalles.

Tandis qu'on observait ces symptômes, la malade éprouvait des mouvements dans les hypochondres, des douleurs vagues et fréquentes en différents points, mais surtout à la poitrine en avant, en arrière et latéralement. Telle est l'histoire que nous tenons de la bouche même de cette femme, et qu'elle nous raconta après une saison inutilement passée aux eaux thermales en 1843. (Laz. Rivière. — Mém. d'Imbert-Gourbeyre.)

Obs. LXXVII. — Echeverria. Cases of paraplegia (American medic. Times, 1863).

Une femme qui avait fait trois fausses couches, avait gardé à la suite de la dernière, des douleurs vives dans la région hypogastrique et une métrorrhagie peu abondante ; dix-sept jours après l'avortement, l'utérus fut trouvé en antéversion, il était mou, volumineux, dépassait la symphyse dans la hauteur d'un pouce, le col était sensible, tuméfié, il saignait facilement, le doigt pouvait y pénétrer, la lèvre antérieure était recouverte d'une ulcération d'un rouge violacé.

Après avoir constaté ces particularités, Echeverria, dans le double but d'activer le retrait de l'utérus et de hâter la cicatrisation de l'ulcère, a recours à l'électricité ; il place un des pôles de l'appareil sur le pubis, l'autre dans l'orifice du col et fait passer un courant faible ; aussitôt éclatent des douleurs violentes dans la matrice, dans les lombes, et dans les membres inférieurs qui sont agités de tremblements convulsifs ; on suspend immédiatement le passage du courant, les douleurs disparaissent, mais les convulsions sont remplacées par une paraplégie complète qui dure quatorze heures.

Jaccoud, qui rapporte cette observation, y voit avec raison une confirmation de sa théorie ; sous l'influence du courant qui arrive à la moelle par les nerfs centripètes, l'excitabilité, d'abord accrue, détermine des mouvements convulsifs, mais bientôt, vu l'intensité de l'excitation, l'excitabilité est épuisée, l'immobilité survient et elle persiste malgré la suppression du stimulus, jusqu'à ce qu'un repos suffisant ait rendu au centre nerveux la propriété qu'il a perdue.

Obs. LXXVII bis. — Paul Dubois. (Annales de Gynécologie et de Pediatrique). Femme ayant eu déjà deux grossesses qui se sont toutes deux terminées à sept mois, les deux enfants sont morts ; elle redevint enceinte pour la troisième fois, et un mois avant le terme elle se plaignit de quelques accidents tels que fourmillements dans les membres, tintements dans les oreilles, étourdissements, toutes choses qui semblaient être le prélude de ce qui était arrivé les premières fois. Cependant l'accouchement ne se fit qu'au neuvième mois ; l'enfant était mort, les lochies furent presque nulles, il y eut de la fièvre et des sueurs abondantes qui durèrent assez longtemps ; c'est à partir de ce moment que la paraplégie a commencé à paraître, et cet accident a continué à faire chaque jour de nouveaux progrès ; il y a actuellement constipation opiniâtre, besoin fréquent d'uriner et difficulté extrême de rendre les urines ; l'on est obligé d'extraire les matières fécales à l'aide du doigt et de donner issue aux urines par un moyen artificiel. Malgré cet état, la femme est devenue enceinte le 1er août 1840, et comme depuis ce moment les accidents qu'elle éprouvait se sont aggravés, elle s'est décidée à entrer dans les salles de la Clinique.

Malheureusement je n'ai pu me procurer la suite de l'observation.

Ces observations, assurément, sont bien peu nombreuses et quelques-unes sont bien incomplètes, mais l'avant-dernière seule suffirait par la netteté du phénomène à justifier l'admission des paraplégies réflexes. On trouve encore, dans les auteurs que nous venons de citer, un certain nombre de paraplégies, mais comme elles sont limitées à un membre, nous les étudierons avec les paralysies partielles.

On voit donc que tout en admettant les idées de Jaccoud, pour la plus grande part, nous ne les partageons pas complétement, en ce sens que là où il distingue avec soin les paraplégies de la grossesse, et les paraplégies puerpérales et post-puerpérales, des paraplégies par action réflexe ; nous sommes disposé, au contraire, à faire rentrer dans cette catégorie la plupart des observations de paraplégie : et pourtant cette divergence d'opinion n'est qu'apparente.

Les faits cités par Jaccoud rentrent bien, il est vrai, dans les classes où il les a placés ; mais ces faits diffèrent essentiellement de ceux que nous avons cités plus haut. Pour la plupart d'entre eux on trouve une cause évidente ou du moins probable et on peut les expliquer soit par des hémorrhagies, soit par de la chlorose, soit par de l'hystérie, et elles offrent en plus, comme nous le verrons au moment du diagnostic, une marche et un ensemble de symptômes qui ne permettent pas de les confondre avec les cas précédents.

Les paraplégies d'origine périphérique, les paraplégies fonctionnelles de Jaccoud, réflexes de Brown-Séquard, existent donc réellement, et si peut-être plus tard,
à mesure que les progrès de la science seront plus avan-
cés, on trouve des lésions qui permettront de limiter
davantage leur nombre, elles n'en resteront pas moins
comme un fait incontestable, l'observation d'Echeverria
étant le type auquel on pourra et on devra rapporter ces
formes de paralysie. Il existe donc en dehors des causes
que nous venons de signaler d'autres explications possibles pour les paraplégies de l'état puerpéral, et sous ce
nom nous comprenons à la fois, on le sait, la grossesse
et les suites de couches. C'est ce que nous espérons démontrer par les faits suivants. Le livre si intéressant de
Jaccoud va encore ici nous être d'un grand secours.

Paralysies chloro-anémiques et post-hémorrhagiques. —
On se rappelle, en effet, qu'outre les classes de paraplégies qu'il appelle organiques et fonctionnelles, Jaccoud
en reconnaît d'autres qu'il appelle dyscrasiques et ischémiques. Eh bien, nous allons voir, qu'en effet, un certain
nombre d'observations de paraplégies puerpérales ren-
trant dans ces deux classes de paralysies.

Les paraplégies dyscrasiques sont pour lui celles qui se
développent sous l'influence d'une altération du sang.

Les paraplégies ischémiques sont celles où la moelle ne
fonctionne plus parce qu'elle ne reçoit plus de sang.

Et il admet deux classes de paralysies par dyscrasie :
les unes dépendant d'une altération qualitative du sang,
c'est-à-dire quand les éléments normaux du sang sont modifiés dans leurs proportions ou dans leurs qualités, les
autres quand le sang est altéré par la présence d'une
substance étrangère à sa constitution normale.

« Quand, dit Jaccoud, la séparation par diminution des

globules est très-prononcée, l'appareil rachidien est atteint dans sa constitution intime au même titre que les autres appareils, et il révèle la déchéance de ses propriétés vitales, par des manifestations allant depuis le simple affaiblissement jusqu'à la paraplégie complète, et si les membres inférieurs sont plus tôt atteints que les autres parties de l'organisme, cela tient à ce que obligés de supporter le poids du corps, la moindre diminution dans l'innervation motrice sera plus aisément appréciée. »

Si au point de vue théorique cette distinction est vrai, dans le cas particulier qui nous occupe, on voit qu'elle a moins de valeur, car la grossesse s'accompagne à la fois des deux états. Le sang étant à la fois altéré dans sa composition, puisque l'état chlorotique des femmes enceintes est aujourd'hui un fait admis et les hémorrhagies auxquelles elles sont exposées, amenant une déperdition de la masse totale du sang. Nous étudierons donc ces deux formes de Jaccoud dans un seul chapitre que nous appellerons paraplégies anémiques. Jaccoud lui-même a, du reste, constaté cette relation, car à la fin de son chapitre sur les paraplégies ischémiques, il dit : Ce qui donne lieu à cette forme de paralysie ce sont les lésions du cœur, l'aortite athéromateuse, les cachexies, l'état puerpéral, maladies dans lesquelles on trouve souvent réunies les circonstances les plus favorables à la formation des caillots artériels autochtones ou migrateurs. Et il ajoute : A côté du groupe précédent, il est naturel de placer les paraplégies qui résultent des hémorrhagies abondantes, car la perte d'une plus ou moins grande quantité de sang diminue bien évidemment l'apport du liquide nourricier dans le système nerveux ; néanmoins si l'on songe à la rapidité avec laquelle se reconstitue dans sa masse le liquide en circulation, si l'on songe, en outre, que l'anémie, sans hémorrhagie préalable suffit, dans certains cas, pour

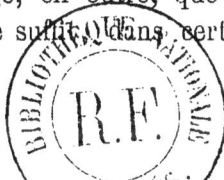

Charpentier.   7

amener la paralysie, on sera porté à accorder la plus
grande part, dans ce processus pathogénique, à l'altération qualitative du sang, et à rapprocher ces paraplégies
post-hémorrhagiques de celles qui se développent dans
certaines anémies spontanées, celle de la chlorose, par
exemple.

Revenons, en effet, sur une question que nous n'avons
fait qu'indiquer dans notre premier chapitre : nous voulons parler des altérations du sang dans l'état puerpéral.

Le premier travail sérieux d'Andral et Gavarret date de
1840 et 1842, dans deux mémoires lus à l'Académie des
sciences et publiés dans les *Annales de chimie et de physique.*

Puis Andral, en 1848, publie son Essai d'hématologie
pathologique, et se bornant à apprécier les changements
de proportion dans les principes normaux du sang dans
les maladies, c'est-à-dire les globules, la fibrine, les matériaux solides du sérum et de l'eau, il admet deux
états de l'organisme qui ne cessent d'appartenir à l'état
physiologique qu'à un degré avancé et qui, à un faible
degré, peuvent encore coïncider avec la santé. Ces deux
états sont la pléthore et l'anémie.

Dans la pléthore, la fibrine n'augmente généralement
pas, 2.7 en moyenne; mais il y a surtout accroissement
des globules, 141 en moyenne. Dans l'anémie, au contraire, il y a diminution des globules dans des proportions considérables, depuis 109 jusqu'à 65 à 28 au mini-
mum. La fibrine augmente un peu. La moyenne est
de 3.3.

Dans celle qui succéderait aux hémorrhagies, il y aurait non-seulement diminution des globules, mais en
même temps diminution de la fibrine et de l'albumine du
sérum. L'eau, au contraire, augmenterait considérablement. Cette diminution des globules s'accompagnerait en

même temps d'altération des globules qui deviendraient
plus petits et seraient comme brisés et disséminés comme
des espèces de fragments dans le champ du microscope,
et il constate qu'il y a, proportionnellement, excès de fibrine, relativement aux globules, d'où la formation de la
couenne sur les caillots des anémiques.

Chez les femmes enceintes, la proportion de la fibrine
augmenterait avec la grossesse sans pourtant arriver jusqu'au chiffre ordinaire de l'état phlegmasique.

Du premier mois à la fin du sixième, la quantité de fibrine resterait constamment inférieure à la moyenne
physiologique, mais dans les derniers mois elle augmenterait notablement et atteindrait un maximum de 4, 4.82.
Dans le dernier mois, elle irait jusqu'à 4.3 comme
moyenne. La fibrine atteindrait donc ainsi son maximum
au moment de l'accouchement, et on peut, dit Andral,
présumer que ce maximum se soutient, si même il n'augmente pas, pendant les premiers temps qui suivent
l'expulsion du fœtus. Quant aux globules, ils resteraient
au-dessous de la moyenne, d'où il suit que le plus grand
nombre des femmes enceintes présenteraient un commencement d'anémie. L'état de grossesse disposerait donc la
femme à la chlorose.

En 1844, Becquerel et Rodier reprenant la question
dans leur Mémoire à l'Académie des sciences, donnent
d'abord la composition suivante au sang de la femme
saine :

Pour 1,000 grammes de sang.

	moyenne.	maximum.	minimum
Densité du sang défibriné. . .	1057,5	1060	1054
Densité du sérum.	1027,4	1030	1026
Eau	791,1	813	773
Globules.	127,2	137,5	113
Albumine.	70,5	75,5	65
Fibrine.	2,2	2,5	1,8
Matières extractives et sels libres	7,4	8,5	6,2

	moyenne.	maximum.	minimum.
Matières grasses.	1,620	2,860	1
Séroline	0,020	0,060	imp.
Matière grasse phosphorée. . .	0,464	0,800	0,250
Cholestérine..	0,090	0,200	0,225
Savon..	1,046	1,800	0,725

Sur 1,000 grammes de sang calciné.

Chlorure de sodium.	3,9	4,0	3,5
Sels solubles..	2,9	3,0	2,5
Phosphates.	0.354	0,650	0,250
Fer..	0,541	0,575	0,486

La grossesse, au contraire, exercerait sur la composition du sang, une influence notable qui peut s'exprimer ainsi : diminution des globules, diminution de l'albumine, augmentation légère de la fibrine et de la matière grasse phosphorée, augmentation de l'eau.

Composition du sang dans la grossesse.

	moyenne.	maximum.	minimum.
Densité du sang défibriné . . .	1051,5	1055,1	1046,2
Densité du sérum.	1025,5	1026,8	1023,6
Globules.	111,8	127,1	87,7
Eau	801,6		
Albumine	66,1	68,8	62,4
Fibrine	3,5	4	2,5
Matières extractives et sels libres	6,6	8,7	4,7
Matières grasses.	1,922	2,519	1,158
Séroline	variable.	0,108	0,018
Matière grasse phosphorée.. . .	0,646	0,863	0,381
Cholestérine..	0,061	0,225	0,030
Savon..	1,195	1,323	0,737

Sur 1,000 grammes de sang calciné.

Chlorure de sodium.	3,2	3,9	2,3
Sels solubles..	2,4	2,8	1,8
Phosphates.	0,425	0,690	0,282
Fer.	0,449	0,490	0,370

Quant à l'albumine, elle diminue d'une manière considérable dans trois circonstances particulières qui sont : la maladie de Bright, certaines maladies du cœur avec hydropisies et les fièvres puerpérales graves.

Donnant ensuite l'examen du sang dans la chlorose :

Composition du sang dans la chlorose (moyenne).

Densité du sang défibriné.	1045,8
Densité du sérum..	1028,1
Eau.	828,2
Globules.	86
Albumine. . . . . , . . .	72,1
Fibrine.	3,4
Matières extractives et sels libres.	8,8
Matières grasses.	1,503
Séroline.. . . . . . . , ...	variable.
Matières grasses phosphorées. . .	0,541
Cholestérine..	0,054
Savon.	0,888

Sur 1,000 parties de sang calciné.

Chlorure de sodium.	3,1
Sels solubles.	2,3
Phosphates.	0,441
Fer.	0,319

Ils constatent que dans le sang examiné à la suite de l'accouchement, si les phlegmasies sont légères, il y a abondance de la cholestérine, diminution des globules, forte augmentation de la fibrine, et abondance de phosphates.

Si les phlegmasies sont graves, abaissement considérable des globules, de l'albumine, la fibrine restant à peu près normale.

Le sang chez la femme à l'état puerpéral se rapprocherait donc de beaucoup de celui de la femme chlorotique.

Se basant sur ces analyses du sang, Cazeaux, plus affirmatif encore, déclare que les troubles fonctionnels de la grossesse, attribués jusqu'à présent à la pléthore, sont ceux de la chlorose, et développe longuement cette proposition dans un chapitre de son livre.

Nous avons dit que Tarnier, tout en admettant en grande partie les conclusions de Cazeaux, est pourtant moins

affirmatif. Pour lui, tant que l'état du sang ne s'accompagnerait pas de phénomènes généraux, comme la décoloration des muqueuses, les infiltrations, les palpitations et
autres, il n'y aurait pas à proprement parler chlorose, et
cette altération du sang serait un état physiologique particulier de la femme enceinte et qui ne deviendrait pathologique que dans certaines circonstances plus exceptionnelles pour lui que pour Cazeaux.

Est-il besoin de rappeler ces altérations du sang que
M. Depaul a signalées chez les femmes mortes de fièvre
perpérale, lors de son discours à l'Académie en 1858
à propos de la discussion de la flèvre puerpérale.

« J'ai toujours, dit-il, trouvé le sang dans un état de
liquidité tout particulier ; il offre à peu près constamment
une couleur rouge violacée qui a été comparée, par plusieurs auteurs, à celle de la gelée de groseille mal cuite.
Il semble imprégner facilement les tissus et leur com-
muniquer sa couleur spéciale. Enfin j'ai souvent noté son
aspect huileux, vraiment remarquable, et son peu d'aptitude à la coagulation ; il est bien vrai qu'on trouve parfois dans le cœur quelques caillots fibrineux, mous et dé-
colorés ; je les ai vus manquer le plus souvent, mais je
déclare à peu près constants les caractères pathologiques
que je viens de signaler. »

Ce n'est pas tout, des hommes dont l'opinion est d'un
grand poids en fait d'hématologie se sont livrés à des
recherches chroniques et microscopiques qui ont déjà
donné quelques résultats remarquables. Vogel dans le
Manuel de Virchow :

1° Le sang serait acide et ce fait serait dû à la présence
de l'acide lactique ;

2° On y aurait trouvé du carbonate d'ammoniaque ;

3° Dans d'autres cas, de l'hydro-sulfate d'ammoniaque ;

4° Il aurait perdu la faculté de se coaguler ;

5° Les globules ne seraient plus aptes à rougir au contact de l'air et par conséquent ne pourraient plus jouer leur rôle pendant l'acte de la respiration ;

6° Ces globules seraient en partie décomposés et dissous dans le sérum, qui offrirait une coloration rougeâtre ou d'un brun sale.

D'après Lehmann (Chimie physiologique), on aurait trouvé quelquefois dans le sang la matière colorante de la bile.

Pour M. Scanzoni (Traité d'accouchements), il dit que les recherches de chimie pathologique ont démontré dans le sang :

1° Dans quelques cas une augmentation de fibrine ;

2° Dans d'autres, une véritable pyémie ; les divers éléments constitutifs restant dans leurs proportions normales ;

3° Dans d'autres, enfin, une dissolution ou état putride qui constituerait pour lui une véritable septicémie.

Toutes ces recherches, insuffisantes sans doute, et qui méritent d'être suivies, en disent assez, je pense, pour démontrer la réalité de l'altération du sang.

Ajoutons-y les altérations particulières sur lesquelles Simpson a appelé l'attention à propos de l'albuminurie, et nous aurons tracé à grands traits les phénomènes de l'altération du sang dans l'état puerpéral.

Mais un grand fait n'en reste pas moins, c'est que l'état du sang puerpéral se rapproche énormément du sang des chlorotiques. Or, chez elles, il n'est pas extrêmement rare d'observer des phénomènes paralytiques, rien donc d'extraordinaire à ce que l'on observe des faits analogues dans l'état puerpéral. C'est, en effet, ce qui a lieu, et que ces paraplégies soient dues à de l'ischémie ou à de la dyscrasie anémique ou toxique, comme le veut Jaccoud, qu'elles soient simplement liées à l'état chlorotique propre à la femme enceinte, il n'en existe pas moins un certain nombre de faits bien constatés par les auteurs.

Obs. LXXVIII. — Grisolle. *Gazette des hôpitaux*, 1852, cite l'observation suivante :

Femme de 24 ans, d'une bonne santé, accouchée une première fois heureusement. Seconde grossesse, accouchement naturel et à terme. Immédiatement après la délivrance, hémorrhagie foudroyante des plus abondantes. La malade resta exsangue, et depuis lors elle a une teinte chlorotique très-remarquable. Les joues, les lèvres et les gencives présentent une teinte uniforme, jaunâtre. Il y a de la bouffisure des paupières. Rien au cœur. Elle sort de l'hôpital au bout de onze jours ; elle était alors d'une grande faiblesse, mais elle pouvait encore marcher. Pendant trois semaines, elle resta chez elle, continuant à s'occuper des soins de son ménage, puis, tout à coup, et sans que rien ait pu faire prévoir cet accident, il lui fut impossible de se tenir sur les jambes. Elle entra à la Pitié.

Un peu d'œdème répandu sur tout le corps, mais surtout sur la paroi abdominale antérieure. La circulation et la respiration sont dans un état normal. Un peu de fièvre le soir. La chaleur de la peau est ordinaire. Rien dans les urines. Rien à la région de la moelle épinière. L'utérus a un volume ordinaire, il n'est pas douloureux, on peut facilement le faire mouvoir.

Les membres pelviens, parfaitement sensibles à la moindre pression, sont complètement inertes. La malade ne les déplace qu'en s'aidant de ses mains, et les mouvements qu'elle leur imprime sont un peu douloureux. Impossibilité absolue de se tenir debout. Le traitement a été purement tonique, mais le résultat a été inconnu, l'observation ayant été publiée avant la fin de la maladie.

Obs. LXXIX. — Abeille. *Etudes sur la paralysie indépendante de la myélite*. Paris, 1854.

Un cas de paralysie chez une femme ayant éprouvé une perte considérable après un accouchement laborieux. Guérison sous l'influence d'un régime tonique et de la strychnine.

Obs. LXXX. — Landry. *Recherches sur les causes et les indications curatives des maladies nerveuses*. Paris, 1855.

Un cas de paralysie, par perte de sang, chez une femme de 23 ans, qui était dans le service de Sandras. A deux reprises différentes, alors que l'état général et la paraplégie étaient notablement amendés sous l'influence d'un traitement reconstituant, de nouvelles hémorrhagies survinrent, qui produisirent chaque fois une aggravation considérable dans les accidents de paraplégie.

Obs. LXXXI. — Tarnier, cite un fait où il y a eu tout à la fois pour lui paralysie par hémorrhagie et paralysie réflexe.

Une jeune dame à tempérament lymphatique exagéré, primipare présentant un œdème généralisé, eut un accouchement laborieux qui ne put être terminé que par une application de forceps. Le périnée fut largement déchiré et une hémorrhagie extrêmement abondante survint pendant la délivrance. Les suites de couches furent entravées par une double *phlegmatia alba dolens*, par un épanchement pleurétique et par une ascite. Les urines ne contenaient pas d'albumine. Quand la convalescence fut complète, on s'aperçut, en levant la malade, qu'elle était paraplégique. Pendant plusieurs mois, il lui fut impossible de se tenir sur ses jambes, les mouvements devinrent cependant peu à peu plus étendus, et enfin la marche fut possible à l'aide d'une canne. Au milieu de cette amélioration, tout à coup la paraplégie redevint complète. Cette aggravation coïncidait avec le début d'une nouvelle grossesse et pendant toute sa durée, il n'y eut aucune amélioration. Pendant le travail, les membres furent agités de mouvements étendus que la malade aurait été incapable d'exécuter volontairement. L'immobilité reparut après l'accouchement. Cette paraplégie persista plusieurs mois sans amélioration notable, elle disparut enfin sous l'influence de la strychnine et de l'électricité, et la guérison est depuis longtemps complète.

Dans cette observation que je viens d'exposer complétement, on est en droit de rapporter le début de la paralysie soit à la compression exercée par la tête pendant le premier accouchement, soit à l'hémorrhagie qui compliqua la délivrance. Mais comment expliquer la recrudescence des accidents pendant la deuxième grossesse ? On trouvera, je crois, l'étiologie de cette nouvelle phase de la maladie dans l'action réflexe.

Si, de ces cas, on veut rapprocher l'observation d'hémiplégie que nous avons citée plus haut du Dr Ley, où il y avait eu hémorrhagie considérable ;

Un autre fait d'Abeille ;

3 cas de Moutard-Martin. *Union médicale*, 1852 ;

Ces derniers observés, il est vrai, hors de l'état puerpéral ;

On aura rassemblé un certain nombre de faits qui nous paraissent d'une authenticité incontestable et suffisants pour nous autoriser à admettre dans l'état puerpéral les paraplégies post-hémorrhagiques. Ces faits sont, il est vrai, bien peu nombreux, comparés à la fréquence des hémorrhagies chez les femmes enceintes ou en couche, mais ils n'en établissent pas moins une relation directe entre les hémorrhagies et les paraplégies, et aujourd'hui que l'attention est éveillée sur ce point, peut-être les verra-t-on se multiplier.

De ces faits nous devons rapprocher les paralysies hystériques. On sait, en effet, combien l'hystérie est fréquente dans la chlorose, et les troubles paralytiques ne sont pas rares dans l'hystérie. Chez la plupart des femmes dont nous avons relaté plus haut les observations, les antécédents hystériques étaient notés ; nous nous bornerons ici à rappeler les observations :

De Boulay, *Union médicale*, 1853 ;

De Landry, *Moniteur des hôpitaux*, 1857 ;

De Raoul, Leroy d'Etiolles ;

Nous réservant d'y revenir un peu plus loin, lorsque nous étudierons les paralysies partielles et toutes leurs variétés.

Hervieux, enfin, admet encore ici des paraplégies par empoisonnement puerpéral. Mais ici nous garderons la même réserve que nous avons observée pour les hémiplégies et il nous semble que l'on pourrait les faire rentrer dans la première classe de Jaccoud, c'est-à-dire dans les paraplégies des lésions organiques, et le livre même d'Hervieux semblerait nous y autoriser. Voici, en effet, comment s'exprime cet auteur :

« On sait que sous l'influence de l'intoxication puerpérale, les diverses parties constituantes de l'enceinte pelvienne et en particulier les articulations du bassin peuvent s'enflammer et suppurer tout aussi bien que les viscères contenus dans la cavité que ces parties circonscrivent. Or, la partie sacrée de la ceinture osseuse qui forme le pelvis, est, elle aussi, susceptible de se prendre ainsi que les faisceaux nerveux qui la traversent; il est des cas où tout l'effort morbide se concentre sur cette région, et l'on conçoit aisément que si le processus inflammatoire intéresse les troncs nerveux et leurs enveloppes, il puisse en résulter une paralysie. »

La paraplégie, dans ce cas, ne serait donc en réalité que secondaire, que consécutive à une lésion inflammatoire, et cela nous paraît justifier notre opinion.

Voici un extrait des deux observations de M. Hervieux :

OBS. LXXXII. — Marville, 30 ans, primipare. Le père mort à 50 ans d'une apoplexie cérébrale foudroyante, la mère à 49 ans d'une scarlatine. Accouchement naturel à terme le 15 mars 1862.

Le 22, la malade qui avait été bien jusqu'à ce jour se plaint d'une douleur à la région lombo-sacrée, douleur qui oblige cette femme à garder le décubitus dorsal. Irradiations douloureuses dans les diverses parties du bassin, mais surtout dans les hanches. Douleurs très-vives à la pression sur les apophyses épineuses des vertèbres sacrées. Lochies grisâtres, abondantes, fétides. Deux eschares à l'angle inférieur de la vulve. Langue blanche, ventre indolent; utérus en voie de rétraction, insensible à la pression. Pouls à 96. —Ventouses scarifiées 6, dans la région sacrée; cat. laud.; ext. théb. 0,05; tilleul; bouillons et potages; pansement de l'eschare à l'eau chlorurée.

Le 23, douleurs moins aiguës dans la région sacrée; même état des lochies; ventre météorisé, un peu sensible à la pression; pouls à 96.

Le 24, les irradiations douloureuses dans les hanches et les plis inguinaux ont cessé, mais la douleur de la région sacrée s'est étendue à la région lombaire. L'immobilité des membres inférieurs est complète, impossible de les soulever, sensibilité intacte. Pouls à 84. Etat général satisfaisant.

Les jours suivants, l'impotence des membres inférieurs persiste, bien que les douleurs lombo-sacrées aient beaucoup diminué.

Le 30, la malade ne peut toujours ni se mettre sur son séant, ni se tourner sur le côté, ni imprimer à ses membres aucun mouvement d'élévation ou de flexion. La douleur lombo-sacrée est très-supportable, mais il y a toujours une certaine sensibilité des apophyses épineuses à la percussion ou à la pression.

2 avril. Les douleurs ayant presque complétement disparu, on essaye de la lever, mais la malade ne reste debout qu'à la condition d'être fortement tenue sous les aisselles. Tout mouvement de

progression lui est impossible; elle est en quelque sorte tout d'une pièce; le tronc lui-même ne se meut qu'à grand'peine sur le bassin, on dirait la malade embrochée par une barre de fer. A dater de ce jour, un mieux sensible s'est produit dans la motilité du membre inférieur, et le 5 mai, quand la malade sort de l'hôpital, elle pouvait faire seule quelques pas dans la salle avec le secours d'une chaise.

OBS. LXXXIII. — Paraplégie par empoisonnement puerpéral; accidents généraux graves; double phlegmon de la fosse iliaque; guérison complète au bout de deux mois.

Martin, 19 ans, pas de maladies antérieures, accouche naturellement à la Maternité, le 28 juillet 1866. Pas d'albumine dans l'urine.

Bon état jusqu'au 3 août. A cette date, pouls à 96; peau modérément chaude, langue blanche, douleurs abdominales, lochies fétides. — 6 ventouses scarifiées sur la région hypogastrique, cataplasme, pansement à l'eau chlorurée sur de petites eschares vulvaires que présente la malade.

Le 5, pouls à 108; langue sèche, fuligineuse; ventre douloureux, météorisé; une selle abondante, fétide; lochies d'une extrême fétidité; insomnie; agitation; aspect typhoïde de la face; meilleur état des eschares. —. Large vésicatoire à l'hypogastre. Tilleul; aconit; eau chlorurée.

Le 8, immobilité dans le décubitus dorsal. La malade ne s'aide pas du tout. Chaleur intense à la peau. Pouls à 128, fuliginosités labiales et linguales, météorisme du ventre, râles sibilants et ronflants dans toute la poitrine, respiration à 44, lochies abondantes mais moins fétides, meilleure apparence des eschares, érythème des fesses et de la partie inférieure des cuisses.

Le 10, pouls plein, à 112; température 39 3/5; langue sèche, noirâtre sur la ligne médiane, jaunâtre sur les parties latérales, rouge sur les bords; pas d'appétit; soif modérée; météorisme abdominal, sensibilité dans la fosse iliaque gauche; râles sibilants et muqueux dans toute la poitrine; ni toux ni expectoration; sommeil agité; état de torpeur et d'hébétude; immobilité dans le décubitus dorsal; pas de douleurs dans les membres inférieurs; sensibilité conservée; moins de lochies; érythème au siége.

Le 13, meilleure expression faciale. L'immobilité dans le décubitus dorsal s'accompagne d'une impossibilité presque absolue de soulever les membres inférieurs. Quand on invite la malade à plier la jambe sur les cuisses, elle exécute des mouvements en zigzag avec son talon dans le but de rapprocher celui-ci de la partie postérieure de la cuisse, mais elle n'arrive pas au résultat demandé. Pas d'anesthésie; rien aux membres supérieurs; langue saburrale, moins sèche; ventre moins ballonné; sensibilité dans la fosse iliaque gauche. En déprimant profondément cette paroi, on

sent une induration phlegmoneuse qui paraît tenir aux annexes
de l'utérus de ce côté. Par le toucher on sent souple et libre le cul-
de-sac vaginal correspondant. Râles musicaux dans la poitrine;
pouls à 108; température 39; pas de diarrhée; lochies grisâtres
peu fétides.

Le 16, l'induration se prononce davantage; même état des membres inférieurs; état général meilleur. Frictions sur les membres
inférieurs avec l'essence de térébenthine.

Du 16 au 29, diminution de l'induration sous l'influence de vésicatoires, de frictions avec l'onguent napolitain belladoné.
Amélioration de l'état général; même état des membres inférieurs.

Du 29 août au 3 septembre, la malade ayant réussi à faire quelques mouvements avec les membres inférieurs, on essaye de la
mettre sur ses deux jambes. Le 3 septembre, soutenue par
deux aides, elle réussit à faire quelques pas en glissant sur le par-
quet, mais sans pouvoir soulever ses pieds.

Le 4, peau chaude; température 38 3/5; pouls à 90. La tumeur
de la fosse iliaque n'est plus ni sensible ni rénitente. A ce niveau,
la paroi abdominale a repris sa souplesse, et il faut la déprimer
fortement pour sentir l'induration plegmoneuse. Mais la malade
se plaint de douleurs vagues dans les cuisses, les mouvements des
membres inférieurs sont moins libres que les jours précédents.

Le 12, frisson de dix minutes; pouls à 116; diarrhée; ventre
douloureux; nuit agitée.

Le 13, pouls à 92; ventre plus développé et plus sensible; tension douloureuse de la fosse iliaque droite; pas de lochies; pas de
douleurs dans les membres inférieurs. La malade n'ose remuer,
dans la crainte de réveiller la sensibilité de la fosse iliaque droite,
mais elle sent que les mouvements sont plus libres.

On a dû recourir, les jours suivants, à deux applications de ventouses scarifiées pour triompher des accidents phlegmoneux survenus du côté de la région iliaque droite. Comme l'induration
persistait encore le 19, on eut recours à l'emploi d'un nouveau vésicatoire. La diarrhée persista encore quelques jours, mais la fièvre
tomba. Toute sensibilité dans la région hypogastrique disparut, et
la malade put tenter de nouveau de se servir de ses jambes. Elle
marcha bientôt seule à l'aide de béquilles, et le 29 septembre, à
sa sortie de l'hôpital, sur sa demande, elle était en bonne voie de
guérison.

Il est difficile de ne pas rapprocher cette observation
de celle qui nous est personnelle. Seulement ici les accidents ont eu moins de gravité et ont été peut-être plus
insidieux.

Un point de doute pourrait rester, c'est que le début

de la paraplégie n'a été réellement constaté qu'au moment où le phlegmon de la fosse iliaque gauche a été reconnu. On pourrait donc l'attribuer à ce phlegmon luimême. Pour nous, il n'en est rien, et ce fait nous paraît presque identique au nôtre. Il y a eu là encore métropéritonite, et l'absence des vomissements n'exclut pas ce diagnostic, métro-péritonite qui s'est enkystée et qui n'a déterminé que peu de symptômes généraux, parce qu'elle ne s'est pas ou peu généralisée, tandis que dans notre fait il y a eu de suite une intensité très-grande des accidents. Mais nous constatons le même état typhoïde, l'agitation quoique moindre; la même terminaison par enkystement des produits inflammatoires, la même localisation des accidents, la congestion pulmonaire. Et si dans notre cas il y a eu hémiplégie, c'est que la poussée a eu lieu vers le cerveau, tandis que dans ce cas elle a eu lieu vers la moelle. Là, pour nous, est toute la différence entre ces deux faits. Nous admettrons donc encore ici, soit une congestion, soit plus probablement un premier degré d'inflammation des enveloppes de la moelle avec méningite rachidienne, c'est-à-dire une lésion organique. Maintenant, y a-t-il là un véritable empoisonnement puerpéral? Nous ne pouvons que renvoyer aux réflexions que nous avons faites après l'étude de notre fait. Elles trouveront encore ici leur application.

Resterait maintenant à faire ici l'étude des paraplégies traumatiques, mais comme cette forme de paraplégie est le plus habituellement limitée à un membre, elle nous servira de transition entre les faits que nous venons d'étudier et les paralysies partielles.

Pour nous donc, en dehors du traumatisme, il existerait trois grandes classes de paraplégies puerpérales:

1° Les paraplégies organiques ou avec lésions bien **constatées**;

2° Les paraplégies réflexes ;

3° Les paraplégies anémiques qui pourraient rentrer à la rigueur dans les paraplégies réflexes, et limiteraient à deux les causes de paraplégies, paraplégies complètes bien entendu, car nous verrons plus loin que les causes des paralysies partielles sont bien plus nombreuses.

Etudions maintenant ces paraplégies au point de vue de leur marche et voyons si l'on peut les distinguer les unes des autres pendant la vie.

Fréquence. — Au point de vue de la fréquence, ces paralysies seraient moins fréquentes que les hémiplégies, puisque nous n'en avons trouvé que 25 observations, et la proportion des hémiplégies serait de moitié plus considérable, puisque les observations que nous avons pu recueillir seraient pour ces dernières au nombre de 57.

Ce fait avait déjà été signalé par les auteurs, et Imbert-Gourbeyre, dans son mémoire si remarquable, avait déjà appelé l'attention sur ce fait de la fréquence de l'hémiplégie comparée à la paraplégie, qu'il considère comme l'exception ; il y voit là une confirmation de sa théorie des paralysies urémiques. Toutefois, ajoute-t-il, il n'y a rien là d'absolu, et il s'empresse de citer les deux faits d'Abeille et de Weber que nous avons relatés plus haut. Nous ne saurions mieux faire que d'imiter cette réserve.

Age. — L'âge des malades n'a été noté que 14 fois sur les 25 observations, et voici ce que nous pouvons constater à cet égard :

19 ans.	1 cas	Hervieux.
22 —	2 —	Hoffmann-Gamet.
23 —	1 —	Landry.
25 —	1 —	Grisolle.
26 —	1 —	Wolf.
28 —	1 —	Charpentier.

30 ans.	2 cas.	Treütler-Hervieux.
31 —	1 —	Charpentier.
32 —	1 —	Scanzoni.
33 —	1 —	Bertrand.
39 —	1 —	Maringe.
41 —	1 —	Schöeller.
50 —	1 —	Laz. Rivière.

il est donc impossible de tirer aucune conclusion de ces chiffres.

Nombre des grossesses. — Le nombre des grossesses n'est encore indiqué que dans un petit nombre d'observations, et il est encore bien difficile dans ce cas de tirer une déduction de ces faits.

1re grossese,	6 cas.
2e —	2 —
3e —	3 —
4e —	1 —
6e —	1 —
10e —	1 —

Mais il y a un fait remarquable, c'est que, dans quatre cas, la paraplégie qui existait avant la grossesse, ou dans une grossesse antérieure, a subi une recrudescence par le fait de la conception. Cela s'est passé ainsi dans les deux observations qui nous sont personnelles, et dans les faits de Scanzoni et de Rivière. Ce dernier même présente ceci de particulier que la paraplégie avait paru après un avortement et qu'elle a subi une aggravation très-notable après une nouvelle conception. Il y a de plus à remarquer dans ce cas que la femme était âgée de 50 ans lors de son avortement, et que la grossesse nouvelle est survenue quelques mois après. Mais la femme avait-elle eu des accouchements antérieurs ? Il y a là une lacune dans l'observation. Cela est probable, vu l'âge relativement avancé de la femme, mais Rivière ne parle que de l'avortement.

Dans le fait d'Echeverria, également la femme n'était

pas accouchée d'enfants à terme, elle avait fait trois fausses couches, mais l'époque à laquelle ces fausses couches ont eu lieu n'est pas indiquée.

Epoque de l'apparition. — Comme les hémiplégies, du reste, ces paraplégies peuvent exister avant la grossesse, ou débuter pendant la grossesse ou après la délivrance. Le fait seul d'Abeille serait peut-être un fait de paraplégie survenue pendant le travail, puisqu'il parle de paraplégie succédant à de l'éclampsie et que celle-ci débute le plus souvent peu avant le travail; mais la note est trop succincte pour permettre de juger la question.

Voyons comment se décomposent ces faits.

Paraplégie existant avant la grossesse.	. . . .	2 cas.
— débutant pendant la grossesse.	. .	5 —
— débutant après la grossesse.	. : .	15 —

Quant à ce qui est de l'époque de l'apparition, voici ce qui résulte de la lecture des observations.

6 ans avant la grossesse,	2 cas.
Pendant la grossesse, à 2 mois,	1 cas.
à 4 —	2 —
à 7 —	1 —
à 8 —	1 —

Dans 2 cas, la paraplégie, qui avait débuté après un premier accouchement ou après un avortement, subit une aggravation notable presque immédiatement après le début d'une nouvelle conception.

Pendant le travail,		1 cas.	Abeille ?
Après l'accouchement, quelques heures,		1 cas.	
—	31 heures.	1 —	
—	7 jours. .	1 —	
—	8 —	1 —	
—	11 —	1 —	
—	17 —	1 — après avortement.	
—	1 mois. .	1 —	
—	7 —	1 —	
Après l'accouchement, mais l'époque n'est pas indiquée,		6 —	

Charpentier.   8

Enfin, dans le cas de Schœller, qui est pour lui un cas de paralysie réflexe par maladie utérine, c'est après la ménopause que ce fait s'est produit. Il ne rentre donc pas dans notre sujet, et nous ne l'avons cité que pour le rapprocher des faits de paralysie symptomatique d'une affection utérine signalée par les auteurs.

C'est donc surtout après l'accouchement que ces paraplégies seraient observées le plus fréquemment. Mais encore une fois le chiffre des observations est beaucoup trop restreint pour que nous attachions à ces chiffres une valeur trop considérable.

Marche et signes de ces paraplégies. — Au point de vue de leurs caractères, ces paraplégies ne diffèrent pas de celles qui surviennent en dehors de l'état puerpéral, et elles peuvent se présenter sous les trois formes indiquées par Jaccoud, c'est-à-dire que tantôt la paraplégie est complète, les deux membres inférieurs absolument immobilisés étant devenus comme deux masses inertes sur lesquelles la volonté de la malade n'a plus aucune prise, tantôt elle est incomplète, et alors, ici encore, les trois types qu'il a admis peuvent se retrouver.

Dans un premier type, la malade ne peut faire un pas ni même se tenir debout, mais lorsqu'elle est couchée, elle peut imprimer plus ou moins facilement à ses membres inférieurs soit des mouvements de déplacement ou de totalité, soit des mouvements partiels.

Dans le second, la malade peut se tenir debout sans appui, elle peut même faire quelques pas en chancelant, mais elle marche sans soulever les pieds, c'est par le glissement alternatif de toute la plante du pied sur le sol qu'elle exécute cette espèce de progression.

Dans quelques cas, le mouvement de soulèvement caractéristique de la marche n'est pas complétement aboli,

le talon est encore soulevé. Mais l'avant-pied ne quitte
pas le terrain, et c'est aussi par un mouvement de glissement que la marche est effectuée, seulement le glissement n'a plus lieu sur toute la longueur de la plante du
pied ; il se fait seulement sur l'extrémité antérieure.

Dans le troisième type, enfin, la malade marche parfois pendant un temps assez long sans autre appui qu'une
canne, mais elle éprouve une fatigue rapide et insolite qui
le plus souvent n'est point en rapport avec le développement parfait du système musculaire.

Ces trois types, dont nous empruntons la description
textuelle au livre de Jaccoud, existent dans les paraplégies puerpérales, mais elles offrent ici une marche particulière.

En général, en effet, ils se succèdent l'un à l'autre, c'est-
à-dire que rarement la maladie arrive d'emblée à son
summum, c'est d'abord une gêne, un affaiblissement des
mouvements des membres, qui peut même être d'abord
limité à un seul ou envahir d'emblée les deux, affaiblissement auquel succède au bout d'un temps plus ou moins
long l'impossibilité absolue d'exécuter un seul mouvement. La paraplégie présente même dans certains cas
une autre particularité : elle offre une sorte d'oscillation
telle que si par exemple le membre inférieur gauche est
pris le premier, ce n'est qu'au bout de quelques heures,
de quelques jours que le membre droit se trouve com-
promis à son tour, le gauche pouvant recouvrer en partie, je dirais presque en totalité, son intégrité, puis, au
bout de quelques jours, il se reprend à son tour, et l'affection porte alors, soit également, soit inégalement, sur
les deux membres, et suit son cours régulier à partir de
ce moment.

Tantôt limitées exclusivement aux membres inférieurs,
ces paraplégies semblent n'avoir aucun retentissement sur

l'économie, tantôt, au contraire, elles semblent avoir
touché plus profondément les malades, et s'accompagnent
alors de troubles du côté des fonctions de la vessie et du
rectum.

Nous trouvons, en effet, notées plusieurs fois dans nos
observations la paralysie de la vessie et du rectum signalées par les auteurs, paralysies qui peuvent elles-
mêmes être complètes ou incomplètes, la vessie paraissant toujours être atteinte plus fortement que le rectum.
C'est ainsi que quelquefois il y a une simple paresse, une
simple gêne dans l'émission de l'urine, tandis que dans
les cas où la paralysie est plus complète, il peut y avoir
gêne absolue de la fonction. La vessie alors se laisse dis-
tendre par l'accumulation incessante de l'urine, et im-
puissante à l'expulser, elle se développe dans l'abdomen
sous la forme d'une tumeur plus ou moins volumineuse
située sur la ligne médiane, et qui donne, au doigt de
l'observateur, la sensation caractéristique des tumeurs
liquides. Les malades alors urinent par regorgement,
et continuellement baignées par l'urine, exhalent une
odeur particulière et présentent ces éruptions érythémateuses qui envahissent la partie externe des cuisses, le
siége, et sont à la fois si douloureuses pour les malades
et si dangereuses en ce qu'elles sont souvent le point de
départ d'eschares que nous avons trouvées notées dans
plusieurs faits.

Le rectum, devenu plus paresseux, expose les malades
à des constipations plus ou moins opiniâtres, ou, dans le
cas de diarrhée, à l'expulsion involontaire de garde-robes,
dont la malade n'a aucune conscience, et dans lesquelles
elle reste baignée, si l'on n'a pas soin de redoubler près
d'elle de soins hygiéniques. On comprend que, dans ces
cas, la production des eschares soit encore plus fréquente, et les malheureuses, atteintes de cette affection,

sont exposées ainsi à un supplice qui se renouvelle à chaque instant.

D'autres fois, la paraplégie semble être plus étendue encore, et alors les muscles abdominaux participant à l'affection, la malade semble partagée en deux parties ; toute la partie supérieure du corps ayant conservé sa vitalité, la partie inférieure au contraire étant complétement inerte, et semblant appartenir à un cadavre. Certaines de ces femmes, quand la paralysie existe pendant la grossesse, ne sentent pas les mouvements de leur enfant, et croient à sa mort comme dans un des cas cités plus haut ; d'autres, comme dans un fait qui nous a été cité par M. Depaul, n'ont pour ressource que la vue, et ne constatent l'existence de cet enfant que par les déformations qu'il imprime à la paroi abdominale dans ses mouvements actifs. Nous verrons que, dans ces cas, la paraplégie exerce une certaine influence sur le travail.

La sensibilité peut donc subir dans ses modifications toutes les variétés que nous avons signalées lors de l'étude de l'hémiplégie, en conservant néanmoins un rapport à peu près constant avec l'intensité de la paraplégie.

Quoi qu'il en soit, ces paraplégies ont, dans leur marche, quelque chose de spécial. Débutant pour ainsi dire d'une façon progressive, elles deviennent rapidement complètes pour disparaître en général assez rapidement. Mais malheureusement il n'en est pas toujours ainsi, et quelquefois il se fait dans la maladie une sorte de transformation que Jaccoud a bien signalée.

L'altération produite dans la nutrition de la moelle par la chloro-anémie peut amener des lésions matérielles plus ou moins graves. Alors la paralysie persiste, ou bien elle se généralise et tue. Il rappelle à ce propos une observation de Smoler-(Œsterrciche Zeitschrift für pracktische Heilkunde, 1863). Paralysis universalis in gravida. Emollitio medullæ spinalis. Dans ces cas alors surviennent d'autres phénomènes, qui, outre l'aggravation de la maladie, viennent pour ainsi dire fournir la preuve de sa transformation.

Dans les cas ordinaires, en effet, la paraplégie est limitée aux membres inférieurs, et l'inertie plus ou moins absolue de ces membres est la seule lésion qu'il soit permis de constater. Mais, dans les autres, on retrouve ces douleurs spinales, déterminées soit par la simple pression, soit par le passage de l'éponge mouillée, que l'on rencontre dans les lésions de la moelle ou du canal médullaire. Les malades se plaignent de crampes, de douleurs dans les membres paralysés, douleurs qui, quelquefois s'irradient plus ou moins loin et ne laissent quelquefois aucun repos aux malades. On conçoit, dans ces cas, que l'économie générale puisse en souffrir, et que l'on voie ainsi survenir des phénomènes généraux, fièvre ou autres qui ne contribuent pas peu à épuiser les malades.

De plus, habituellement, les paraplégies puerpérales étant de peu de durée, les masses musculaires sont peu atteintes, et les membres conservent leur volume ; mais si la paralysie persiste, il se passe là ce que l'on observe dans tout organe qui cesse de fonctionner, et la métamorphose régressive se traduit par une émaciation locale, qui peut aller jusqu'à l'atrophie la plus complète.

Un autre fait encore à signaler, et que nous avons déjà noté pour les hémiplégies, ce sont les aggravations que de nouvelles grossesses déterminent dans ces paraplégies. L'influence de l'état puerpéral se fait ici sentir comme dans le premier cas, et on voit alors encore la paralysie ou disparaître complétement au bout d'un temps plus ou moins long après la délivrance, ou, au contraire,

ne subir qu'une diminution progressive et lente qui laisse
après cette nouvelle grossesse la malade dans le même
état que lors de l'apparition de cette nouvelle conception ; deux de nos observations prouvent ce fait d'une
manière incontestable.

Pronostic. — Le pronostic de ces paralysies, tout en
offrant souvent heureusement peu de gravité, doit donc
être néanmoins fort réservé, et il dépend en grande partie
de la cause qui a déterminé la paraplégie.

S'agit-il d'une paraplégie réflexe, d'une paraplégie anémique, ou post-hémorrhagique, la cause étant essentiellement passagère, et pouvant disparaitre rapidement sous
l'influence d'un traitement approprié, le pronostic sera
plus favorable, et l'on devra espérer la guérison, à moins
qu'il ne survienne à un moment donné une transformation de la maladie.

Si, au contraire, il s'agit d'une paraplégie qu'on appelle
avec Jaccoud, organique, dans ces cas le pronostic sera
beaucoup plus sérieux et dépendra pourtant encore de la
nature de la lésion.

S'il s'agit, en effet, d'une simple congestion, d'une hémorrhagie peu considérable, alors on pourra encore espérer la guérison, quoiqu'elle doive survenir plus lentement.

Mais, si, au contraire, la lésion consiste, soit en une
lésion, carie ou autres de la colonne vertébrale, en une
méningite rachidienne, une myélite, ou un ramollissement de la moelle, alors le pronostic sera extrêmement
grave, et à un double point de vue, en ce sens que ces
lésions compromettent à la fois et les fonctions des membres et la vie des malades, et que, si celles-ci guérissent,
elles sont exposées pour le restant de leurs jours à une
infirmité qui ne guérira jamais, et à des recrudescences,

et à des rechutes de la maladie, qui les emporteront à un moment donné.

On comprend donc toute l'importance du diagnostic de ces paraplégies, et c'est ce que nous allons tâcher d'élucider dans le paragraphe suivant :

Diagnostic. — Tout d'abord nous pouvons constater ceci, c'est que ces paraplégies peuvent se montrer pendant l'état puerpéral, dans trois conditions :

Ou la paralysie existait avant le début de la conception, qu'il s'agisse d'une première grossesse ou non, ou la paraplégie existait déjà lors de grossesses antérieures;

Ou la paralysie survient pendant le cours de la grossesse ;

Ou, enfin, elle ne débute qu'après la délivrance, dans ce que l'on pourrait appeler la période aiguë de l'état puerpéral.

Il n'est toujours pas question, bien entendu, des paraplégies traumatiques, qui demandent un chapitre spécial.

On se rappelle, en effet, les chiffres que nous avons relatés plus haut :

Paraplégie existant avant la grossesse,	2 cas.
Paraplégie existant pendant la grossesse,	5 cas.
Paraplégie débutant après la délivrance,	15 cas.

Or, il ne peut être évidemment question ici des paraplégies survenant avant la grossesse. La paraplégie dans ce cas existe de par le fait d'une lésion qui ne peut nous intéresser au point de vue où nous nous plaçons actuellement. Qu'il s'agisse d'une lésion du canal vertébral, comme dans la première de nos observations, comme cela est probable, pour la seconde, le seul fait qui nous intéresse, c'est l'influence que le gravidisme exerce sur cette paraplégie, influence qui se produit toujours par une aggravation dans les symptômes. La lésion primor-

diale est constatée depuis longtemps par les antécédents
de la femme, et que la grossesse agisse dans ce cas, soit
simplement, par chloro-anémie, soit en ramenant dans les
parties lésées une irritation, une congestion, une inflammation qui se traduit par une recrudescence de la paraplégie, cette influence ne sera la plupart du temps que
momentanée et cessera avec la cause qui l'aura produite,
c'est-à-dire avec la grossesse elle-même, et la malade,
une fois la période puerpérale passée, se retrouvera dans
les conditions où elle était auparavant, c'est-à-dire avec
une paraplégie dépendant d'une lésion organique, qui a
été réveillée par un stimulus passager. On conçoit pourtant à la rigueur que la maladie éteinte ou seulement as-
soupie, puisse recevoir une nouvelle impulsion et acquérir une intensité nouvelle qui pourrait, à un moment
donné, compromettre les jours de la malade. Cette opinion, qui n'est qu'une simple hypothèse, ne s'est pas
confirmée pour nos deux malades qui, après leurs couches, se sont retrouvées dans des conditions identiques
à celles où elles étaient lors de leur entrée à l'hôpital.

On pourrait, de ces cas, rapprocher ceux où la paraplégie existant depuis une ou plusieurs grossesses antérieures, la malade est de nouveau devenue enceinte ;
mais ces cas rentrent dans ceux où la maladie s'est produite pendant la grossesse. Ce sont donc ceux précisément que nous avons à examiner. Comme dans le cas
précédent, la conception imprime une recrudescence à
la paraplégie, mais le diagnostic n'en reste pas moins à
faire et dans toute son intégrité.

La page descriptive que nous avons empruntée au livre
de Jaccoud, nous dispense de faire le diagnostic des paralysies complètes ou incomplètes ; nous n'y reviendrons
donc pas.

Entrons donc directement dans notre sujet et voyons

si, pendant l'état puerpéral, il est possible d'établir un diagnostic précis des différentes causes qui peuvent amener la paraplégie.

Deux grandes classes de paraplégies, pour nous, peuvent se produire pendant l'état puerpéral et sous l'influence de cet état:

1° Les paraplégies que nous avons appelées organiques ;

2° Les paraplégies fonctionnelles, de Jaccoud ; réflexes, de Brown-Séquard.

Eh bien, nous allons voir que ces paraplégies se présentent toutes deux avec un ensemble de symptômes qui permettent de les différencier nettement les unes des autres.

S'agit-il, en effet, d'une paraplégie organique?

La maladie débute en général lentement, progressivement ; elle est précédée de douleurs constantes au niveau du point qui est le siége de la lésion ; douleurs plus on moins vives, plus ou moins aiguës, qui sont augmentées par la pression et le passage d'une éponge mouillée au niveau de la partie malade. Dans un certain nombre de cas, ces douleurs spinales sont accompagnées de douleurs plus ou moins violentes dans les reins, existant d'une façon continue ou revenant par crises plus ou moins rapprochées. L'acuité de ces douleurs de reins peut, dans quelques cas, acquérir une violence extrême, et elles s'accompagnent alors d'irradiations douloureuses dans les membres paralysés et les parties avoisinantes. En même temps ces membres présentent une série de phénomènes, tels que fourmillements, engourdissements passagers ou permanents, spasmes et crampes, quelquefois même de véritables contractures qui coïncident avec des altérations plus ou moins marquées de la sensibilité. Tantôt, en effet, c'est une analgésie , une anesthésie

complète ; tantôt, au contraire, une hyperesthésie quelquefois des plus marquées, troubles de la sensibilité qui
peuvent envahir à la fois et au même degré les deux
membres paralysés, tantôt, au contraire, présenter des
variétés de toutes sortes ; d'autres fois, c'est surtout les
influences de température qui sont le fait capital, et alors
les malades éprouvent des sensations de brûlures, de
froid, soit spontanées, soit seulement au contact d'un
corps métallique.

Presque toujours, dans ces cas, la vessie et le rectum
sont plus ou moins atteints, et alors les malades sont exposées à ces érythèmes, à ces eschares qui les épuisent et
ne contribuent pas peu à hâter la terminaison fatale. La
maladie, en effet, marche le plus souvent vers ce dénoue-
ment ; mais d'autres fois elle semble s'arrêter à un moment donné, et c'est dans ces cas que les malades recouvrent un état de santé générale relativement bon, mais
que l'état local persiste, et que la paraplégie reste à l'état
stationnaire d'une façon permanente, ou jusqu'à ce qu'une
nouvelle cause vienne amener une rechute, qui se termine à un moment donné par la mort des malades.

D'autres fois, la lésion est moins profonde, la paraplégie moins complète ; la vessie et le rectum presque indemnes : alors il y a absence de phénomènes généraux ;
mais les douleurs, dans les régions lombaire et spinale,
n'en existent pas moins, et la persistance de la paraplégie vient confirmer un diagnostic qui pouvait être jusqu'à
un certain point discutable. La grossesse, l'accouchement,
n'agissent dans ces cas, on le comprend, que comme
causes accessoires ; elles déterminent bien une recrudes -
cence, une aggravation des accidents, mais elles s'effa-
cent devant la grande cause primordiale, la lésion organique, et leur rôle se borne à donner aux accidents une
impulsion nouvelle. Il y a bien là, si on le veut, une rela-

tion entré la paraplégie et l'état puerpéral, mais cette relation n'est pour ainsi dire que secondaire, et une fois
l'impulsion donnée, l'état puerpéral s'efface devant la
lésion organique qui imprime alors son cachet à la maladie et lui fait subir les mêmes phases qu'en dehors de
l'état puerpéral. Oui, dans ces cas, la grossesse a agi,
mais elle a trouvé un terrain pour ainsi dire tout disposé,
et ce qui domine c'est la lésion organique qui fait que,
suivant l'intensité et la gravité de cette lésion, les manifestations paraplégiques sont plus ou moins prononcées.

En est-il tout à fait de même des paraplégies qui surviennent après l'accouchement? En dehors du traumatisme qui, comme nous allons le voir, détermine une
forme spéciale de paraplégie, trouve-t-on dans la marche de ces paraplégies quelque chose de spécial? Oui,
certainement, et c'est ce qui fait que M. Hervieux a voulu
en faire une classe particulière qu'il appelle paraplégies
par empoisonnement puerpéral.

Il a pris soin, lui-même, dans la description qu'il en a
donnée, d'indiquer l'aspect et la marche de ces paraplégies et nous a ainsi fourni les éléments du diagnostic.

Que voyons-nous, en effet, dans ces cas? Une femme
accouchée avec plus ou moins de difficultés, le travail
a été plus ou moins long, plus ou moins régulier, le plus
souvent parfaitement naturel; mais au bout de quelques
jours elle est prise de ces accidents qui par eux-mêmes
offrent tant de gravité et se traduisent par des manifestations si diverses: phlébite, lymphangite, péritonite,
ovarite, pleurésies ou autres; puis apparaissent des douleurs plus ou moins vives, plus ou moins aiguës, mais qui
ont un siége spécial.

Ce n'est plus, en effet, dans ces cas, la moelle elle-même
ou l'enveloppe membraneuse ou osseuse qui sont prises
tout d'abord, c'est le plexus lombaire et sacré : aussi les

douleurs siégent elles tout d'abord dans cette région où elles sont primitivement localisées. Les irradiations douloureuses se bornent aux régions où se distribuent les rameaux nerveux qui émergent de ces plexus, et la maladie reste en général localisée dans ces régions. Il y a bien, dans ces cas, inflammation ; mais cette inflammation n'est que consécutive à celle qui a atteint les organes pelviens, qu'il s'agisse des parties molles ou des parties osseuses ; il y a eu là inflammation par propagation ; c'est parce que les nerfs se sont trouvés englobés dans un centre profondément enflammé qu'ils se sont pris à leur tour : aussi la paraplégie suit-elle dans son évolution l'évolution de la maladie primitive, et si les femmes guérissent, la paraplégie disparaît en même temps que la maladie qui lui a donné naissance. On la, voit, dans ces cas, persister, il est vrai, plus longtemps que la maladie principale, mais ne sait-on pas que le propre de ces maladies puerpérales est de produire dans l'intérieur de la cavité pelvienne des dépôts qui, lors même qu'ils ne donnent plus de sensations appréciables au palper et au toucher, n'en existent pas moins cachés dans les profondeurs du bassin et dont on retrouve des traces à l'autopsie quand une maladie intercurrente est venue enlever les malades dans les quelques mois qui suivent leur accouchement.

La femme est guérie, il est vrai, de son ovarite, de sa péritonite, mais les nerfs sont encore enveloppés d'une masse qui ne fond que lentement, que progressivement, et ce n'est que quand cette masse a disparu, que l'influence qu'elle exerçait sur le plexus ayant disparu avec elle, les nerfs recouvrent leur intégrité et leurs fonctions. Enflammés, irrités par ce contact permanent, avec une tumeur de nature inflammatoire, ces nerfs conservent encore, pendant un certain temps, un état de maladie qui se traduit par la persistance de la paraplégie, mais cet état maladif disparaissant lui-même au bout d'un certain temps, le mouvement et la sensibilité reparaissent dans les membres primitivement atteints et cela d'autant plus rapidement que les plexus auront été moins touchés.

C'est bien dans ces cas encore une paraplégie organique qui a eu lieu, seulement la lésion organique nerveuse n'a été que consécutive et subordonnée à un état local qui est, lui, directement sous l'influence de l'état puerpéral. Il y a eu fièvre puerpérale avec ses localisations diverses, péritonite ou autre, fièvre puerpérale qui s'accompagne de ses grands phénomènes généraux, fièvre intense, état adynamique, typhoïde, stupeur, prostration, et c'est parce que ces phénomènes se sont accompagnés de manifestatious du côté du bassin que se sont produits les phénomènes paralytiques. Si la maladie puerpérale, en un mot, s'était localisée dans la poitrine au lieu de se localiser dans le ventre, il n'y aurait pas eu paraplégie, et c'est parce que, des organes contenus dans le bassin ou des articulations du bassin lui-même, l'inflammation s'est propagée aux plexus contenus dans le bassin et que ces plexus distribuent leurs rameaux aux membres inférieurs qu'il y a eu paraplégie.

Pour nous donc, nous admettons bien l'influence de l'état puerpéral; mais nous le comprenons d'une façon différente que M. Hervieux. Pour lui, c'est sous l'influence directe de ce qu'il appelle l'empoisonnement puerpéral que se prendrait la région sacrée; il s'y produirait des inflammations et même des suppurations au même titre que dans les autres organes contenus dans cette cavité, ou dans les parties constituantes elles-mêmes de cette cavité. Pour nous, au contraire, il y aurait simplement propagation à la région sacrée d'une inflammation existant primitivement dans un organe ou une partie plus ou moins éloignée de cette région, et ce n'est que pour ainsi dire par extension de cette inflammation, par propagation que les plexus sacrés se prenant à leur tour détermineraient la manifestation paraplégique.

Dans les deux cas, en effet, qu'a signalés M. Hervieux, il y a eu des phénomènes abdominaux; dans les deux cas, on a noté la fièvre, la sensibilité de l'utérus, le météorisme du ventre, la fétidité des lochies, des eschares vulvaires, et si tout, dans le premier cas, s'est borné à une simple métrite (ce qui permettrait encore, dans le cas où l'on n'admettrait pas notre explication, de rapprocher ce fait des cas de Nonat, de Esnault cités plus haut), dans le second, il y a eu assurément péritonite, péritonite qui s'est terminée par un double phlegmon iliaque, et l'apparition tardive du phlegmon du côté droit ne vient-elle pas nous fournir une preuve en faveur de ce que nous avançons. N'y avait-il pas là profondément un foyer inflammatoire qui, inappréciable pendant un certain temps, s'est tout à coup révélé à l'état aigu? La malade, dit l'observation, n'ose remuer dans la crainte de réveiller la sensibilité de la fosse iliaque droite, mais elle sent que les mouvements sont plus libres. Mais a-t-on vérifié la vérité de cette assertion? L'observation n'en dit rien, et ce n'est qu'au bout d'un certain temps que la malade a essayé de nouveau de se servir de ses jambes. Or, à ce moment, l'induration phlegmoneuse avait complétement disparu, et l'observation ajoute: Quand la malade sortit le 29, c'est-à-dire seize jours après le début de ce nouveau phlegmon, elle était en bonne voie de guérison. Elle n'était donc pas complétement guérie, et cela prouve pour nous qu'il restait dans le fond du bassin une lésion qui entretenait encore cette paraplégie tout en la laissant disparaître à mesure que la lésion disparaissait elle-même.

Cette théorie de l'empoisonnement puerpéral, du miasme puerpéral, à laquelle M. Hervieux rattache tous les accidents puerpéraux, et dont il semble faire la cause indispensable des maladies puerpérales, n'est du reste pas nouvelle et elle était connue avant ses travaux.

Si on se reporte en effet à la thèse inaugurale de M. Tarnier, qui n'est elle-même que la reproduction sur ce sujet des idées de MM. Dubois, Danyau et Depaul, on y trouvera tout au long les mots d'empoisonnement, de poison puerpéral.

Dans sa thèse inaugurale, publiée en 1857 et intitulée : Recherches sur l'état puerpéral et les maladies des femmes en couche.

M. Tarnier, à propos de la fièvre puerpérale, s'exprime ainsi :

« L'inflammation du péritoine, de l'utérus et de ses annexes, des veines et des lymphatiques, n'explique qu'en partie et très-incomplétement la mortalité des nouvelles accouchées. Elles succombent la plupart à la fièvre puerpérale qui se manifeste lorsque certaines circonstances engendrent le ferment morbide capable de la produire, ou lorsque le *poison* est absorbé en nature. »

Les symptômes, la marche et quelquefois l'absence de lésions, tout dans cette maladie indique un *empoisonnement*. Les choses ne se passeraient pas autrement dans l'*empoisonnement des amphithéâtres d'anatomie*. Que les malades présentent une disposition favorable non plus à l'élimination, mais au développement du poison, et la fièvre éclate. Sans doute, le germe épidémique peut imprimer une autre marche et modifier quelques caractères, mais l'ensemble du tableau reste le même et nous l'avons peint comme nous l'avons vu.

Constatant ensuite l'altération du sang, il ajoute : En quoi consiste-t-elle ? C'est ce qu'il est impossible de dire. Des recherches ultérieures y feront peut-être saisir des modifications importantes, mais peut-être aussi, ces lé-

sions ne consistent-elles qu'en un simple changement
moléculaire, ou dans la présence d'un poison qui échappe
aux instruments grossissants et aux réactifs chimiques.

Et plus loin. On est bien forcé d'admettre une maladie
du nom de fièvre puerpérale, nom que nous lui conserverons, bien que nous eussions mieux aimé le nom de
septicémie puerpérale qui eût mieux montré que nous
regardons cette maladie comme produite par un empoisonnement avec modification du sang. »

Admettant ensuite l'épidémie, l'infection et la contagion, il dit que les femmes atteintes propagent la maladie
en viciant l'air par des émanations particulières et d'une
façon telle qu'il agit par une sorte d'infection spéciale
pour produire la même maladie.

C'est par les poumons que se ferait surtout l'absorption de ce miasme contagieux dont l'existence ne lui
paraît pas douteuse, mais qui n'est démontrée que par le
raisonnement seul et dont on ignore, et la forme sous laquelle il se présente, et la nature.

M. Hervieux n'a donc rien inventé, et la théorie de l'empoisonnement puerpéral était enseignée bien avant lui par
MM. Dubois, Danyau et Depaul ; et s'il nous était permis
d'émettre une critique sur l'œuvre de M. Hervieux, nous
dirions que son seul tort a été de pousser jusqu'aux dernières limites les effets de cette théorie, d'être tombé en
un mot dans un certain excès, en admettant que toutes les
manifestations morbides survenant chez les nouvelles
accouchées tenaient à cet empoisonnement puerpéral et
à avoir voulu voir dans certaines paraplégies des lésions
déterminées directement par ce poison puerpéral. Pour
nous, nous avons donné plus haut notre opinion, nous
n'avons donc pas à y revenir ici.

Reste maintenant à examiner les paraplégies réflexes et
à voir si on peut les distinguer des précédentes ; or, nous

Charpentier.   9

allons voir que leurs caractères sont aussi nets que ceux des paraplégies organiques.

Brown-Séquard leur donne les caractères suivants : ab-sence des symptômes spéciaux d'une maladie organique de l'épine dorsale ou de son contenu ; existence d'une paralysie incomplète des membres inférieurs qui a paru lentement, soit après une maladie des organes génito-urinaires, soit après une irritation d'un nerf dans son tronc ou ses ramifications cutanées.

C'est qu'en effet, ce qui les différencie surtout, c'est l'absence des symptômes qui pourraient les faire confondre avec les précédentes.

Débutant soit pendant la grossesse, soit après la déli-vrance au bout d'un temps plus ou moins variable, jamais la paraplégie réflexe ne s'accompagne de ces douleurs du côté de l'épine ou des reins que nous avons vues exister constamment dans les cas de paraplégie organique. Insi-dieuse au début, c'est-à-dire caractérisée par un simple affaiblissement qui ne porte souvent que sur un seul des membres, elle ne tarde pas, quelquefois même cela se produit en quelques heures, à gagner l'autre membre et à devenir plus ou moins complète; mais c'est surtout dans ce cas que l'on observe ces altérations bizarres de la sensibilité que nous avons signalées lors des symptômes. Presque toujours limitée aux membres, elle laisse le plus habituellement intactes les fonctions de la vessie et du rec-tum, et survient tantôt sans cause connue, tantôt sous l'influence d'un refroidissement, d'une hémorrhagie ou de la grossesse seule. On la voit se produire aussi bien après un accouchement facile qu'après un travail labo-rieux, mais ce qui la caractérise en général, c'est son peu de durée. Intimement liée à la grossesse, elle paraît souvent avec elle et disparaît de même en présentant des alternatives d'augmentation et de diminution en rapport

avec l'augmentation ou la diminution de l'irritation. Celle
qui survient pendant la grossesse cesse en général vers le
huitième mois.

Si, au contraire, elle paraît après l'accouchement,
presque toujours alors on trouvera dans des hémorrhagies,
dans des refroidissements une cause occasionnelle qui
viendra donner l'explication de cette paraplégie.

Mais, encore une fois, ce qui la caractérise surtout, c'est
l'absence de symptômes qui permettent de la rapporter
à une autre cause qu'à l'action réflexe et la rapidité avec
laquelle elle disparaît, en un mot son peu de gravité. Nous
avons pourtant fait nos réserves à cet égard, et dit que
dans certains cas, elle pouvait devenir persistante, mais
c'est qu'alors elle s'est pour ainsi dire transformée. Primitivement, ces paraplégies sont survenues par suite d'une
action réflexe, puis cette action persistant et augmentant
d'intensité sous l'influence de causes diverses, la moelle
se trouve affectée plus ou moins gravement. Cette affection
médullaire pourra n'être qu'une simple congestion persistant un temps variable, comme aussi elle pourra présenter tous les symptômes de la myélite, et alors on verra
reparaître tous les signes que nous avons donnés à propos
des paralysies par lésions organiques.

Ces paraplégies exercent-elles une influence sur la grossesse? On peut sans crainte répondre par la négative; elles
ne compromettent pas l'existence de la femme et ne peuvent avoir aucune action sur le développement régulier
du fœtus.

Mais il n'en est pas de même au point de vue de l'accouchement; et si leur influence se borne pendant la grossesse
à supprimer la sensation déterminée par les mouvements
fœtaux, elles peuvent dans certains cas avoir une action
directe sur l'accouchement; mais cette action varie avec
l'intensité des paraplégies. Si, en effet, la maladie est li-

mitée aux membres inférieurs, l'action sur la marche du travail paraît à peu près nulle, et il semblerait au contraire qu'en diminuant le sentiment de la douleur chez la femme, elles favorisent un travail rapide. Mais il n'en est plus de même quand la paralysie s'étend jusqu'aux muscles abdominaux. On sait en effet que ceux-ci n'entrent réellement en action que lors de la période expulsive du travail et contribuent alors assez puissamment à la terminaison de l'accouchement. Or, il semble que, dans les cas où les muscles abdominaux sont paralysés, leur action venant à faire défaut, le travail qui semblait devoir se terminer rapidement subisse, à son dernier moment, un temps d'arrêt qui paraît être sous l'influence de cette paralysie des parois de l'abdomen. C'est en effet ce qu'il est permis de constater dans l'observation du Dr Gamet en particulier; on pourrait donc à ce point de vue diviser les paraplégies en deux classes.

A propos de l'influence de la paraplégie sur le travail, *Brachet* cite l'exemple d'une femme atteinte d'une paraplégie avec perte complète du mouvement et de la sensibilité qui put devenir enceinte. Une fois le neuvième mois arrivé, le travail parut vouloir s'établir, il y eut quelques contractions utérines, mais très-faibles, et qui ne furent pas ressenties par la malade. L'orifice du col utérin était mou, relâché, facile à entr'ouvrir. Dans l'espoir de ranimer les contractions utérines, M. Brachet pratiqua quelques titillations sur le col, puis il pensa devoir rompre les membranes. L'évacuation de l'eau amniotique eut lieu, et l'utérus revint sur lui-même, mais en vertu seulement de la rétractilité de son tissu. Enfin, après avoir cherché vainement pendant deux heures à provoquer quelques contractions de la matrice, il crut convenable d'appliquer le forceps et fit naître ainsi un enfant vivant. Après la sortie de l'enfant, l'utérus se rétracta de nouveau, et la même

chose se reproduisit pour la délivrance. La moelle épinière paralysée tenait donc l'utérus sous sa dépendance.
(Schœnfeld. Annales de gynécologie, 1839.)

L'auteur à ce propos rappelle les expériences de Brachet dans lesquelles la section de la moelle épinière, pratiquée entre la deuxième et la huitième vertèbre lombaire,
amena chez des femelles de cochon d'Inde la diminution
presque complète des contractions utérines, et la section
pratiquée plus haut l'arrêt complet de ces contractions.
L'excitation électrique des deux bouts divisés de la moelle
ranimait au contraire ces contractions et amena l'expulsion
rapide des fœtus contenus dans la matrice d'une lapine ;
il ajoute : néanmoins, malgré cela, on ne saurait conclure
que tout, dans la parturition, dépend de l'axe cérébro-spinal ; le système ganglionnaire doit avoir ici quelque influence, et il reste à démontrer si l'un peut agir indépendamment de l'autre ; il est vrai que le système ganglionnaire peut seul fonctionner pendant quelque temps, mais
pour que son action se prolonge, il faut qu'il soit alimenté
en quelque sorte par le système cérébro-spinal. Ainsi, par
suite de la section de la moelle épinière, la prolongation
des contractions utérines n'est pas possible. Les expériences de Legallois démontrent cependant que ce travail
de la parturition peut continuer chez les animaux même
après la décapitation.

Si la paraplégie est limitée aux membres inférieurs,
l'accouchement suit sa marche régulière et peut même se
terminer plus rapidement ; si, au contraire, les muscles
abdominaux sont pris, l'accouchement marche rapidement jusqu'à la période d'expulsion ; mais alors la lenteur
peut devenir telle que l'on soit obligé d'intervenir.

Le traitement variera donc avec la nature de la maladie, et si, dans le premier cas, c'est aux révulsifs et aux
excitants sur les membres inférieurs, à la noix vomique

que l'on devra avoir recours, dans le second cas, le régime tonique et le repos suffiront le plus habituellement à juger une maladie dont la tendance naturelle est la guérison. Si enfin, la maladie, même dans ce dernier cas, résistait un peu plus, les eaux minérales pourraient être employées avec avantage, et l'on a vu par quelques observations que les résultats les plus satisfaisants avaient été quelquefois obtenus par leur emploi.

DES PARALYSIES PARTIELLES

A côté de ces paralysies qui envahissent à la fois les deux membres inférieurs, il est une autre classe de para-lysies qui n'offre pas un moindre intérêt, ce sont celles où la lésion ne porte que sur un seul membre : le supérieur ou l'inférieur, et nous allons les étudier à leur tour, mais parmi ces paralysies il en est une classe surtout qui prime toutes les autres, parce qu'elle se présente avec des caractères et un ensemble de circonstances si nettes qu'il n'est pas possible de la confondre avec aucune autre. Nous voulons parler de celles qui sont dues au traumatisme.

Si les autres se présentent, en effet, tantôt sous forme d'hémiplégie, tantôt sous forme de paraplé-gie, celles qui sont dues au traumatisme affectent toujours la forme paraplégique, et c'est par elles que nous allons commencer l'étude des paraplégies partielles. On pourra, il est vrai, nous objecter que ces paralysies occupent quelquefois les deux membres; mais, comme elles sont le plus habituellement limitées à un seul, c'est ce qui nous a engagé à les placer en tête du chapitre des paralysies partielles.

DES PARAPLÉGIES TRAUMATIQUES.

Cette classe de paraplégies devrait être connue et étu-diée depuis longtemps et il semblerait tout d'abord que l'on ait dû invoquer cette cause avant toutes les autres ;

mais, outre la rareté des faits comparés au nombre des accouchements laborieux, nous avons vu que les auteurs expliquaient par d'autres lésions les paralysies survenant après l'accouchement; il n'y a donc pas lieu de s'étonner du silence que la plupart d'entre eux ont gardé à cet égard.

Nous allons voir, en effet, que ce n'est guère que dans ces derniers temps que ces paralysies ont été notées et encore avec certaines réserves. Elles sont pourtant, on peut le dire aujourd'hui, un fait acquis à la science.

Le Dr Campbell (*Midwifery*) déclare qu'il n'a jamais observé la paralysie que dans un seul membre, et que, suivant lui, cet accident reconnaît pour cause le séjour prolongé de la tête dans l'excavation pelvienne, la disproportion entre la capacité du bassin et le volume de la tête fœtale, des lésions des muscles pyramidaux et des plexus sciatiques.

Ramsbootham, *Obstetric medicine and surgery*. La paralysie d'un ou des deux membres inférieurs survient quelquefois après le travail, plus fréquemment quand il a été long et pénible, mais d'autres fois aussi quand la durée a été moyenne et même quand il a été rapide.

La paralysie n'est pas due à une affection cérébrale, elle dépend de la pression que les nerfs ou les muscles ont dû supporter pendant le passage de la tête du fœtus à travers le bassin.

Scanzoni (*Lehrbuch de Geburtshulfe*) croit que dans quelques cas cet accident est le résultat de la pression, mais il a soin d'ajouter que la pression ne peut pas être regardée comme la seule cause et qu'il faut l'attribuer à un dérangement plus profond.

Romberg, *Diseases of the nervous system*, t. II, partage cette opinion.

Churchill, qui rappelle ces diverses opinions, serait plus

disposé à la contester. Les accoucheurs, dit-il, attribuent cet accident à une compression du plexus sciatique et du nerf obturateur, mais cette action n'est nullement démontrée ; il serait plus juste de dire qu'il s'est fait dans le canal rachidien, par suite d'obstacle à la circulation, un épanchement de sérosité, comme on peut l'observer dans le cas de tumeurs abdominales ; mais ce fait, l'anatomie pathologique n'en fournit pas la preuve, et il attribue, comme nous l'avons vu, presque toutes les paraplégies puerpérales à l'albuminurie ou à l'action réflexe.

Il cite pourtant l'observation suivante qui est une véritable paralysie traumatique.

OBS. LXXXIV. — 1° Romberg, Disease of the nervous system. — Femme de 33 ans. Accouchement par forceps après un travail difficile qui dure douze heures. Pendant l'accouchement elle éprouve des spasmes douloureux dans la jambe gauche, et les jours suivants, après s'être levée, se plaint de lassitude, de difficulté de marcher ainsi que d'une diminution de sensibilité du pied gauche. L'examen vient confirmer ces assertions ; elle ne sent pas la main qu'on passe sur la face dorsale du pied et n'a pas conscience du sol sur lequel elle s'appuie ; la motilité est diminuée dans le pied et la jambe que la malade traîne en marchant. Traitement par purgatifs, frictions avec huile de térébenthine, noix vomique à l'intérieur. Guérison en deux mois.

Imbert-Gourbeyre serait enfin disposé à repousser aussi le traumatisme ; il cite pourtant des observations :

OBS. LXXXV. — 2° Redemacher : Rechtfertigung der Erfahrungsheillehre. Berlin, 1852. — Femme frappée de paraplégie douloureuse et incomplète à la suite d'un accouchement difficile et provoqué artificiellement. Guérison en huit jours à l'aide de frictions d'acide pyroligneux.

OBS. LXXXVI. — 3° Schupmann, J. de Hufeland, J. der Practische Heilkunde, 1830. — Femme de 46 ans, troisième accouchement difficile et aggravé par manœuvres imprudentes d'une sage-femme ivre. Aussitôt après, la malade ressentit dans les extrémités inférieures les symptômes d'une paralysie commençante. Quatrième grossesse ; elle accoucha d'un enfant rachitique et sa paralysie devint complète. Moyens divers employés inutilement pendant trois ans. Guérison complète au bout de plusieurs mois par l'usage prolongé de l'huile de foie de morue.

Obs. LXXXVII. — Salvat. 4° Thèse de Montpellier, 1842. —Femme
atteinte de fistule vésico-vaginale produite par le séjour prolongé
de la tête du fœtus au détroit inférieur où elle avait aussi déterminé la compression des nerfs sacrés. Aussi conserva-t-elle, même
après sa sortie de l'hôpital, l'impotence des membres inférieurs.

Obs. LXXXVIII. — 5° Lhéritier. Clinique des eaux de Plombières, 1854. — Primipare à 32 ans. Grossesse heureuse, accouchement prolongé terminé par le forceps. Suites de couches bonnes,
cependant la malade se plaignait déjà de ressentir une douleur
profonde dans les reins, accompagnée de faiblesse, d'engourdissement des jambes. Peu après augmentation de la faiblesse, puis
élancements à l'extrémité des orteils, fourmillements et crampes;
impossibilité de marcher. Pendant cinq ans, obligée de garder le
lit. État considérablement amélioré par trois saisons à Plombières.

Bedford, Leçons cliniques, traduit par Gentil, 1860,
cite un nouveau fait :

Obs. LXXXIX. — 6° Femme de 32 ans. Accouchement laborieux, travail durant deux jours et terminé par application de
forceps. Paraplégie incomplète; persistance pendant dix mois;
strychnine. Guérison en quelques jours.

Romberg, *Klinische Warnehmungen und Beobachtun-
gen*. Berlin, 1851 :

Obs. XC. — Application de forceps; mais quatre heures avant
son application, la malade se plaignit d'un engourdissement
dans la jambe gauche, lequel fut bientôt remplacé par des douleurs violentes sur le trajet du nerf sciatique. La compression su-
bie par les nerfs ne donna lieu, pendant quelques jours, qu'à des
troubles de sensibilité, mais bientôt il s'y joignit une paralysie des
muscles qui meuvent les orteils avec une anesthésie totale du pied
et de la jambe (Jaccoud).

Burns, *Principles of Midwifery*, traduction de Galliot,
1839, dit que dans un travail pénible, les nerfs, particulièrement le grand nerf sciatique, peuvent être lésés, au
point de causer dans la suite beaucoup de douleur, ou la
claudication, ou même la paralysie.

Jacquemier, *Manuel d'accouchements*, On observe assez
souvent chez les nouvelles accouchées des effets de compression ou de contusion sur le trajet du nerf sciatique

et sous-pubien. L'accident se présente avec les symptômes d'une névralgie ou d'une névrite. Les rameaux cutanés de la jambe peuvent être douloureux, tandis que les troncs sont tout à faits indolents. J'ai vu la douleur bornée à la face dorsale du pied : tantôt au lieu de douleurs névralgiques sur le trajet des nerfs du membre.

La malade accuse de la pesanteur, de l'engourdissement, une diminution de la sensibilité, un état qui se rapproche plus ou moins d'une paralysie complète.

Tarnier admet aussi les paraplégies traumatiques. Nous avons cité plus haut un fait qu'il a observé concurremment avec le Dʳ Siredey, et que nous avons rapporté aux paraplégies post-hémorrhagiques, mais qui, comme le dit Tarnier lui-même, peut être aussi bien attribué à la compression des nerfs. Ce fait du reste devrait être rapproché de celui de Schuppmann ; car, dans les deux cas, il y en a eu dans une grossesse suivante recrudescence de la paraplégie sous l'influence de l'action réflexe.

Jaccoud admet aussi les paraplégies par compression des cordons nerveux et les fait rentrer dans les paraplégies organiques. C'est surtout, dit-il, après l'accouchement qu'on les observe, et non pas seulement après l'accouchement laborieux, comme le voulait F. Hoffmann, mais aussi après une parturition régulière et naturelle, comme l'a indiqué Burns.

Axenfeld, *Traité des névroses*, 1862. Pendant l'accouchement, la tête du fœtus enclavée dans le bassin fait naître :

1º Des douleurs dans les lombes, les cuisses, les mollets, les orteils en comprimant à leur origine les nerfs destinés à ces différentes parties:

2º Une irritation des nerfs moteurs, de là des crampes douloureuses, quelquefois des paraplégies passagères ou persistant après la délivrance.

Ces paraplégies qui accompagnent ou suivent la grossesse et l'accouchement sont probablement déterminées d'une manière mécanique par la compression que les nerfs lombo-sacrés éprouvent de la part de l'utérus gravide.

J. Simon. *Des maladies puerpérales.* Thèse 1866.

Parfois, un travail prolongé par compression des plexus et des nerfs de la cavité pelvienne provoque momentanément une paraplégie.

Durand Fardel, *Traité des eaux minérales*, 1862, rappelle que les docteurs Hellft, *Handbuch der Balneotherapie;* Schmelck, *Tœplitz gegen lahmungen*, 1855, ont observé des faits de paraplégie, suite d'accouchements laborieux et qu'ils rapportaient ces paraplégies à la longueur du travail et à la pression de la tête fœtale enclavée dans un bassin trop étroit.

Depaul a observé quelques faits semblables, mais qui n'ont pas persisté.

Brown-Séquard, cité par Jaccoud, admet les paralysies par compression des nerfs pelviens pendant l'accouchement.

Hervieux partage la même opinion, et il en est de même de Maringe, de Rosier, de Frogé, dans les thèses que nous avons citées plus haut.

Mais tous ces auteurs se bornent à relater les mêmes observations et à les interpréter dans le même sens, sans faire de ces paraplégies une étude complète.

En 1867, avait cependant paru un travail très-complet sur cette matière : la thèse inaugurale de Bianchi, thèse qui est bien citée par M. Hervieux, mais sans plus de détails. Ce travail est si intéressant que nous allons en donner ici une longue analyse.

L'historique que nous venons de faire de ces paraplégies lui a déjà du reste été presque complétement emprunté par nous, et nous ne pouvons revendiquer qu'une seule observation, c'est celle de Bedford que nous n'avions trouvée indiquée nulle part.

M. Bianchi apporte à l'appui de son opinion trois nouveaux faits complétement inédits, et que nous relaterons après avoir étudié son travail. Le total de nos observations se monterait donc à 11, en y comprenant celle de M. Tarnier, si l'on veut la considérer comme un fait de paraplégie traumatique.

M. Bianchi, qui regarde ces paraplégies traumatiques comme incontestables, commence par répondre aux objections qu'on a adressées à cette variété de paraplégies.

Rappelant d'abord que l'on voit tous les jours des faits semblables se produire dans le cas de tumeurs placées sur le trajet des nerfs sacrés qu'elles compriment à leur origine, il constate l'analogie de ces paralysies avec celles que Nonat et Esnault, son élève, ont observées dans les cas de métrite, de phlegmon péri-utérin ; il assimile la tête fœtale à une tumeur volumineuse dure, dont l'action comprimante, bien que limitée quant à la durée, n'en donne pas moins lieu à des effets énergiques le plus souvent temporaires, il est vrai, mais pouvant aussi persister dans certains cas après la délivrance.

Il rappelle que, dans certains cas de contusion, de compression des nerfs, les troubles définitifs de la sensibilité et de la motilité peuvent survenir plus ou moins longtemps après l'accident, sans cesser pour cela d'en être le résultat, ce qui expliquerait l'apparition quelquefois tardive de ces paraplégies, et, à l'appui de cette manière de voir, il cite les noms de Niemeyer, *Pathol. interne*, de Follin, *Pathol. externe*, et réduisant, comme il le dit lui-même la question à un problème de mécanique, il constate qu'il existe :

1° Un agent ou puissance active (la contraction utérine),

2° Un corps ou instrument de compression (tête fœtale),

3° Un point d'appui ou surface résistante (bassin maternel),

Enfin des organes exposés à la compression.

Mais c'est surtout dans le petit bassin que peut et doit s'exercer cette compression.

L'étendue de l'excavation qui est à peine suffisante à la tête fœtale qui doit prendre sur l'espace assigné aux différents viscères la place indispensable à son évolution. Des viscères, vessie, rectum, nerfs sacrés plus nombreux, plus importants, moins mobiles que ceux que renferme le grand bassin ; l'absence, par suite de son écoulement, du liquide amniotique et l'application presque à nu de la tête fœtale contre les parois : voilà pour lui des conditions qui sont bien faites pour favoriser cette compression.

Les organes exposés à la compression sont la tête fœtale, le bassin, les muscles du périnée, les vaisseaux hypogastriques, la vessie, le rectum, les nerfs et en particulier le lombo-sacré, le crural déjà signalé par Burns, le nerf obturateur, le plexus sacré, dont le principal intérêt se résume dans sa branche terminale, le grand nerf sciatique. Incomplétement protégé contre le traumatisme puerpéral, le grand nerf sciatique est forcément comprimé dans tous les accouchements, mais à des degrés variables. Le plus souvent, dans les cas ordinaires, tout se borne à la fin du travail à des crampes dans les mollets et les orteils, mais si le tronc nerveux est trop longtemps et trop fortement comprimé, contusionné par la tête du fœtus ou l'instrument destiné à l'extraire, des troubles souvent sérieux et durables, et même de véritables paralysies pourront survenir dans la portion des membres inférieurs où se distribuent les branches terminales du nerf.

Ce qui rendrait les accidents plus rares, c'est la présence de l'angle sacro-vertébral qui contribue à détourner et à atténuer les pressions qui s'exerceraient dans les gouttières sacrées, l'existence des grandes échancrures sciatiques, et surtout l'inclinaison des plans et des axes du bassin qui dirige contre la paroi antérieure, c'est-à-dire celle opposée aux nerfs, les principaux efforts et la plus grande pression de la tête fœtale.

Quant aux conditions pathogéniques de la paralysie traumatique puerpérale, il attribue la plus grande part à l'instrument, au forceps, et ce serait pendant l'extraction que la compression des nerfs sacrés serait la plus considérable, tout en tenant compte de la façon dont on a procédé aux manœuvres instrumentales ; il signale ensuite les positions postérieures, et rappelle que dans deux cas dont parle Cazeaux, où la position était diagonale gauche postérieure, le dégagement fut très-difficile. « L'occiput avait exercé une si violente compression sur le plexus sciatique que les deux malades ressentirent longtemps après une douleur des plus vives dans le trajet du nerf sciatique, et l'une d'elles ne put marcher qu'après plus d'une année. »

Il note encore l'influence de la durée du travail qui est une cause prédisposante au premier chef ; car, dans un accouchement prolongé, outre que la tête du fœtus reste plus longtemps en contact avec les nerfs de l'excavation, l'intervention de l'art est plus souvent nécessaire pour mettre fin au travail.

Enfin, il donne, comme dernière circonstance pathogénique, l'influence des dimensions relatives du bassin et de la tête fœtale ; influence facile à comprendre *a priori*, car plus le bassin sera étroit et la tête volumineuse, plus la compression sera à redouter.

M. Bianchi cite ensuite les trois observations suivantes que nous lui emprunterons textuellement. Les observations que nous avons citées plus haut ont le malheur de pécher surtout par l'absence de détails. Celles-ci au contraire sont prises avec un soin extrême, et elles sont véritablement indispensables à connaître, ne fût-ce qu'à cause de l'abondance des renseignements qu'elles renferment, et parce que, comme à M. Bianchi, elles nous semblent absolument concluantes en faveur du traumatisme puerpéral.

OBS. XCI. — *Paralysie traumatique et persistante de la jambe et du pied gauche, consécutive à un accouchement laborieux et prolongé.* — Mme X..., âgée de 34 ans, d'un tempérament lymphatique, déjà chargée d'embonpoint, devient enceinte au mois de janvier 1865, après quatre mois de mariage. Peu d'aptitude à la marche pendant la grossesse. Pas de trace de rachitisme. Bassin régulièrement conformé, mais rendu quelque peu étroit par une certaine brièveté des cs et l'épaisseur des parties molles. Les premières douleurs de l'accouchement à terme se sont manifestées dans la matinée du 27 septembre 1865. Peu actives pendant la journée, elles ont pris de l'intensité surtout pendant la nuit. Elles étaient accompagnées de vomissements fréquents et d'un état de suffocation assez prononcée. Dans la matinée du 29, la dilatation était à peu près complète, mais la tête qui s'était présentée en première position restait presque transversale, immobile, sans aucune tendance à la rotation, malgré tous les efforts de la malade. L'impuissance de la nature semblait manifeste. A cinq heures du soir, le médecin de la famille se décida à tenter une application de forceps ; les deux branches sont successivement introduites sans causer trop de douleur. Mais, dès les premières tractions essayées pour engager la tête, la malade ressentit une douleur extrêmement vive, fulgurante, dans toute l'étendue du membre inférieur gauche, depuis la hanche jusqu'au pied, comme si on lui avait tordu ou arraché la jambe. Le forceps, qui probablement avait été appliqué d'une manière irrégulière, lâcha prise brusquement sans avoir changé la position de la tête. Quatre autres tentatives prolongées n'eurent pas plus de succès ; l'instrument glissa chaque fois. Comme dans la première épreuve, l'introduction était facile et peu sensible pour la malade. Mais les efforts de traction ramenaient la douleur aussi atroce que la première fois.

Après deux heures accordées à Mme X..., on fit appeler M. Jacquemier, qui trouva la tête toujours dans la même position quasi-transversale, dont elle n'avait pas bougé, mais les os du crâne avaient subi plusieurs fractures, et la mort du fœtus n'était pas douteuse. Tenant compte de cette dernière circonstance, de la difficulté que présentait une application régulière du forceps et de la crainte que la vue de l'instrument inspirait à la malade, M. Jacquemier ouvrit largement le crâne, évacua la matière cérébrale et put faire descendre ainsi la tête, en lui donnant en même temps une meilleure direction. Dès ce moment, la femme, joignant ses efforts à ceux de l'accoucheur, l'extraction, quoique un peu longue, n'offrit pas de difficulté sérieuse, et surtout les douleurs du membre inférieur gauche ne se reproduisirent plus.

Après l'accouchement, on ne constate pas de lésion aux parties externes. Pendant les deux ou trois jours qui suivent, on observe de la fatigue, de l'abattement, un peu de fréquence du pouls. Vers le onzième jour, la cuisse droite est prise d'une *phlegmatia alba dolens* modérée, qui, trois semaines après, envahit à son tour la cuisse gauche ; mais ce n'est qu'en plaçant un bandage roulé sur le membre dont l'engorgement est en voie de résolution, qu'on s'aperçoit, plus d'un mois après l'accouchement, que le pied est immobile dans l'extension forcée. Néanmoins, la malade affirme que le fait existait déjà au moment où elle avait été transportée sur le lit de misère, et qu'elle l'avait fait remarquer sans qu'on y fît attention : outre qu'elle ressentait un peu de douleur et d'engourdissement à la partie inférieure de la jambe, elle s'était bien aperçue que son pied n'était pas dans sa situation habituelle.

Le 4 décembre, la malade a pu se lever une première fois sur une chaise longue, mais l'état de paralysie de la jambe et du pied gauche rendait la marche impossible. Ce n'est que le 1er février 1866 que Mme X... fut confiée aux soins éclairés de M. le Dr Château, d'après le conseil de M. Nélaton.

Voici, d'après les renseignements que nous tenons de ce médecin, l'état dans lequel se trouvait la malade au mois de mars 1866, c'est-à-dire cinq mois après l'accouchement :

Mme X... n'est pas sortie de son appartement depuis ses couches, elle ne peut passer d'une pièce dans une autre qu'avec le secours d'une chaise à roulettes, sur laquelle elle appuie le genou gauche comme sur une béquille à quatre pieds. La jambe droite est parfaitement saine.

A la cuisse gauche, les muscles ont conservé intactes leur sensibilité et leur contractilité électriques. Les mouvements d'extension et de flexion de la cuisse sur le bassin s'exécutent facilement.

La jambe et le pied gauche présentent de l'œdème particulièrement au niveau des malléoles.

Le pied est dans la plus grande extension possible, et sa direction est presque en ligne droite avec celle de la jambe. En le prenant avec les deux mains, on le ramène assez facilement à l'angle droit, mais il reprend sa première direction aussitôt que la main l'abandonne. Le gros orteil est porté en dedans.

Dans les mouvements qu'on imprime au pied et à la jambe, aucun muscle ne se contracte, aucun tendon ne fait saillie. Il n'y a

Charpentier.   10

que les mouvements de flexion et d'extension de la jambe sur la cuisse que la malade exécute assez facilement, les muscles fémoraux ayant conservé leur intégrité.

La contractilité électro-musculaire est nulle, aussi bien en avant qu'en arrière, depuis le pied jusqu'au creux poplité. La sensibilité diminuée dans les mêmes régions.

D'après tous ces signes, M. le Dr Château diagnostiqua une paralysie de la jambe et du pied gauche, consécutive au traumatisme du nerf sciatique pendant l'accouchement précédent.

Comme à ce moment la malade était encore sous l'influence de crises nerveuses non hystériques qui se renouvelaient deux ou trois fois par semaine, on dut ajourner au mois d'avril suivant l'emploi thérapeutique de l'électricité, conseillé par M. Nélaton. Les séances eurent lieu deux fois par semaine, par trois fois, pendant les mois de mai et de juin.

En même temps, dans le but de ramener et de maintenir le pied dans sa position normale, M. le Dr Château fit construire, par M. Mathieu, un petit appareil qui permit à la malade de marcher dans son appartement sans le secours de la chaise à roulettes, et au bout d'un mois, Mme X... pouvait descendre ses cinq étages et faire quelques pas dans la rue. Le pied avait recouvré presque complétement sa position et sa direction normales.

Au mois de juillet, la malade fut envoyée aux eaux de Bourbonne-les-Bains, où elle fit une saison complète dont elle éprouva de bons effets.

L'électricité ne fut reprise qu'au mois de septembre suivant et continuée sans interruption. Actuellement, Mme X... est encore en traitement, mais son état est très-amélioré.

L'appareil orthopédique a été laissé de côté depuis le mois d'octobre 1866. La marche est devenue possible, non-seulement dans l'appartement, mais au dehors. L'œdème a complétement disparu. La contractilité électrique est revenue complétement dans les muscles du mollet et en partie dans ceux de la région jambière interne. Les muscles de la région externe, particulièrement les péroniers, commencent aussi à se contracter un peu, et à chaque séance la tension, le tiraillement, qui s'exercent à la face plantaire sur le trajet du tendon du long péronier latéral, sont parfaitement perçus par la malade.

Les muscles propres du pied ne sont pas encore sensibles à la faradisation. Néanmoins, et sous l'influence des contractions du long fléchisseur commun, on observe des mouvements dans les quatre derniers orteils, mais le gros orteil est toujours immobile.

En résumé, la contractilité a déjà reparu plus ou moins complétement dans un certain nombre de muscles, et M. le Dr Château ne désespère pas d'obtenir, dans plus ou moins de temps, le retour complet des mouvements de la jambe et du pied.

Parmi les points intéressants que présente cette observation, nous ferons remarquer surtout la liaison frappante de la paralysie de la jambe et du pied gauche avec les vives douleurs que la malade a éprouvées sur le trajet du nerf sciatique correspondant qui, dans ce cas particulier et malgré l'emploi d'un traitement rationnel, ont persisté plus d'une année. Enfin, nous signalerons les excellents résultats que M. le Dr Château a retirés de la faradisation persévérante des muscles frappés de paralysie.

OBS. XCII. — Obs. 4 (recueillie par le Dr Horaud fils). *Fistule vésico-vaginale et paralysie avec atrophie du membre pelvien droit, consécutive à un accouchement laborieux.* — Rosalie R..., 33 ans, née à Proveyrieux (Ain), entre le 11 juillet 1864 à l'Hôtel-Dieu de Lyon, salle Saint-Antoine, service de M. Desgranges.

Cette femme est forte, bien conformée, d'un tempérament lymphatico-sanguin, possédant un embonpoint assez prononcé, elle a été réglée à 17 ans A partir de cette époque, la menstruation a toujours été régulière jusqu'à sa grossesse, irrégulière depuis l'accouchement.

Elle s'est mariée le 5 mai 1863, elle a accouché le 4 mai 1864. La grossesse avait été bonne, accompagnée seulement d'œdème autour des malléoles droites. Les mouvements de l'enfant se faisaient sentir principalement à gauche. L'accouchement eut lieu à terme. L'enfant se présenta par la tête. Les grosses douleurs durèrent trois jours, et, le dernier jour surtout, la malade ressentit dans le membre pelvien droit des douleurs assez vives pour nécessiter l'emploi de frictions calmantes. Les souffrances étaient moindres au lit que dans la station debout.

La sage-femme, après avoir vainement essayé de terminer l'accouchement avec la main seule, au moyen de manœuvres qui durèrent deux heures environ, fit elle-même une application de forceps. A ce moment, les douleurs du membre pelvien augmentèrent d'intensité. Mais, aussitôt après la sortie du fœtus, la malade fut considérablement soulagée, et il ne resta plus quo de l'engourdissement qui persiste encore.

Les suites de l'accouchement furent assez simples, quant à l'état général; mais, huit jours après, la malade commença à perdre involontairement ses urines, et peu à peu survint l'amaigrissement du membre pelvien droit, avec gêne dans les mouvements des orteils.

Avant d'entrer dans la salle Sainte-Anne, la malade resta un mois environ dans la salle Sainte-Marthe, où elle fut électrisée huit fois.

A son entrée dans notre service, voici ce que nous avons constaté. Amaigrissement de tout le membre pelvien droit. De ce côté, la cuisse et la jambe ont 2 centimètres de moins en circonférence que du côté sain. Chute du pied. Immobilité des orteils et principalement du gros orteil qui accroche les draps du lit, comme la malade le dit elle-même. Pas de douleurs vives, simple engourdissement. Calorification à peu près normale. Gêne de la marche par suite de la chute du pied. La contractilité électro-musculaire persiste, mais elle est notablement diminuée. Bon état général. Constipation. Perte involontaire des urines, résultat d'une fistule située dans le cul-de-sac vaginal antérieur, sur la cloison vésico-vaginale, et entourée de brides cicatricielles. Erythème de la vulve, des fesses et de la partie supéro-interne des cuisses.

Le 22 juillet, on commença à électriser le membre malade, et l'on ne cessa que le 12 septembre, à cause de l'apparition des règles. L'électrisation fut faite régulièrement tous les jours une fois, pendant cinq minutes environ, en promenant les pôles d'un appareil d'induction sur le trajet des nerfs. Sous l'influence de la faradisation, on voit les muscles se contracter et les orteils se mouvoir. Après chaque séance, la malade marche plus facilement pendant quelques heures. Le 16 septembre, on prescrit à la malade une purgation; les règles ont cessé depuis la veille, et, le 17, on pratique l'opération de la fistule vésico-vaginale, en suivant les préceptes du procédé américain et en employant la glace et la suture moniliforme. Cette opération est d'une difficulté extrême, à cause de la profondeur à laquelle est située la fistule.

Un instant, on est sur le point d'y renoncer, enfin on parvient à placer trois points de suture, mais on compte peu sur le succès. Une sonde est placée à demeure dans la vessie. Les suites de l'opération sont simples. Fièvre légère; matin et soir on change la sonde. Le 24 septembre, on enlève la suture, le résultat de l'opération est nul. Le lendemain, on prescrit un lavement pour favoriser l'évacuation des matières fécales, qui n'a pas eu lieu depuis l'opération. En même temps, on cherche à relever les forces par un régime convenable. Le 17 octobre, la malade sort de l'Hôtel-Dieu. Elle n'a obtenu aucune amélioration au point de vue de la fistule; elle continue à perdre ses urines comme précédemment, mais elle a retiré de bons résultats de l'électrisation. Ainsi, elle marche plus facilement et elle a recouvré en partie les mouvements du pied et des orteils. L'amaigrissement persiste toujours.

Obs. XCIII. — Obs. 5 (prise dans le service de M.* le Dr Laroyenne, à la Charité de Lyon). — *Fistule vésico-vaginale et paralysie avec atrophie du membre pelvien gauche consécutive à un accouchement laborieux. Prédominance des accidents dans la sphère du sciatique, poplité externe.* — Louise Collin, femme Caron, 22 ans, ménagère, domiciliée à Lyon, entre le 5 septembre 1866, à l'Hôtel-Dieu de Lyon, salle Saint-Paul, n° 69, service de M. Laroyenne.

Santé antérieure toujours bonne, pas de rhumatisme ni d'antécédents hystériques. Cette jeune femme devint enceinte, pour la première fois, pendant l'été 1865. Sa grossesse fut exempte de

troubles ou de malaises quelconques, pas d'anasarque, pas de
modifications de l'innervation ou de la circulation, mais un peu
d'amaigrissement. Jamais, pendant la durée de la gestation, de faiblesse ni de troubles de la sensibilité dans les membres inférieurs.

Le travail de l'accouchement commença le 15 décembre 1865,
la femme étant à terme, et dura trente-quatre heures. La sage-
femme qui l'assistait dut faire appeler un médecin, et après une
application de forceps assez simple, on retira un enfant volumineux, régulièrement conformé, mais privé de vie. La mort était
récente et avait eu lieu pendant le travail. Durant cette période
si laborieuse, la malade ne ressentit, affirme-t-elle, rien autre
chose dans les membres inférieurs qu'une lassitude très-marquée,
mais pas de douleurs ni de crampes notables.

La délivrance fut normale, sans hémorrhagie considérable ; il
n'y eut pas de convulsions. Dès que l'accouchement fut complètement terminé et qu'elle fut mieux revenue au sentiment de sa situation, la malade ne sentit plus ses jambes qui étaient engour-
dies, inertes, comme mortes, puis survinrent de petits picotements
et des élancements ; jamais de douleurs lombaires. Au bout de
huit jours environ, la sensibilité et le mouvement reparurent dans
le membre droit, mais la jambe gauche resta flasque et paralysée ;
la malade était obligée d'y porter les mains pour la soulever dans
le lit. En même temps survint l'émission involontaire de l'urine
par suite de la formation d'une fistule vésico-vaginale ; pendant
plus de quinze jours après l'accouchement, il n'y eut aucune
selle. Dès que la malade voulut se lever, il lui fut impossible de
se tenir debout et de se livrer à la marche ; la jambe gauche était
complétement paralysée, mais les mouvements de la cuisse du
même côté étaient encore possibles ; la malade se fit admettre à
l'Hôtel-Dieu, salle Sainte-Anne, vers le milieu de janvier 1866,
c'est-à-dire un mois après l'accouchement, et y séjourna environ
deux mois et demi, pour faire traiter sa fistule, mais on dut forcément ajourner l'opération à une époque plus éloignée, et on se
borna à lui prescrire des frictions excitantes sur la jambe gauche,
qui déjà, à ce moment, était plus amaigrie que la droite.

Au sortir de la salle Sainte-Anne, il y avait une amélioration sensible ; le pied commençait à pouvoir s'appuyer à terre, et la marche,
quoique très-lente, était à la rigueur possible avec le secours
d'une canne. La menstruation était revenue assez régulièrement.

Le 5 septembre 1866, cette malade rentre de nouveau à l'Hôtel-
Dieu, salle Saint-Paul, service de M. Laroyenne, et c'est là que
nous avons pu l'examiner facilement.

Cette jeune femme est de petite taille, maigre, d'un tempérament lymphatique.

Les deux membres inférieurs sont notablement amaigris, comme du reste les autres parties du corps; mais le membre gauche l'est plus que le droit. La mensuration de la circonférence au niveau du mollet donna à droite 0 m. 24 et à gauche 0 m. 21 seulement.

Dans le lit, l'attitude préférée par la malade est la demi-flexion de la jambe sur la cuisse; le pied dans l'extension, tombant immobile et inerte, on ne peut le fléchir qu'avec peine et incomplétement. Ce mouvement forcé provoque une tension douloureuse au niveau du creux poplité. Il semble que les muscles du mollet sont un peu contracturés par suite de l'habitude qu'a prise la malade d'appuyer à terre surtout la pointe de son pied. Lorsqu'elle veut se coucher, les orteils accrochent les draps du lit.

La marche possible, quoique très-pénible, ne s'accomplit qu'en boitant et en jetant la jambe; presque tout le poids du corps porte sur l'extrémité antérieure du pied et très-peu sur le talon.

La flexion spontanée du pied sur la jambe est impossible, à cause de la paralysie des muscles des régions antérieure et externe de la jambe et du dos du pied.

La sensibilité est moins nette que dans les parties correspondantes de la jambe droite, bien qu'au dire de la malade il y ait eu déjà sur ce point une amélioration notable.

Absence de mouvements réflexes. A l'état de repos, la malade ne ressent pas de douleur, mais seulement parfois quelques légers fourmillements; pendant la marche, la plante des pieds est le siége de picotements douloureux qui se manifestent aussi à la partie supérieure du mollet, un peu en dehors, vers le point oú le sciatique poplité externe contourne la tête du péroné. Ces douleurs apparaissent aussi dans le lit, lorsque la malade tient un peu de temps la jambe étendue sur la cuisse. La jambe gauche est plus froide que la droite, et cela d'une manière constante, appréciable aussi bien pour la malade que pour l'observateur.

Exploration électrique. — Le même courant, difficilement supporté, qui détermine dans le membre inférieur droit et dans la cuisse gauche des soubresauts musculaires assez vifs et étendus, ne provoque pas de contractions dans toute l'étendue de la jambe et du pied du côté malade, surtout dans les régions antéro-externes de la jambe et dorsale du pied. En promenant les pôles de l'appareil sur le mollet, on amène de légers mouvements de flexion des orteils. Si on augmente la force du courant, il arrive à être perçu sous forme de picotements douloureux, et la malade cherche à s'y soustraire instinctivement, mais par un mouvement de totalité du membre auquel la jambe reste étrangère et qui se passe exclusivement dans la cuisse restée saine.

Pas de douleurs actuelles sur le trajet du nerf sciatique au-dessus du creux poplité. Pas de douleurs spontanées, ni provoquées le long du rachis, ni dans le bassin. Rien aux organes génitaux internes; la menstruation est régulière. Erythème des cuisses occasionné par le contact de l'urine s'écoulant par la fistule. Toujours un peu de paresse du gros intestin.

Etat général satisfaisant. On a tenté une première opération qui n'a pas amené d'une manière complète l'occlusion de la fistule. L'électrisation du membre paralysé a été pratiquée un certain nombre de fois, toujours avec profit, pour la malade, et combinée avec l'emploi de frictions excitantes.

Vers la fin de janvier 1867, après que les résultats de l'opération ont été constatés, la malade quitte l'hôpital pour passer quelque temps dans sa famille.

La paralysie de la jambe gauche va toujours diminuant peu à peu, ainsi que l'atrophie musculaire concomitante. La malade commence à marcher sans le secours d'une canne, mais toujours avec un peu de claudication et en s'appuyant surtout sur la pointe du pied.

Age. — Nous n'avons pas, on le comprend, à nous occuper de l'âge de nos malades au point de vue des paraplégies traumatiques, les conditions dans lesquelles ce traumatisme se produit pouvant, on le comprend, exister à tout âge et dépendant de circonstances tout à fait étrangères. Il semblerait, pourtant, si l'on s'en rapportait au préjugé, que cet accident dût surtout se produire chez des femmes jeunes ou âgées, chez lesquelles on a l'habitude de considérer le travail comme devant être plus long. Mais il n'en est rien ; il suffit, en effet, de passer quelque temps dans une maternité pour voir qu'il y a là une véritable erreur et que c'est à une idée préconçue qu'est due l'assertion que l'accouchement est toujours plus long chez les femmes qui rentrent dans ces deux catégories. Dans les deux ans que nous avons passés à la Clinique, nous avons eu sous les yeux un certain nombre de femmes qui sont venues accoucher à 18, 19 ans, quelques-unes même étaient à peine sorties de l'enfance, et à 17, 16, 15 et 14 ans 1/2, se sont présentées à nous enceintes et près d'accoucher ; eh bien, non-seulement nous avons pu constater que chez elles l'accouchement s'est passé normalement, mais nous irions même peut être plus loin si nous ne craignions d'être trop affirmatif, et il résulte de nos observations que l'accouchement chez elles aurait été au contraire relativement plus rapide que chez les femmes de 20 à 25 ans. La part de la primiparité une fois faite, chez elles donc, la compression aurait été moins prolongée et les accidents puerpéraux ont été exceptionnels.

Il n'en est pas tout à fait de même chez les femmes plus âgées, et il nous semble qu'en effet, chez les femmes qui ont passé 30 ans et qui sont enceintes pour la première fois, le travail a été un peu plus lent. Chez ces femmes les contractions utérines nous ont paru un peu moins énergiques et nous ont semblé réclamer plus souvent l'intervention. Nous en avons eu un exemple des plus frappants chez une femme que nous avons vue avec M. Tarnier, et chez laquelle, malgré la bonne conformation du bassin et la dilatation presque complète du col, les contractions utérines à un moment donné ont fait complétement défaut. Il y a eu, il est vrai, chez cette femme, une série d'accidents qui pourraient expliquer à la fois la lenteur du travail et la nécessité de l'intervention :

Rupture prématurée des membranes, quatorze jours avant l'accouchement, constatée par nous ; procidence du cordon et position postérieure en O, I. D. Mais ce qui a surtout fait la difficulté, c'est l'absence de contractions utérines, le défaut d'engagement de la partie fœtale, et ces difficultés ont été telles que ce n'est qu'après la perforation du crâne et la céphalotripsie que l'on a pu extraire l'enfant et avec des difficultés considérables. La malade n'a pas eu, il est vrai, de paralysie, mais elle a conservé pendant plusieurs mois des douleurs et des crampes dans les membres inférieurs, qui attestaient la compression des plexus sacrés. La bonne conformation du bassin avait été constatée par nous et par M. Tarnier.

Sans donc attacher une trop grande importance à l'âge

des malades, il faut être du moins plus réservé que pour
les sujets plus jeunes, et admettre que, dans quelques cas,
l'âge relativement avancé des malades a pu agir d'une
certaine façon pour rendre le travail plus long et favoriser, jusqu'à un certain point, les compressions des nerfs
par le séjour prolongé de la tête fœtale.

Si, en effet, nous nous reportons à l'âge des malades
dans les 11 observations que nous avons citées plus haut,
nous voyons que, sur les 3 malades de M. Bianchi, si l'une
était âgée de 22 ans, les 2 autres avaient, l'une 33, l'autre
34 ans.

La femme qui fait le sujet de la première observation
de Romberg avait 33 ans ; la malade de Schupmann, 46
ans; celle de Lhéritier, 32 ans ; celle de Bedford, 32 ans.

Et dans les autres observations l'âge n'est pas indiqué.
Nous avons donc 5 femmes sur 11 ayant dépassé 30 ans,
ce qui est relativement un chiffre considérable et ce qui
justifie, jusqu'à un certain point, la vérité de ce que nous
avons avancé.

Fréquence. — Il n'en est pas moins vrai que ces faits de
paraplégie traumatique sont fort rares, et que cela peut
paraître extraordinaire, comparé au nombre des accouchements laborieux. On pourrait donc, jusqu'à un certain
point, admettre une certaine prédisposition individuelle,
qui serait dans certains cas favorisée par deux circonstances, la primiparité et la situation du fœtus,

Nous trouvons, en effet, la primiparité signalée dans la
plupart de nos observations, et le nombre des grossesses
non indiquées chez les autres. Une seule observation,
celle de Schupmann, se rapporte à une femme qui en
était à sa troisième grossesse, mais la femme était âgée de
46 ans, et, sans être exceptionnelles, les grossesses, à cet
âge, deviennent plutôt des faits rares.

Or, chez les primipares, on retrouve précisément ces
conditions de résistance des tissus, de lenteur du travail,
qui font que, là où la durée moyenne des accouchements
chez les multipares est de dix à douze heures au plus,
souvent beaucoup moins, et cela en proportion du nombre des grossesses antérieures, chez les primipares, au
contraire, la moyenne est de dix-huit à vingt-quatre
heures. Ajoutons à cela que c'est surtout après la première
période du travail que se produisent ces différences du
travail entre les multipares et les primipares, et l'on
comprendra pourquoi c'est surtout chez ces dernières que
l'on observe et que l'on devait observer les paraplégies
traumatiques.

Pendant la première période, en effet, ce qui retarde
l'accouchement, c'est la dilatation du col, et, chez les multipares, une fois la dilatation opérée, on voit généralement
l'accouchement marcher avec une rapidité quelquefois
véritablement surprenante, et la partie fœtale, descendue,
exécuter son mouvement de rotation, et être expulsée à
l'aide de deux ou trois douleurs au plus. La résistance
principale siège au col, et, la difficulté une fois vaincue,
les parties molles vaginales, périnéales et vulvaires,
n'opposent généralement qu'une faible résistance qui cède
rapidement à des efforts un peu soutenus.

Il n'en est pas de même chez les primipares ; chez
elles, en effet, dès le début, l'accouchement est plus lent,
plus progressif, si l'on peut s'exprimer ainsi ; chez les
multipares, le col arrive à la dilatation d'une pièce de
5 francs, cède quelquefois brusquement, et une ou deux
douleurs suffisent souvent pour amener à la fois la dilatation complète du col, la rupture des membranes, et
l'expulsion hors des parties génitales du produit de la
conception. Chez les primipares, il n'en est plus de même,
et le col et les parties molles ne cèdent que lentement,

que successivement, et sous l'influence d'efforts de plus en plus soutenus, qui, quelquefois même, ne sont pas suffisants à triompher des résistances opposées par ces parties.

Le col, en effet, ne se dilate que lentement; le segment inférieur de l'utérus est quelquefois poussé jusqu'à la vulve, au point que les lèvres du col sont visibles, en écartant légèrement les lèvres vulvaires ; plus ou moins gonflées, plus ou moins tuméfiées; ajoutez à cela l'engagement prématuré de la tête, qui, occupant quelquefois l'excavation dès le début du travail, exerce ainsi des compressions plus prolongées sur les organes contenus dans cette excavation, et enfin, la résistance du périnée, et on comprendra facilement la prédisposition des primipares à cette forme d'accidents.

La résistance du périnée peut quelquefois se prolonger plusieurs heures, quelquefois même d'une façon indéfinie, et les eschares, les gangrènes vaginales, les fistules, qui sont la conséquence du séjour prolongé de la tête, sont aujourd'hui des preuves incontestées de ces pressions de la tête fœtale.

Si avec cela la tête se présente dans une position transversale ou postérieure, les difficultés se trouvent encore accrues, et la longueur du travail en est la conséquence forcée.

Dans l'accouchement régulier, tous les temps, et en particulier celui de rotation, se succèdent sans difficulté, et ce mouvement s'exécute avec d'autant plus de facilité que l'occiput est primitivement plus en avant; mais, si l'occiput est tourné en arrière, non-seulement ce mouvement s'exécute plus lentement, mais il peut même faire complétement défaut et rendre l'accouchement impossible.

Qu'elle tienne à la faiblesse des contractions utérines, au volume de la tumeur séro-sanguine qui se forme quand la tête reste longtemps dans l'excavation et qui, suivant Tarnier, en s'engageant dans le vide de l'arcade des pubis, peut rendre ce mouvement de rotation impossible ; à l'enclavement des épaules et surtout à leur volume (Jacquemier), il n'en est pas moins vrai que cette absence de rotation, plus fréquente dans les positions postérieures, est souvent un obstacle réel à l'expulsion du fœtus et expose les organes et en particulier les nerfs contenus dans le bassin, à des compressions, à des contusions qui se traduisent par des crampes, des douleurs dans les membres inférieurs qui persistent quelquefois après l'accouchement et ne peuvent être attribuées qu'à ces compressions.

Dans ces cas, en effet, les conditions que M. Bianchi a considérées comme s'opposant ordinairement à ces compressions, font défaut. La saillie de l'angle sacro-vertébral est franchie, puisque la tête est dans l'excavation, et la tête, quoique poussée vers la partie antérieure du bassin, n'en est pas moins obligée de parcourir toute la hauteur des parois latéro-postérieures du bassin pour opérer son mouvement de descente avant d'exécuter son mouvement de rotation, d'où des compressions prolongées sur les plexus nerveux et en partie sur le sciatique. On sait, en effet, que ce n'est que quand la tête est arrivée sur le périnée que ce mouvement de rotation s'exécute. Les travaux de Nægele, de P. Dubois, reproduits dans tous les traités classiques d'accouchements et en dernier lieu par M. de Soyre dans sa thèse inaugurale, 1869, ont mis ce fait hors de doute ; et quoique tous s'accordent à constater que ce mouvement s'exécute d'autant mieux que le périnée est plus résistant, il n'en est pas moins vrai que ce mouvement est souvent très-difficile, pour ne pas dire impossible, chez les primipares et qu'il n'est pas un accoucheur qui n'ait été à même d'observer la lenteur du travail chez les primipares dans le cas de position occipito-postérieure, et souvent même la nécessité d'une intervention qui n'est due qu'à cette seule cause. M. Depaul insiste avec soin dans ses leçons sur ce point, et M. Bailly, dans un mémoire, reproduit en partie dans la thèse de M. Chantereau, en 1869, ont de nouveau insisté sur ce point.

Sans doute, comme le dit M. de Soyre, on voit quelquefois, assez souvent même, chez les multipares, l'accouchement se terminer avant que la rotation soit complète, et la tête se dégager en conservant une position légèrement diagonale, ce qui n'existe jamais chez les primipares, où l'accouchement ne se termine que quand la rotation est complète, mais il y a ici une erreur d'interprétation.

Oui la résistance du périnée favorise le mouvement de rotation, nous l'admettrons avec tous nos maîtres, et elle le favorise, comme le dit Cazeaux, en augmentant les contractions utérines et en aidant à la direction en avant de l'occiput ; mais il faut que ces résistances ne soient pas trop considérables, car alors les contractions utérines s'épuisent au bout d'un certain temps, et le travail non-seulement se ralentit, mais même s'arrête complétement. Si, chez les multipares, l'accouchement se termine malgré l'absence complète du mouvement de rotation, c'est que les dernières parties à franchir sont molles, peu résistantes, plus dilatables, et par conséquent cèdent au moindre effort, tandis que, chez les primipares, l'anneau vulvaire, offrant souvent une résistance considérable, exige pour être traversé des efforts considérables aussi, et si le mouvement de rotation se complète chez elle, c'est que les contractions utérines se soutiennent jusqu'à la fin, qu'elles augmentent même à cette dernière période du travail, ce qui explique tout à la fois et le complément du mouvement de rotation et l'expulsion du fœtus. Que ces contractions utérines viennent à diminuer, à faiblir à un moment donné, le mouvement de rotation s'arrêtera, et alors la résistance du périnée, au lieu d'être une circonstance favorable, deviendra au contraire un obstacle souvent infranchissable, et déterminera une intervention à laquelle on n'eût pas eu besoin de recourir, s'il s'était agi d'une multipare.

Cette absence du mouvement de rotation est tellement, dans ces cas, la cause de l'arrêt du travail, que M. Depaul pose en principe que toutes les fois que l'on intervient par une application de forceps dans les positions postérieures, on doit produire artificiellement ce mouvement de rotation et ramener l'occiput en avant; et, tant dans le mémoire de M. Bailly que dans la thèse de M. Chantereau, on trouvera une série de faits qui prouvent combien, dans certains cas, cette petite manœuvre se fait avec facilité. Nous n'avons pas à discuter ici ce manuel opératoire et à examiner les objections qui lui ont été faites, cela nous éloignerait trop de notre sujet, mais ce que nous voulions constater, c'est que, dans les positions postérieures, chez les primipares en particulier, le travail étant toujours plus long, les compressions exercées par la tête fœtale étaient toujours de plus longue durée, et qu'il y avait là une prédisposition à ces paraplégies dont nous nous occupons, et que la primiparité et en particulier la position transversale de la tête et l'absence du mouvement de rotation ont été constatées dans une des observations de M. Bianchi, celle qu'il doit à M. Jacquemier. Il y a là évidemment une lacune regrettable dans les observations, lacune que des observations ultérieures viendront probablement combler.

Voyons maintenant si les signes, la marche de ces paraplégies ne présentent pas des caractères particuliers qui

nous justifient d'en avoir présenté l'étude, dans un chapitre spécial.

Ici encore, nous ne pouvons mieux faire que de nous reporter au travail de M. le D⁻ Bianchi, auquel nous trouve-
rons à faire de larges emprunts.

Signes et diagnostic. Nous avons vu que certaines formes de paralysie, et entre autres, les paralysies liées à
l'albuminurie, étaient précédées d'une véritable période
prodromique qui appartenait en propre à l'éclampsie.
Nous allons retrouver ici jusqu'à un certain point des phénomènes que l'on pourrait considérer comme précurseurs
de ces paraplégies, nous dirons presque comme le premier degré de la maladie.

Nous avons en effet déjà signalé ces douleurs si vives
que quelques malades éprouvent dans le trajet du nerf
sciatique pendant le travail. Signalées par tous les accoucheurs, ces douleurs, qui se traduisent chez nombre de
femmes par des sensations de crampes, de fourmillements,
d'engourdissements dans les membres, sont quelquefois
extrêmement prononcées, si prononcées même, qu'elles
priment quelquefois toute la scène pathologique, et que
la douleur causée par la contraction utérine disparaît devant elles, et elles sont beaucoup plus fréquentes qu'on
ne le croit. Modérées la plupart du temps, elles sont
supportées avec une certaine impatience par les malades;
mais dans d'autres cas, elles prennent une acuité extrême,
et peuvent par leur acuité seule entraver le travail en em-
pêchant la femme de faire, comme on le dit, valoir ses
douleurs. Portant tantôt plus spécialement sur le nerf
crural, et alors c'est surtout à la partie antérieure de la
cuisse qu'elles se font sentir : tantôt sur l'obturateur, et
alors c'est à la partie interne de la cuisse qu'elles se manifestent; le plus souvent, sur le grand nerf sciatique; tantôt,

enfin, sur tous ces nerfs à la fois, elles se succèdent pourtant le plus habituellement les unes aux autres, indiquant par cette succession même, jusqu'à un certain point, les progrès de l'engagement de cette tête fœtale, les douleurs déterminées par la compression du nerf crural et du nerf obturateur se faisant sentir avant celles du nerf sciatique, et à une période moins avancée du travail.

C'est en effet sur ce dernier nerf que se concentrent toutes les compressions exercées par la tête fœtale, et cela à la fin du travail surtout, et d'autant plus que cette tête mettra plus de temps à opérer ses mouvements de descente et d'engagement; ce qui le prouve, c'est en général la disparition rapide de ces douleurs aussitôt que la compression a cessé. Mais, si cette compression s'est exercée trop longtemps, ou d'une façon trop énergique, si elle a été augmentée par les tractions exercées à l'aide du forceps, on voit quelquefois ces douleurs persister plus ou moins longtemps après l'accouchement, et quelquefois des accidents paralytiques venir leur succéder. C'est du moins ce qui résulte de la lecture d'un certain nombre de nos observations. Assurément, ces douleurs sont extrêmement fréquentes, comparées à la rareté des paraplégies traumatiques; mais leur existence presque constante pendant l'accouchement, dans les cas où l'on a observé des paraplégies, nous autorise assurément à rapprocher ces deux phénomènes et à établir entre eux une relation directe. Que prouve l'absence de paraplégie dans l'immense majorité des cas, qu'il faut que ces compressions aient été portées à un degré extrême, voilà tout, et, dans les cas où elles ont précédé ces paraplégies, ces douleurs nous paraissent pouvoir être considérées comme de véritables phénomènes précurseurs, constituant, pour les paraplégies traumatiques, une sorte de période prodromique.

Que cette période prodromique existe ou non; l'appa-

rition de la paraplégie a lieu dans tous les cas à une période assez rapprochée du travail. C'est au bout de vingt-
quatre, de quarante-huit heures, de quelques jours au
plus, qu'apparaissent ces phénomènes paralytiques, qui
pourraient à la rigueur se produire plus tard sans que
pour cela on pût exclure l'idée du traumatisme ; c'est du
moins, ainsi que nous l'avons dit plus haut, ce qui a été
constaté par Niemeyer et Follin.

MM. Vulpian et Bastien, dans leur mémoire sur les effets
de la compression des nerfs, *Gaz. méd. de Paris*, 1855;
Tillaux, Des affections chirurgicales des nerfs, thèse de
concours, 1866, ont insisté sur ces faits.

Ce dernier, passant en revue ces différents troubles,
étudie d'abord ceux qui portent sur la sensibilité, et constate qu'elle peut être abolie, diminuée, augmentée ou
pervertie.

Cette abolition de la sensibilité peut être complète ou
incomplète, se manifester sous forme d'analgésie ou d'a-
nesthésie, le plus souvent, les deux ensemble; il peut
même y avoir thermo-analgésie, c'est-à-dire insensibilité
de la peau aux différentes températures.

La sensibilité, au contraire, peut être augmentée, et alors
tantôt il y a une véritable névralgie traumatique qui apparaît surtout tardivement dans les cas de compression des
filets nerveux. Tantôt diffuse, disséminée, sans trajet déterminé, cette hyperesthésie est parfois portée à un degré
extrême. Tantôt la douleur suit le trajet du nerf comprimé
ou se localise dans certains points.

La sensibilité peut être pervertie, et alors ce sont des
picotements, des chatouillements, des fourmillements
pénibles qu'éprouvent les malades, phénomènes qui peuvent signaler le début d'une véritable hyperesthésie et
n'être passagers, ou bien conduire à une paralysie de la
sensibilité.

Charpentier.   11

Du côté de la motilité, les troubles peuvent de même être variables depuis une simple diminution des mouvements, de la gêne, de l'engourdissement, de la faiblesse, jusqu'à l'impossibilité absolue de se servir des membres à la perte absolue de [la motilité.

Du côté de la nutrition du membre, cette absence d'innervation prolongée finit par agir sur la contractilité musculaire, mais il faut qu'elle se soit prolongée pendant un certain temps ; car la fibre musculaire conserve longtemps sa propriété excito-motrice, et ce n'est qu'au bout d'une époque en général assez éloignée du début de la paraplégie que l'on voit survenir un certain degré d'atrophie musculaire qui a été constaté dans plusieurs des faits que nous avons cités.

Quant aux troubles dans les sécrétions et la calorification, ils sont plus immédiatement sous la dépendance du grand sympathique. On sait aujourd'hui, en effet, qu'on doit attribuer l'abaissement de la température, dans les membres malades, au ralentissement (par contraction vasculaire) qu'éprouve la circulation locale par suite de la paralysie plus ou moins complète des filets vaso-moteurs d'origine cérébro-spinale.

MM. Vulpian et Bastien constatant, dans les cas de compression des nerfs, la marche lente et progressive des phénomènes, ont établi trois stades :

Le premier, caractérisé par des fourmillements, des picotements, une sensation de chaleur ;

Le deuxième, par une exaltation notable de la sensibilité qui peut aller jusqu'à l'hyperesthésie ;

Le troisième, par la perte de la sensibilité et la paralysie musculaire.

Eh bien, cette description, si bien faite par M. Vulpian, Bastien, Tillaux, auxquels nous l'avons empruntée textuellement, est précisément celle de la paraplégie traumatique.

Une femme accouche; pendant le travail qui se termine, soit naturellement, soit artificiellement, les nerfs du bassin subissent des compressions plus ou moins prononcées, se manifestant par des douleurs plus ou moins vives, et au bout de quelques heures, de quelques jours, apparaissent les phénomènes de paralysie.

Ces phénomènes portent en effet à la fois sur la sensibilité et sur la motilité, et présentent toutes les variétés si bien signalées par Vulpian et Tillaux; la sensibilité étant prise la première, et les troubles de la motilité ne survenant qu'en second lieu : ce sont d'abord en effet des fourmillements, des engourdissements, des crampes, une hyperesthésie locale qui se manifestent les premiers ; puis survient ensuite de l'engourdissement, et alors apparaissent les troubles de la motilité qui peuvent varier depuis la simple faiblesse jusqu'à l'abolition absolue des mouvements du membre.

Débutant lentement, progressivement, la maladie arrive en peu de temps à son summum; mais elle présente cette particularité, qu'elle est presque toujours unilatérale, ce qui indique que la compression s'est exercée plus spécialement sur l'un des plexus sacrés. Il eût été intéressant de rechercher si le côté paralysé correspondait à la position de l'occiput, malheureusement, comme nous l'avons dit, les observations sont incomplètes à cet égard. Notons cependant que, dans l'observation que Bianchi doit à Jacquemier, la paralysie existait à gauche, et que la tête se présentait en position transversale gauche.

Cette paralysie présente en outre cette particularité, qu'elle est ordinairement incomplète et limitée. La compression portant en effet plus particulièrement sur tel ou tel nerf, les phénomènes paralytiques se montrent plus spécialement dans les muscles animés par ces nerfs, et c'est ainsi qu'il y a prédominance des accidents dans la sphère de distribution de ces nerfs ou de leurs rameaux ; c'est ainsi que, dans la dernière observation de Bianchi, les phénomènes paralytiques existaient surtout dans la région dont les muscles sont animés par le sciatique poplité externe. •

Limitée ainsi, soit à un membre, soit à une partie d'un membre, la paraplégie n'envahit jamais le rectum ni la vessie, qui restent indemnes et conservent l'intégrité de leurs fonctions.

Enfin, un dernier caractère distinctif consiste dans la diminution et même l'abolition de la contractilité musculaire sous l'excitation électrique. M. Duchenne (de Boulologne) a en effet montré depuis longtemps que dans les paralysies d'origine centrale, et dans les paralysies hystérique et rhumatismale, au moins au début, il y a persistance de l'excitabilité électro-musculaire.

Diagnostic. — Le diagnostic des paraplégies traumatiques ressort forcément de l'ensemble des phénomènes que nous venons de signaler.

Les seuls accidents avec lesquels on pourrait les confondre seraient ces pseudo-paraplégies sur lesquelles Jaccoud a appelé l'attention, mais un examen, du moment où il sera sérieux, devra de suite lever les doutes.

Avec le relâchement des symphyses du bassin qui succède à un accouchement laborieux ; mais ici, outre la mobilité des symphyses, et la douleur réveillée par la pression à leur niveau ; les mouvements des membres sont possibles si on a soin de fixer les articulations du bassin, il n'y a donc pas paralysie.

Les antécédents, les circonstances spéciales dans lesquelles elles se sont produites, suffiront à différencier ces

paraplégies d'avec les paraplégies réflexes, hystériques,
rhumatismales, cérébrales ou médullaires, et d'avec l'a-
trophie musculaire progressive ; mais il est des cas dans
lesquels il peut y avoir doute sur la cause de cette paraplégie, et nous ne pouvons mieux faire que de citer ici
une observation de M. Bianchi qui présente encore ici une
certaine analogie avec celle que nous avons citée et celle
de M. Hervieux.

Obs. CXIV. — Il s'agit d'une femme multipare qui portait très-
bas et qui éprouva pendant tout le temps de sa grossesse, à
partir du sixième mois, pendant les nuits surtout, des crampes
excessivement fréquentes et douloureuses dans les membres inférieurs. Les mêmes crampes, indices de la compression des nerfs
sacrés, persistèrent aux mollets et aux cuisses, pendant toute la
durée du travail qui du reste ne présenta pas d'autre phénomène digne
de remarque. Le vertex se présentait en deuxième position, et l'accouchement se termina le 12 janvier 1867. Les suites de couches
furent troublées par des accidents inflammatoires intra-pelviens,
qui aboutirent à la formation d'un engorgement phlegmoneux
dans la fosse iliaque gauche. Le 1er février, c'est-à-dire vingt-trois
jours après l'accouchement, cette femme, en se levant pour la première fois, s'aperçoit qu'elle marche difficilement ; la jambe
gauche est plus faible que la droite et un peu douloureuse, on y
trouve de l'engourdissement et un léger abaissement de température. Tous ces phénomènes disparurent du reste assez rapidement.

M. Bianchi ajoute : Si l'on n'avait pas tenu compte de
l'état des organes génitaux, ce commencement de paralysie par compression des nerfs eût pu être attribué au
travail de l'accouchement, d'autant mieux que cette femme
avait éprouvé à ce moment et pendant une grande partie
de la grossesse, des crampes répétées dans les membres
inférieurs, crampes qui tenaient certainement à la compression exercée sur les nerfs sacrés par la tête du fœtus.

Ici, nous serons en désaccord avec M. Bianchi sur l'interprétation de ce fait, et nous le jugerons tout autrement que lui. La paralysie nous paraît encore être bien
une paralysie traumatique, et rien ne nous dit que si l'on

avait examiné la malade pendant les premiers jours qui
ont suivi l'accouchement, au point de vue de la paraplégie, on n'en eût constaté l'existence. Ce n'est, il est vrai,
qu'au moment où la malade s'est levée, qu'on s'est aperçu
que la jambe gauche était plus faible que l'autre, mais
à ce moment, le phlegmon n'existait plus, et nous trouvons
au contraire dans les crampes, les douleurs qui ont existé
si longtemps avant l'accouchement, la preuve de cette
compression que M. Bianchi, du reste, ne met pas en
doute. Le phlegmon iliaque a bien, si on le veut, entre-
tenu cette paralysie qui a passé inaperçue au milieu des
accidents graves qu'à éprouvés la malade à la suite de son
accouchement, mais la paralysie était en voie d'amélioration quand la malade s'est levée. Pour nous, c'est encore un fait de paraplégie traumatique.

Nous ajouterons ici un fait très-curieux de paraplégie
dans un cas de grossesse extra-utérine.

Josephi, cité par de Smedt (Des grossesses extra-utérines,
1868), a cité un fait extrêmement curieux. C'est un cas de paraplégie survenue dans une grossesse extra-utérine.

Obs. XCIV bis. — Il s'agit d'une femme de 47 ans, enceinte
pour la deuxième fois. Elle passa bien la première moitié de sa
grossesse; plus tard elle gagna des coliques violentes avec douleurs vives et depuis lors elle éprouva continuellement du côté
droit, vers l'anneau inguinal, une sensation très-désagréable chaque
fois que l'enfant se remuait.

Dans la trente-septième semaine, elle se plaignit un soir d'une
douleur violente avec frissons et d'une sensation d'arrachement
dans le ventre; ces phénomènes furent suivis d'une *paralysie de la
jambe droite*, qui dura trois semaines. La grossesse extra-utérine
se termina au bout de neuf ans par l'ouverture du kyste fœtal
dans la vessie, et trois ans après par l'expulsion, par le canal de
l'urèthre, des os du fœtus. On fut obligé de recourir à la cystoto-
mie sus-pubienne, et la malade succomba à l'opération.

Il est probable qu'il faut rapporter cette paralysie à des
phénomènes de compressions exercées par le kyste fœtal.

On peut nous objecter que dans le cas de M. Hervieux,

pas plus que dans celui qui nous est personnel, et qui présente tant d'analogies avec celui-ci, nous n'avons fait intervenir le traumatisme, mais c'est que dans l'un pas plus que dans l'autre nous n'avions noté ces crampes et ces douleurs qui, pour tous les accoucheurs, sont caractéristiques de la compression des nerfs sacrés.

De plus, dans notre cas, il s'est agi d'une hémiplégie et non d'une paraplégie ; car c'est à peine si le membre inférieur a été touché, puisque l'abolition du mouvement n'y a duré que quelques heures.

Le cas de M. Hervieux se rapprocherait davantage de celui de Bianchi, mais l'absence de tout antécédent de compression nous fait éloigner cette idée ; de plus, dans ce cas, la paraplégie dès le début a affecté les deux membres inférieurs à peu près au même degré ; et s'il y a eu double phlegmon, ces phlegmons ne se sont produits que successivement l'un après l'autre, et l'influence du dernier s'est bornée à une légère aggravation de la paraplégie, aggravation qui elle-même a été passagère et a cédé rapidement.

Nous rapporterons donc ce dernier cas de M. Bianchi au traumatisme, ce qui porterait à 12 le nombre de nos observations.

Est-il possible, à l'autopsie, d'avoir la preuve matérielle de ces compressions des nerfs ? M. Jacquemier a bien signalé des ecchymoses, de petits épanchements sanguins autour et même au-dessous du névrilème, mais ces paralysies n'emportent jamais les malades, et il y a forcément une lacune à cet égard.

Pronostic. — Ces paraplégies guérissent en effet toujours et par conséquent le pronostic à porter est favorable ; mais il faut néanmoins garder une certaine réserve. Si, en effet, le plus habituellement leur durée ne dépasse pas quelques semaines, les cas ne sont pas rares non plus où on les voit persister beaucoup plus longtemps, et c'est là encore un des points qui permet de les distinguer d'avec les paraplégies par action réflexe. La cause qui produit celles-ci étant essentiellement passagère, les effets qu'elle produit sont en général de même nature, et on peut considérer comme exceptionnels les cas où ces paraplégies persistent pendant plusieurs mois. Pour les paraplégies traumatiques, au contraire, le degré de compression a une grande importance au point de vue du pronostic. Si la compression a été légère ou de peu de durée, la paraplégie disparaîtra rapidement; mais, au contraire, si la compression s'est exercée pendant longtemps ou si elle a été considérable, la paraplégie pourra persister pendant des mois, des années même, et ne céder qu'au bout d'un temps quelquefois fort long. C'est dans ces cas surtout que l'on voit alors survenir cette atrophie musculaire qui tient tout à la fois et à l'inactivité du membre et à la diminution ou même à l'absence prolongée de l'innervation et de la circulation locale.

Le traitement devra donc porter sur deux points principaux.

1° Un traitement pour ainsi dire préventif, qui consistera en une intervention sage et prudente, de telle façon que la tête ne reste pas trop longtemps enclavée dans le bassin, surtout si celui-ci présente un certain degré de rétrécissement, et que les compressions des nerfs ne soient pas trop prolongées.

2° Un traitement curatif, destiné tout à la fois à empêcher l'extinction complète du faible degré d'excitabilité que possèdent encore les nerfs, et à prévenir l'atrophie et la dégénérescence graisseuse des muscles, ou à en arrêter les progrès, si elle était déjà commencée; c'est donc à l'électrisation localisée, aux révulsifs cutanés, aux fric-

tions sèches ou médicamenteuses, et aux eaux minérales
en bains, en douches que l'on devra avoir surtout recours
en ayant soin de faire subir en même temps aux malades
un régime tonique et réparateur.

DES PARALYSIES PARTIELLES.

Les paralysies traumatiques que nous venons d'étudier, tout en étant des paralysies partielles, seraient presque aussi bien nommées unilatérales, puisqu'elles sont
presque toujours limitées à un seul côté, et que ce côté
est subordonné au nerf qui a subi la compression ; il n'en
est plus de même des paralysies que nous avons à étudier
maintenant, et celles-ci constituent bien une véritable
classe, comme nous allons le voir.

Un premier fait doit frapper dans l'étude de ces paralysies, c'est que la grande division que nous avons établie,
au début de ce mémoire, en hémiplégie, et en paraplégie,
n'est plus à beaucoup près applicable à ces paralysies
partielles. Ces paralysies peuvent porter ou sur le membre supérieur, ou sur le membre inférieur ; envahir à la
fois la face et un des membres supérieurs, ou être limitées à la face, ou bien enfin porter sur une partie limitée
du système musculaire.

Désignées sous le nom d'hémiplégies par les uns, de
paraplégies par les autres, elles rentrent suivant l'opinion
des auteurs dans telle ou telle classe de paralysie, suivant
la cause qu'ils leur attribuent ; mais, si l'influence de
l'état puerpéral est incontestable pour beaucoup d'entre
elles, cette influence semble nulle pour beaucoup d'autres,
c'est-à-dire que ces paralysies sont survenues accidentel-
lement chez une femme enceinte, sans que l'on puisse
établir nettement entre l'état puerpéral et l'apparition de
ces paralysies une relation incontestable de cause à effet.

Les femmes encèintes sont aussi exposées que les autres femmes à l'influence rhumatismale, par exemple, et nous allons voir qu'un certain nombre de ces paralysies peuvènt rentrer dans cette classe. Néanmoins, les grandes causes qui dominent toute la pathogénie des paralysies puerpérales, dominent encore dans ces cas, et nous allons voir que c'est à elles que les auteurs ont encore rapporté les paralysies partielles. Nous conserverons aux observations les noms qui leur auront été imposées par leurs auteurs, tout en maintenant la réserve que nous avons faite à cel égard.

Si l'on veut bien se rapporter à ce que nous avons dit plus haut, nous avons dit que:

Les hémiplégies étaient surtout déterminées par deux grandes causes :

1º Les lésions cérébrales, qu'elles soient primitives ou consécutives ;

2ª L'albuminurie ;

3º Par anémie, par empoisonnement puerpéral, action réflexe, comme causes accessoires.

Les paraplégies par :

1º Lésions organiques, moelle ou autres ;

2º L'action réflexe ;

3º Les paraplégies anémiques qui pourraient rentrer dans les réflexes.

Nous avons ensuite traité à part des paraplégies traumatiques qui, par leurs caractères spéciaux, méritaient cette étude séparée, et nous ont pour ainsi dire servi de transition entre les paraplégies complètes et les paralysies partielles. Nous ne pouvons, on le comprend, reprendre ici une à une toutes ces causes et les étudier de nouveau, cela nous entraînerait à des répétitions fastidieuses. Mais ce que nous devons rappeler ici, c'est que tous les auteurs quels qu'ils soient s'appliquent à reconnaître que les paralysies partielles sont une des formes sous lesquelles se présentent souvent les paralysies survenant pendant l'état puerpéral. Nous allons donc nous borner à donner une analyse succincte des observations qui rentrent dans les causes précédemment étudiées, en donnant l'opinion des observateurs, et en la discutant quand elle ne nous paraîtra pas suffisamment motivée ; et nous insisterons d'une façon plus particulière sur les autres causes de paralysie que nous n'avons pas encore passé en revue, cherchant à montrer en quoi ces paralysies diffèrent des précédentes, à établir, en un mot, des caractères aussi nets que possible qui permettent au point de vue clinique d'établir un diagnostic différentiel entre ces diverses espèces de paralysies.

Obs. XCXV. — Churchill cite, parmi les faits de paralysie partielle :

1° Obs. de Lever, Guys' hosp. Reports, t. V. *Hémiplégie partielle croisée*, observation déjà relatée plus haut.

Obs. XCXVI. — 2° Lever. Guys' hospital Reports, t. V. *Paralysie du bras et de la main du côté droit.* 38 ans, deux fausses couches antérieures. Au huitième mois d'une troisième grossesse, tiraillements dans les doigts et la paume de la main s'étendant bientôt à l'épaule et à l'aisselle ; légère flexion des doigts sur la main, de la main sur l'avant-bras, de l'avant-bras sur le bras ; sensibilité à peu près normale ; sensation de chaleur dans tous les membres, quoique la température ne soit pas élevée ; pouls petit, faible, 94. (Sulf. de zinc, etc.) Légère amélioration, mais les fonctions des membres ne reviennent qu'après l'accouchement.

Obs. XCXVII. — 3° *Paralysie partielle de la face.* Femme qui a eu deux enfants et est maintenant enceinte ; chaque fois, elle reconnaît qu'elle est grosse à un engourdissement et une immobilité du côté droit de la face. En même temps elle éprouve des picotements dans les mains du même côté ; du reste elle se rétablit après l'accouchement.

Obs. XCXVIII. — 4. Une autre dame qui a eu huit enfants a toujours éprouvé les mêmes phénomènes à chaque grossesse cette dame vient d'avorter. Aucune de ces malades n'a pu nourrir ses enfants.

Obs. XCXIX. — 5. Simpson. *Paralysie de la face.* Quinze jours ou trois semaines après l'accouchement, malaise, puis raideur du côté droit de la face, après avoir éprouvé des douleurs dans la partie postérieure de la tête. Bientôt la raideur se change en une véritable paralysie de la portion dure de la septième paire; l'expression de la face est complétement changée, surtout pendant le rire; impossibilité de fermer l'œil droit. La joue, le nez et les lèvres ont perdu leurs mouvements, œdème des paupières surtout du côté droit; pas d'œdème aux mains, aux pieds, ni en aucun autre point du corps. Pouls lent et faible, sensibilité *exagérée de l'ouïe et de la vue*, urine fortement *albumineuse*.

Obs. C. — 6. Beatty. *Paralysie de la face.* Primipare ; au début du neuvième mois, en s'habillant elle s'aperçoit qu'elle a la figure de travers, bouche tournée du côté gauche, langue à droite, céphalalgie, inquiétude, pouls petit, à 98 (sangsues derrière l'oreille droite, purgatifs, mercuriaux, vésicatoires); disparition de la paralysie faciale; accouchement vingt et un jours après, enfant vivant; l'urine n'a pas été examinée.

Depuis, deux grossesses sans accidents.

Obs. CI. — 7. L'observation 22, de Churchill, due à Mac Clintock et qui est intitulée *Paralysie partielle du côté droit*, a été citée plus haut, elle est surtout remarquable en ce qu'il y a eu d'abord *hémiplégie*, puis disparition en une heure; deuxième réapparition le lendemain de tiraillements, dans l'annulaire et le petit doigt de la main droite, et par moments au côté droit de la langue et des lèvres ; pendant quatre semaines retour de ces sensations.

Accouchement facile. Pendant six semaines, depuis le quatrième jour mêmes phénomènes se reproduisant tous les trois ou quatre jours ; chaque accès s'accompagne d'une émission abondante d'urine ; variations de température aux jambes, mort de l'enfant. Durée, cinq mois ; femme nerveuse.

Nous dirions, nous, hystérie.

Obs. CII. — 8. Mac Clintock, 36 ans; troisième accouchement naturel, travail de quatre à cinq heures. *Paralysie du bras et de la main du côté droit* survenue pendant l'accouchement, sans convulsions, ni affection cérébrale; amélioration notable le huitième jour, sans guérison complète.—Fomentations chaudes, frictions, vésicatoires.

Obs. CIII. — 9. Beatty. Second report of the new lying in hospital. (Dublin Journal, t. XII.)

Paralysie de la jambe droite. 21 ans, primipare, accouchement naturel. Le deuxième jour des couches, perte du mouvement et de la sensibilité dans la jambe droite qui n'offre ni douleur, ni enflure, ni aucun signe de phlegmatia alba dolens. Frictions térébenthinées pendant quinze jours, sans amélioration, et un vésicatoire depuis la fesse jusqu'au pied. Amélioration notable. Un mois après l'accouchement, la marche est redevenue possible à l'aide d'un bâton, seulement la jambe traîne encore et le pied pend en avant; au bout de deux mois, la malade est plus solide sur ses jambes, la sensibilité est presque complétement revenue deux mois et demi après le début des accidents, la marche est presque régulière et la malade s'apprête à quitter l'hôpital, *quand elle est prise de fièvre puerpérale*? et succombe. *Pas d'autopsie.*

Obs. CIV. — 10. Duke. *Paralysie de la face et du bras.* 43 ans, treizième grossesse. Accouchement parfaitement naturel. Sans avoir éprouvé rien de particulier, le huitième jour, pendant qu'elle cause tranquillement avec son mari, elle crie tout à coup : « Commodité, commodité, commodité ! » En même temps on s'aperçoit que la bouche est déviée et qu'il existe une paralysie complète d'un des bras ; la jambe du même côté n'était pas atteinte ; fréquence du pouls et difficulté dans l'articulation des mots. En quinze jours cette dame recouvre l'usage de son bras ainsi que de la parole ; pendant plusieurs mois encore, le pouls reste fréquent et la vue moins distincte. Traitement par une contre-irritation et les toniques ; guérison complète.

Obs. CV. — 11. Ireland. *Paralysie de la face.* 34 ans, cinquième accouchement. Un mois après paralysie du côté droit de la face avec trouble de la vue et écartement des paupières ; sous l'influence de sangsues, de vésicatoires et de mercuriaux, la guérison fut obtenue.

La mère de cette dame eut après son accouchement une attaque semblable à laquelle elle succomba.

Sa sœur eut pendant plusieurs années une paraplégie, qui s'aggrava depuis son accouchement jusqu'à sa mort.

Obs. CVI. — Imbert-Gourbeyre. M. H..., 28 ans, entrée à l'Hôtel-Dieu de Clermont-Ferrand, le 30 août 1853.

Le dernier jour du mois d'avril dernier, H... avait ses règles et lavait du linge à la rivière; refroidissement par pluie, obligée d'entrer dans l'eau jusqu'aux genoux pour rattraper le linge emporté par le courant; règles supprimées ce jour-là. Elles n'ont pas reparu depuis.

Aussitôt après cet accident, essoufflement en montant, fatigue, céphalalgie, enflure des pieds; urines sanguinolentes et brûlantes, obligée d'uriner à tout moment. Elle se marie dans cet état et devient immédiatement enceinte. Son état empire ; enflée de tout le corps depuis le commencement de juillet, est restée *aveugle* pendant quinze jours. A son entrée à l'hôpital, anasarque, grande faiblesse, *urines très-albumineuses.*

Le 14 novembre, elle avorte dans la nuit de deux fœtus de 6 mois environ. Son état ne fait qu'empirer les jours suivants.

Le 23. Elle se plaint de troubles de la vue ; elle ne peut lever les bras, *ses épaules sont paralysées*, dit-elle, depuis trois jours.

Le 25. Même état d'amaurose et de paralysie ; urines toujours très-albumineuses, vomissements.

Le 26. La malade peut remuer les épaules ; le jour suivant mouvements difficiles et incomplets.

Le 30. Elle peut à peine lever les épaules ; sensibilité de la peau de cette région très-obtuse, douleur du membre depuis le commencement de la paralysie.

6 décembre. La paralysie des épaules a disparu et la sensibilité de la peau de la même région est revenue ; même état général, œdème considérable des parois abdominales et des jambes, troubles de la vue.

La malade quitte l'hôpital, ne voulant pas y mourir. Morte quelques jours après.

OBS. CVII. — 13. Lecorché. Thèse déjà citée, obs. 2.

Amblyopie à la suite de l'accouchement et attaques convulsives dans un cas de néphrite albumineuse chronique, avec œdème des membres inférieurs. Depuis deux ans, guérison de la néphrite albumineuse. Persistance de l'amblyopie.

La malade était accouchée à l'hôpital en novembre 1855. Quatre jours après, cette femme présenta tous les symptômes d'un phlegmon du ligament large gauche. Il y eut paralysie du membre inférieur gauche jusqu'au 19 février.

OBS. CVIII.—14. Lecorché, obs. 7. Première grossesse en 1856, avortement à quatre mois en 1857. Nouvelle grossesse, nouvel avortement, œdème ; plus tard céphalalgie, affaiblissement de la vue, strabisme convergent, cécité complète, *urine albumineuse.*

Au milieu de ces accidents, il survint tout à coup un *prolapsus de la paupière* gauche, sans altération de la sensibilité ou du mouvement dans d'autres parties du corps. Cette paralysie persiste une dixaine de jours ; douze jours après, mort ; à l'*autopsie*, altération des reins, sixième forme de la néphrite albumineuse. *Pas d'altérations notables dans le cerveau.*

CIX.—15. Imbert-Gourbeyre. Mme S..., accouchée depuis dix jours, grossesse heureuse ; accidents nerveux, tremblements, difficulté de parler pendant l'accouchement, disparue pendant la délivrance.

Fièvre depuis la couche, le lait est mal monté. Au début, douleur dans le col, qui a envahi le côté gauche de la figure. Il y a eu des rémissions dans ces douleurs.

Le 24 juillet, fièvre forte, moiteur générale, grand abattement, douleur vive dans toute la face gauche. La malade se plaint également de vives douleurs au-dessus des yeux. Douleurs à la jambe gauche dans la soirée. Il n'y a d'enflure nulle part. Aconit.

Le 25, nuit agitée. Les douleurs diminuent notablement dans la journée, mais, le soir, il se déclare des douleurs excessives dans la main droite. (Applications externes d'opium et de belladone.) Bientôt attaques hystériformes avec agitation du tronc et des membres, étouffements thoraciques, envies de pleurer, dents un peu serrées. MM. Fleury et Imbert-Gourbeyre considèrent cette attaque comme étant de l'hystérie, d'autant que M^mo S... en a eu, dit-on, cinq ou six attaques depuis six mois, mais c'était bien de l'éclampsie hystériforme. Ces accidents persistent dans la nuit. En même temps, le côté droit se paralyse, tant pour le mouvement que pour le sentiment. Impossibilité de parler, d'avaler, perte de l'intelligence. Urines albumineuses.

La malade meurt le lendemain soir, après avoir eu de nombreuses contractures des membres inférieurs. A la fin, il y avait anesthésie complète des quatre membres. J'ai pu constater le dernier jour de l'œdème à la partie postérieure des cuisses. Mme S... avait beaucoup engraissé pendant sa grossesse, et les personnes qui l'entouraient disaient que c'était de la bouffissure. Pas d'autopsie.

Cette observation dont nous avions déjà donné plus haut une analyse nous a paru si complète que nous l'avons relatée en entier ici.

Obs. CX. — Jarriau. *Journal de clinique et de médecine pratiques.*
Paralysie faciale. Primipare arrivée à cinq mois de grossesse avec céphalalgie, nausées : éclampsie survenue à huit mois de gestation. Accouchement. Persistance des accidents huit jours après la délivrance. Les convulsions n'avaient porté que sur la partie supérieure du corps.

Seconde grossesse au bout d'un an environ : A quatre mois et demi, céphalalgie, face animée. Au huitième mois, violents maux de tête subits et en même temps paralysie de la moitié gauche de la face, avec faiblesse du même côté. Saignée et bains. Disparition de la céphalalgie, mais persistance de la paralysie jusqu'à l'accouchement. Celui-ci terminé, la paralysie disparut aussi promptement qu'elle était survenue.

Obs. CXI.—17. Robert Johns. *Journal de Malgaigne,* 1843. 26 ans. Primipare, prise d'éclampsie après être accouchée ; il paraît que, dans les derniers mois de la grossesse, elle avait beaucoup souffert de maux de tête avec obscurcissement *de la vue* et *paralysie* du bras droit.

Obs. CXII.—18. Robert Johns. *Journal de Malgaigne,* 1843. 19 ans. Entrée à l'hôpital accusant céphalalgie violente et paralysie du bras droit, avec grande douleur de l'épaule. Accouchée huit jours après, sans convulsions.

Obs. CXIII.—19. Delpech. *Mémoires sur les spasmes idiopathiques et la paralysie nerveuse essentielle*, 1846, obs 5.

30 ans. Accouchée d'un troisième enfant il y a sept mois, qu'elle a sevré depuis un mois, parce qu'elle se trouvait affaiblie. La faiblesse dont elle se plaignait a continué jusqu'à ce jour. Elle était générale, mais elle frappait surtout les membres inférieurs. Deux jours avant son entrée à l'hôpital, elle est devenue assez marquée pour l'y amener. Faiblesse plus prononcée dans les extrémités, sans fourmillement ni anesthésie ; impossibilité de saisir les petits objets avec les doigts, quoique la malade sente parfaitement.

Deux jours après son entrée, fourmillements qui occupent d'abord les membres inférieurs, pour gagner ensuite, le lendemain, les bras et surtout les mains. Amendement par une saignée. Ventouses et purgatif.

Le 4 avril, sept jours après son entrée, les fourmillements reparurent dans la main gauche seulement. Dans la soirée du 5, ils se fixèrent sur les deux jambes. Du 6 au 10, un peu d'œdème des membres inférieurs et de la face fit examiner les urines, elles étaient *albumineuses*.

Le 12 avril, la malade fut prise, dans les muscles de la partie postérieure du cou, d'une faiblesse telle, qu'elle ne pouvait lever la tête, qui tombait par son poids sur le devant de la poitrine. Quelques efforts qu'elle fit pour contracter les muscles extenseurs de la tête, ils restaient flasques et paralysés. Cette singulière paralysie est survenue tout à coup et persiste jusqu'au 13 avril. Le 22, les accidents de paralysie semblent complétement guéris, l'*albuminurie* persiste seule.

Obs. CXIV. — Chomel. Clinique, 1845. Femme de 35 ans, d'une bonne santé, accouchée de son sixième enfant au commencement de cette année. Peu après cette dernière couche, refroidissement ; dans la soirée, un peu de gêne dans l'épaule gauche et dans le coude du même côté, sans douleur bien manifeste. Le lendemain, douleurs très-vives à cette épaule, qui allèrent en augmentant à tel point, qu'au bout de trois jours, il lui était impossible de passer ses vêtements.

Le même jour, dans la matinée, elle ne put tenir un vase de la main gauche. Entrée à l'hôpital. A son entrée, douleurs très-vives ; impossibilité de s'habiller ; mouvements du coude très-douloureux. Rien d'appréciable à l'examen des parties. (Sangsues, vésicatoires morphinés.) Sous l'influence de ce traitement, diminution notable de la douleur. Tout à coup, et sans nouvelle cause appréciable, la douleur cessa, et le bras perdit sa contractilité et sa sensibilité, la malade pouvait à peine fléchir les doigts, c'était une véritable *paralysie rhumatismale* : insensibilité absolue du bras.

Electrisation. — La douleur reparaît. La sensibilité est revenue rapidement, en même temps que les mouvements se rétablissent, phénomène inverse de celui qui s'était produit cinq ou six semaines auparavant.

Obs. CXV. *Paralysie faciale.* — Femme Fauque, 30 ans, couturière. Multipare, quatrième grossesse. Réglée à 12 ans, huit jours par mois. Dernières règles le 5 juin. Cette femme était au dortoir depuis déjà quelques jours quand on la fait descendre parce qu'elle perdait quelques glaires et éprouvait quelques douleurs dans les reins et le ventre. Pas d'œdème, pas d'albuminurie; aucun autre phénomène.

Tout à coup, sans cause connue, en se réveillant un matin, elle s'aperçut qu'elle était paralysée d'un côté de la face. L'œil ouvert, la commissure gauche tirée fortement en haut, la parole gênée, le sifflement impossible; la langue et la luette intactes; il en est de même de la sensibilité. Larmoiement, faiblesse de la vue. Le seul phénomène autre qu'elle présente, c'est une sorte de paralysie du doigt médius de la main droite qui reste étendu sans qu'elle puisse le fléchir; mais les mouvements des bras et jambes, ainsi que la sensibilité, sont intacts. Ce phénomène, du reste, disparaît en quelques jours. Le col est encore épais, perméable, la tête profondément engagée en O I G A, ce que confirme l'auscultation. Elle reste dans le même état pendant cinq jours, au bout desquels le travail se déclare.

Premières douleurs le 3 mars à 1 h. du matin.
Rupt. memb. le 4 à 1 h. moins 10 m. de l'après-midi.
Dilatation le 4 à 2 h. 1/2.
Terminaison le 4 à 2 h. 3/4.
Fille en O I G A 2660 gr. Cordon 62 cent.

Les suites de couches ne présentent rien à noter; mais, la paralysie faciale persistant au même degré, le 6 mars, on applique un vésicatoire sur le nerf facial au point d'émergence.

Le soir, l'œil semble déjà mieux se fermer et la parole est un peu plus facile; même déviation des traits, même larmoiement avec légère injection de la conjonctive; la vue est toujours plus faible de l'œil droit.

L'amélioration continue jusqu'au 12 où l'on constate que la bouche a à peu près repris son état normal ainsi que la parole; mais la paupière supérieure ne s'abaisse toujours pas complètement et il reste encore de l'affaiblissement de la vue et du larmoiement.

La malade sort le 16 mars à peu près complétement guérie en ce que le larmoiement a disparu, que la vue est redevenue nette, que les traits du visage ont repris leur aspect régulier, mais il reste encore de la gêne du côté de la paupière supérieure qui ne s'abaisse pas complétement. La sensibilité, qui du reste n'a jamais été altérée, continue à être intacte.

Charpentier.   12

En dehors donc des paralysies traumatiques, nous obtenons un total de 21 observations, qui se décomposent ainsi :

Hémiplégie croisée. . . . . 1 cas.
Paralysie portant sur le membre supérieur 5
Paralysie. . . . . inférieur. 2
Paralysie faciale. 8
Paralysie faciale envahissant en même temps le bras. 1
Paralysie des épaules. 2
Paralysie des muscles extenseurs du cou. 1
Hémiplégie avec contractures. 1
                                    ─────────
                                    21 cas.

Un grand fait doit tout d'abord frapper : c'est la fréquence des paralysies faciales comparées aux autres paralysies. Nous trouvons en effet 9 paralysies faciales, si nous y comprenons le fait où il y a eu à la fois paralysie faciale et du membre supérieur.   Viendraient ensuite les paralysies du membre supérieur. — Dans le cas de paralysies partielles, la forme hémiplégique l'emporterait donc de beaucoup comme fréquence sur la forme paraplégique, et, de plus, on peut constater que ces paralysies sont rarement isolées, c'est-à-dire qu'elles se compliquent d'une autre paralysie qui serait alors une paralysie des sens, surdité quelquefois, amaurose complète ou incomplète le plus souvent. Enfin, au lieu d'affecter plus spécialement telle ou telle forme, ces paralysies sembleraient plutôt avoir de la tendance à se localiser dans une région, dans un système de muscles, face, épaules, muscles extenseurs du cou, elles rentreraient donc surtout dans ce que l'on a appelé la forme rhumatismale, et l'observation de Chomel en est un bel exemple. — Or si nous voulons nous reporter au mémoire de Churchill et à celui de Imbert-Gourbeyre, et si en même temps nous consultons les travaux des auteurs qui ont écrit sur cette matière, nous y verrons que les relations entre l'albumi-

nurie et le rhumatisme sont constatées depuis longtemps.
Lever, le premier, a déclaré qu'il n'a pas vu un seul cas
de rhumatisme puerpéral sans albuminurie.

Or, en dehors des douleurs lombaires, il existe dans le
mal de Bright des douleurs sur d'autres points du tronc
et des membres signalées par Christison, Gregory, O'Rees,
Frerichs ; elles ont été constatées par Imbert-Gourbeyre
dans la moitié des cas.

Bright, Johnson, Traube (Berlin), 1856 ; Ueber den Zu-
sammenhang von Herz and Nierenkrankheiten ;

Mazonn. Zür Pathologie der Bright'schen Krankheit.
(Kiew), 1851, ont cité des faits analogues.

Il est vrai que Gauthier (du Rhumatisme utérin, 1858),

Que Vaille (du Rhumatisme puerpéral, 1865),

Que Ragot (du Rhumatisme puerpéral, 1865),

n'en font nullement mention. Mais néanmoins les noms
des auteurs que nous avons cités plus haut donnent à ces
faits une valeur incontestable.

Or, si nous nous reportons à nos 21 observations,
nous constatons tout d'abord ceci, c'est que dans 6 des
cas la présence de l'albuminurie a été constatée par l'examen des urines (obs. 5, 12, 13, 14, 15, 19), et que dans
4 autres l'existence de la paralysie a coïncidé avec la présence d'une paralysie de la vue, avec une amaurose plus
ou moins complète, et l'on sait que les troubles visuels
sont un des accidents les plus fréquents de l'albuminurie. — Les urines, il est vrai, n'ont pas été examinées
dans ces cas. Par conséquent, on ne peut être aussi affirmatif que dans les 6 cas précédents ; mais il ne nous paraît pas douteux que, dans ces cas, il existait en même
temps une albuminurie qui a passé inaperçue. Nous au-
rions donc ainsi 1/2 de nos observations qui rentreraient
dans les paralysies albuminuriques ; et ces paralysies, on
le voit, pourraient porter sur différents points du corps :

Membre supérieur. . . .   1 cas. (obs. 17).
Membre inférieur.   1   (obs. 13).
Muscles des épaules. . .   1   (obs. 12).
Face   5   (obs. 5, 14, 10, 11, 16).
Extenseurs du cou. . . .   1   (obs. 19).

Hémiplégie avec accidents bizarres et albuminurie constatée observ. 15. — Total 10 cas.

A côté de ces paralysies albuminuriques prendraient place les paralysies faciales, au nombre de 2 cas. Or, la paralysie faciale, de nature rhumatismale, est aujourd'hui admise par tous les auteurs; c'est même parmi les paralysies rhumatismales une des formes admises comme une des plus fréquentes.

Il en est de même de la paralysie des épaules, et l'observation que nous avons citée, de Chomel, se placerait naturellement à côté des précédentes.

Resteraient enfin les 8 autres faits :
Paralysie faciale (obs. 3, 4). . . . .   2 cas.
1 d'hémiplégie croisée de Lever (ob. 1).   1
Paralysie du membre supérieur (obs. 2, 7, 8, 18).   4
Paralysie du membre inférieur (obs. 9).   1

Et ces cas nous paraissent pouvoir sans conteste être rangés dans la catégorie des paralysies réflexes.

Pour nous donc il existerait 3 grandes causes auxquelles on pourrait rattacher les paralysies partielles :

1° L'albuminurie,

2° Le rhumatisme,

3° L'action réflexe.

Voyons un peu si nous pourrons justifier cette assertion. Tout d'abord nous n'avons pas à revenir sur la première catégorie de nos observations. Comme nous l'avons dit, la présence nettement constatée de l'albuminurie ou de l'éclampsie dans 4 cas, la coïncidence de l'amaurose, de la .céphalalgie dans les 6 autres, nous permet d'affirmer l'existence des paralysies partielles albuminuriques.

3 des faits de paralysie faciale que nous avons relatés sembleraient confirmer encore cette manière de voir. Ce sont les observations 10, 11 et 16.

Dans l'observation 10, en effet, il y a eu de la difficulté dans l'articulation des mots, et des troubles de la vue qui ont persisté pendant plusieurs mois.

Dans l'observation 11, il y a encore eu trouble de la vue, mais il y a en plus, dans ce fait, ceci de particulier, que la mère, à la suite de son accouchement, avait eu une attaque semblable à laquelle elle avait succombé;

Que la sœur avait eu, pendant plusieurs années, une paraplégie qui s'aggrava depuis son accouchement jusqu'à sa mort.

Enfin, dans l'observation 16, la femme avait été éclamptique lors d'un accouchement, et c'est au huitième mois d'une seconde grossesse qu'apparut la paralysie, précédée subitement par de violents maux de tête.

Dans l'observation 17, il y a eu éclampsie, amaurose et paralysie du bras droit.

Maintenant, faut-il, avec Churchill et Imbert Gourbeyre, faire rentrer toutes les paralysies que nous avons appelées rhumatismales dans l'albuminurie, ou les considérer comme une variété particulière? Nous serions plus disposé à admettre cette dernière opinion.

Les observations 6-21 nous paraissent en effet être de nature essentiellement rhumatismale. L'absence complète d'antécédents, de coïncidences de phénomènes autres que cette manifestation paralytique, nous paraît auriser cette manière de voir.

Il en est de même de l'obs. 20, qui appartient à Chomel, et où la paralysie a porté sur les épaules.

Nous admettrons donc cette seconde variété.

Dans la dernière classe, enfin, c'est-à-dire dans les paralysies par action réflexe, rentreraient les observations 1, 2, 3, 4, 7, 8, 9, 18. Ces paralysies pouvant porter sur la face ou sur les membres supérieurs, ou sur les membres inférieurs, ou enfin affecter la forme d'hémiplégie croisée, comme dans l'observation de Lever. Or, l'albuminurie n'agit, nous l'avons vu, que par son retentissement sur le cerveau. Nous trouverions donc encore justifiée ici cette grande division que Jaccoud a signalée en particulier pour les paraplégies :

Paralysies par lésion organique ;

Paralysies par action réflexe.

Fréquence. — Pénétrons maintenant plus avant dans l'étude de ces paralysies, et étudions-les d'abord au point de vue de leur fréquence générale et de leur fréquence relative.

Au point de vue de leur fréquence générale, les paralysies rentrent dans ce que nous avons dit à propos de paralysies puerpérales en général, c'est-à-dire qu'elles sont rares. Mais, comparées aux paralysies que nous avons appelées complètes, elles seraient au contraire fréquentes, si en effet aux 9 cas de paralysie traumatique, où la paralysie était unilatérale, nous ajoutons les 21 faits que nous avons signalés plus haut, nous arrivons à un total de 30 faits.

Or, nous avons vu que les paralysies puerpérales, que nous avons pu recueillir, se décomposaient en :

Hémiplégies 57
Paraplégies 25

Les paralysies partielles . . . . . 30 seraient donc, après la forme hémiplégique, de beaucoup la forme la plus fréquente, sous laquelle se présenteraient les paralysies pendant l'état puerpéral.

Si, maintenant, on veut étudier leur fréquence relative, on voit que la forme qui porte sur la face où le membre supérieur est de beaucoup la plus fréquente, puisque, à part les cas de paraplégie traumatique, et l'observation 13, c'est-à-dire 10 cas, tous les autres sont des faits de paralysie faciale, ou de paralysie du membre supérieur, ou des muscles des épaules ou du cou. Or, ces paralysies sont considérées, par la plupart des auteurs, comme des observations d'hémiplégie partielle. Nous pourrions donc modifier un peu les chiffres que nous avons donnés plus haut, et dire : les paralysies puerpérales se divisent en deux grands groupes, les hémiplégies et les paraplégies, qui toutes deux peuvent être complètes ou incomplètes. Le nombre de nos observations se monte à 112, qui se divisent en :

Hémiplégies	complètes . . .	57
	partielles . . .	19
Paraplégies	complètes . . .	25
	partielles . . .	11
		112

Ces dernières sont dues pour la plupart au traumatisme, c'est-à-dire à une cause spéciale. L'hémiplégie serait donc de beaucoup plus fréquente que la paraplégie, ce qui se comprend à la rigueur, les causes que nous avons admises ayant bien plus de tendance à agir sur le cerveau que sur la moelle.

Age. — Nous ne pouvons que répéter ici, à propos de toutes ces paralysies, ce que nous avons dit plus haut, c'est-à-dire que l'âge des malades ne nous présente rien de particulier à noter.

A 19 ans	1 cas.
A 21	1
A 26	2
A 27	1
A 30	2
A 34	1
A 35	1

A 36 ans . . . .   1 cas.
A 38.   1
A 43.   1
                        ————
                        12

Dans quelques cas, l'âge n'a pas été indiqué.

Nombre des grossesses.

	Primipares.	5 cas.
	2ᵉ grossesse à terme ou avant terme	2
	3ᵉ	4
Multipares	4ᵉ	1
	5ᵉ	1
	6ᵉ	1
	8ᵉ	1
	13ᵉ	1
		————
		13

Dans les autres observations, il n'est pas fait mention du nombre des grossesses.

Époque de l'apparition. — Comme les autres paralysies, celles-ci peuvent apparaître pendant toute la période puerpérale, c'est-à-dire pendant la grossesse, l'accouchement et les suites de couches.

Voici les chiffres que nous donne le dépouillement de nos observations :

Paralysies survenant pendant la grossesse. . .   9 cas.
Paralysies survenant pendant l'accouchement.   1
Paralysies survenant après l'accouchement. .   10

Dans le dernier cas que nous n'avons cité que parce que la femme était albuminurique, il ne s'agit pas à proprement parler d'une paralysie puerpérale, mais bien d'une paralysie des nourrices avec contractures des extrémités, il s'agit de l'observation de Delpech. La paralysie n'a paru que sept mois après l'accouchement, à la suite d'un allaitement qui avait duré six mois et avait épuisé cette femme.

L'époque de l'apparition fut :

Paralysies survenant pendant la grossesse.	Presque au début de la grossesse.	2 cas.
	Au 2ᵉ mois.	2
	A 4 mois 1/2.	1
	A 8 mois 1/2.	2
	A 8 mois 3/4.	1
	A 9 mois.	1

Total. . . . . . 9 cas.

Paralysie survenant pendant l'accouchement. 1

Paralysies survenant après l'accouchement.	2ᵉ jour des couches.	1 cas.
	4.	1
	8.	2
	11.	1
	15.	1
	30.	1
	7 mois après.	1

8

L'époque exacte de l'apparition n'est pas indiquée. . . 3

Total. 21

Ces paralysies surviendraient donc aussi bien pendant la grossesse qu'après la délivrance, c'est du reste ce que nous avons observé pour les paralysies complètes. La grossesse même n'a pas besoin d'être régulière, c'est-à-dire que ces paralysies qui se produisent après la délivrance peuvent se produire après un avortement comme après un accouchement à terme. C'est ainsi que dans deux de nos observations (12 et 14) la paralysie est survenue après un avortement de quatre mois et demi dans un cas, de six dans l'autre, la grossesse était gémellaire dans ce dernier cas. Ajoutons de plus que chez ces deux femmes on a constaté la présence de l'albumine dans les urines. Toutes deux ont succombé, et si l'autopsie dans un cas n'a pas été faite, on a trouvé dans l'autre les lésions de la maladie de Bright avec leur plus grande intensité.

Nous voyons de plus que dans trois cas (obs. 1, 3, 4) ces accidents qui s'étaient produits au début de la gros-

sesse, se sont renouvelés dans chaque grossesse consécutive.

1 fois dans 3 grossesses. . . . Obs. 3.
1 fois dans 4 grossesses. . . . Obs. 1.
1 fois dans 8 grossesses. . . . Obs. 4.

Nous utiliserons plus tard ces faits au profit du diagnostic.

Ces paralysies pouvant, comme nous l'avons vu, être
rapportées soit à des hémiplégies, soit à des paraplégies,
nous n'avons pas à revenir longuement sur les symptômes qu'elles présentent; comme dans les cas de paralysie complète, les altérations portent à la fois sur le
mouvement et la sensibilité avec toutes les variétés que
nous avons examinées plus haut.

Tantôt elles ont débuté subitement, brusquement;
tantôt, au contraire, elles ont été précédées de malaises,
de céphalalgie, de troubles de la vue; tantôt la paralysie
a été précédée de faiblesses, d'engourdissements, de fourmillements, de douleurs dans les membres, et ce n'est
que lentement et progressivement, pour ainsi dire, que
la paralysie est devenue plus profonde jusqu'à la perte
absolue de la sensibilité et du mouvement; tantôt, au contraire, elle est survenue d'emblée sans que rien pût la faire
prévoir, et nous retrouvons ici les variations que nous
avons signalées quand nous avons étudié les paralysies
complètes.

Diagnostic. — Ces variétés de formes vont précisément
être un des caractères sur lesquels nous allons nous
appuyer pour établir le diagnostic de ses diverses espèces de paralysies.

Pour nous, on l'a vu, les paralysies partielles peuvent
se rattacher à trois chefs;

1° Paralysies albuminuriques;

2° Paralysies rhumatismales ;

3°   —   par action réflexe.

Etudions les caractères de ces diverses paralysies.

1° *Paralysies albuminuriques.* — Ces paralysies nous offrent déjà un grand caractère qui suffirait à les différencier de toutes les autres, la présence de l'albumine dans les urines ; mais comme ce caractère n'a pas été constaté dans plusieurs des cas que nous avons rangés dans les paralysies albuminuriques, il faut que nous en fassions intervenir d'autres, et comme nous allons le voir, ils ne font pas défaut. Dans les quatre cas, en effet, où l'albumine n'a pas été constatée, trois fois la paralysie s'est présentée sous la forme de paralysie faciale, et dans le quatrième, où la paralysie était limitée au bras droit (obs. 17), il est constaté dans l'observation que la malade avait eu de l'obscurcissement de la vue et des attaques d'éclampsie; or, dans les trois premiers cas, nous trouvons des phénomènes analogues.

Obs. 10. — Paralysie faciale avec amaurose.

Obs. 11. — Paralysie faciale avec amaurose, il y a de plus à noter que la mère et la sœur ont toutes deux eu des paralysies puerpérales qui ont entraîné la mort.

Obs. 16. — Paralysie faciale précédée de violente céphalalgie et éclampsie lors d'un premier accouchement.

C'est qu'en effet, comme nous le verrons dans notre dernier chapitre, il y a une relation presque constante entre l'albuminurie et la paralysie des organes des sens, et ce fait seul de la présence d'une paralysie de la vue, de l'ouïe, accompagnant une paralysie survenant dans une autre région du corps, devrait faire rechercher l'albumine dont il sera presque toujours donné de constater la présence dans les urines.

Dans deux cas ces paralysies ont été précédées d'é-
clampsie, et l'on sait combien les prodromes sont fréquents dans l'éclampsie. Eh bien, nous retrouvons ces
mêmes phénomènes dans les paralysies albuminuriques.
Il y aurait donc pour ces paralysies une sorte de période
prodromique, constituée par de la céphalalgie plus ou
moins violente et plus ou moins localisée, par des malaises généraux, par des troubles de la vue pouvant aller
depuis la plus légère amblyopie, jusqu'à la cécité complète. Dans quelques cas du strabisme, en un mot, une
série de faits qui donneraient à ces paralysies un cachet
qui ne permettrait pas de les confondre avec d'autres;
ajoutez à cela, dans quelques cas plus rares, il est vrai,
les autres caractères de l'albuminurie, et en particulier
l'œdème et l'anasarque, et l'on voit que ces paralysies
diffèrent essentiellement des autres.

De plus, dans ces cas ces paralysies sont persistantes,
ne disparaissent qu'après l'accouchement dans les cas où
elles sont survenues pendant la grossesse, quelquefois
au bout de plusieurs mois seulement; d'autres fois
même elles sont plus tenaces encore et ne disparaissent
jamais complètement ou même se terminent par la mort.
C'est en effet ce qui est arrivé pour quatre des malades.
Ces paralysies albuminuriques présenteraient donc un
caractère de gravité exceptionnel, 4 morts sur 10 ; mais
ici il faudrait bien se garder d'attribuer à la paralysie
ce qui est le fait même de l'albuminurie. Les malades succombent, en effet, à cette dernière maladie et
aux altérations rénales, et la gravité des paralysies albuminuriques ne tient qu'à la gravité de la maladie pendant
le cours de laquelle elles sont survenues. La persistance
même de ces paralysies, tient le plus habituellement à
la persistance de l'albuminurie, et l'albuminurie disparaissant le plus habituellement très-rapidement après

l'accouchement, on voit de même la paralysie disparaître.

Ces paralysies, en effet, surviennent le plus habituellement pendant la grossesse ou l'accouchement et disparaissent après la délivrance ; il n'en est pourtant pas toujours ainsi, et dans quelques cas particuliers, la paralysie survenue après l'accouchement a présenté une persistance vraiment remarquable.

Le fait de Delpech est encore plus curieux, en ce sens, que la femme n'était véritablement plus sous l'influence puerpérale puisqu'elle nourrissait et que la paralysie guérit malgré la persistance constatée de l'albuminurie.

Il y a donc un rapport évident entre certaines paralysies puerpérales et l'albuminurie, mais quelle est l'influence de l'état puerpéral dans ces cas ? Nous avons assez longuement discuté ces faits plus haut pour ne pas avoir à y revenir.

Si nous nous reportons à l'étude que nous avons faite des paralysies albuminuriques dans notre première partie, nous dirons, oui, les paralysies albuminuriques complètes sont rares, mais il n'en est plus de même pour les paralysies partielles, et dans la moitié des cas, 10 sur 21, c'est l'albuminurie qui détermine ces paralysies.

Voyons maintenant les paralysies rhumatismales :

3 faits seulement dans nos observations se rapporteraient à ces paralysies. Les observations 6 et 21 qui sont des observations de paralysie faciale, et 1 fait (Chomel) où la paralysie a porté sur les épaules (obs. 20).

La première appartient à Beatty, et les urines n'ont pas été examinées.

La deuxième nous est personnelle ; l'absence de l'albumine a été constatée par nous.

La troisième, enfin, a porté sur les épaules et est survenue sous l'influence d'un refroidissement et a été précédée de véritables douleurs rhumatismales articulaires, épaule et coudes.

Pouvons-nous, sur ces trois faits, donner une symptomatologie spéciale à ces paralysies. La réponse négative n'est pas douteuse. Ce que nous pouvons constater seulement, c'est que, sur ces trois faits, deux sont survenus quelques jours avant le travail, le dernier seul; il est vrai que c'est le plus probant, après la délivrance, au bout de huit jours, et que c'est à la suite d'un refroidissement prolongé, que ces phénomènes ont disparu rapidement sans laisser de traces, et que par conséquent ces paralysies seraient peu graves, mais en dehors de cela rien ne nous autorise à être plus précis.

Nous avons signalé le rapport que certains auteurs ont établi entre les manifestations rhumatismales et la maladie de Bright. Nous n'insisterons donc pas davantage ; notons seulement l'apparition rapide dans deux cas et passons au troisième groupe de paralysies, les paralysie réflexes.

Ici les faits sont plus nombreux :

Notons d'abord le premier fait de Lever, hémiplégie croisée ;

Le deuxième, appartenant également à Lever, paralysie de la main et du bras droits ;

Les observations 3 et 4, où il s'agit de paralysies faciales à répétition ;

L'observation 8, de Mac Clintock, paralysie du bras et de la main du côté droit, améliorée dès le huitième jour, sangsues et camphre ;

L'observation 18, de Robert Johns, paralysie du bras droit ;

L'observation 9, de Beatty, paralysie jambe droite, survenue le deuxième jour des couches, sans cause connue. Guérison au bout de deux mois et demi, quand la malade est prise de fièvre puerpérale ; elle succombe et pas d'autopsie ;

L'observation 7, de Mac Clintock.

Si pourtant nous voulons analyser davantage ces observations, le doute est possible dans trois d'entre elles.

Dans l'observation de Robert Johns, il y a eu à la fois céphalalgie violente et douleur à l'épaule, de plus les urines n'ont pas été examinées ; on pourrait donc faire rentrer cette paralysie du bras droit, soit dans les paralysies albuminuriques, soit dans les paralysies rhumatismales.

L'observation de Beatty : mais qu'est-ce que cette fièvre puerpérale qui survient au bout de deux mois et demi et sur laquelle l'auteur ne donne aucun détail.

De quelle nature ont été ces accidents qui ont enlevé la malade et dont l'absence d'autopsie ne permet pas de constater le caractère ?

Enfin, l'observation de Mac Clintock. Mais c'est une véritable paralysie hystérique. Les accès, la terminaison de ces accès par une émission abondante d'urine. Tout le prouve.

Restent donc 4 faits, mais ces 4 faits nous paraissent incontestables, car tous les 4 se présentent avec les caractères que nous avons assignés plus haut aux paralysies réflexes.

Début pendant la grossesse, brusque, rapide, sans cause connue autre que l'influence de la grossesse. Guérison rapide après l'accouchement. Dans 3 cas, répétition des mêmes accidents, dans des grossesses successives. Tels sont les caractères qui nous paraissent suffisants pour légitimer notre opinion.

Enfin, nous pourrions rapprocher de ces faits, quoique nous l'ayons placée dans les paralysies albuminuriques, l'observation 11 de Iréland à cause de sa disparition rapide.

Donc, en réalité, pour les paralysies partielles, deux grandes classes bien nettes, bien distinctes : paralysies albuminuriques, paralysies réflexes. Ces deux formes comportent, on le comprend, un pronostic différent.

Autant les paralysies albuminuriques seraient graves, 4 cas de mort sur 10, autant les paralysies réflexes seraient bénignes, 4 cas de guérison sur 4.

Rappelons pourtant que ces paralysies, dans quelques cas, peuvent persister un temps relativement long, et que Jaccoud a signalé la possibilité, au bout d'un certain temps, de la transformation de ces paralysies en véritables paralysies organiques, au moins pour les paraplégies.

Quant au traitement, rien à en dire, on le comprend ; nous renvoyons aux paragraphes précédents.

A côté de ces paralysies, nous devons signaler, mais en quelques mots seulement, les paralysies hystériques. L'hystérie est rare, en effet, dans l'état puerpéral et nous nous bornerons à signaler quelques observations quisont de véritables types.

L'observation 7 citée plus haut de Mac Clintock ; obs. 22 de Churchill.

Obs. CXVI. — 2° Boullay, *Union médicale*, 1853. Femme de 25 ans, bien portante, qui n'a jamais présenté de symptômes hystériques, septième mois d'une troisième grossesse, est prise subitement, en se promenant, de perte de connaissance sans aucun signe précurseur. A la suite de cette perte de connaissance, on constate chez cette femme une déviation notable de la face tirée à droite par les muscles contractés. Des mouvements involontaires et presque continuels agitent tous les muscles du corps du côté droit et surtout ceux des membres supérieurs et inférieurs. En même temps anesthésie et analgésie complète de toute la moitié droite du corps, parfaitement limitée en avant et en arrière de la ligne médiane. La face, comme le tronc et les membres, présente aussi la paralysie de sensibilité du côté droit, mais de plus tous les sens spéciaux qui ont leur siége à la tête, sont paralysés du côté droit. Ainsi plus de vision, plus d'olfaction, plus d'ouïe, plus de gustation de ce côté, incontinence d'urine, pas d'albumine.

Deux mois après le début, les accidents sont sans changement; mais après l'accouchement la sensibilité reparaît subitement sur certains points ; dans d'autres elle reste abolie. La paralysie des sens persiste ainsi que les mouvements involontaires. Cet état dure six semaines. Guérison au bout d'un mois et demi par l'usage de la strychnine.

OBS. CXVII. — 3º Landry, *Moniteur des hôpitaux*, 1857. Femme mariée à 18 ans et très-bien portante jusqu'à cette époque, fut prise au troisième mois d'une première grossesse d'accidents nerveux multiformes. Tristesse, penchant au suicide, accès d'hystérie, de catalepsie, de mort apparente ; état d'obtusion ou d'excitation extrême de la vue, de l'ouïe, etc. ; accidents qui persistèrent tout le temps de la grossesse. Après un séjour de quelques jours au lit, quand la malade voulut se lever et marcher, les membres inférieurs s'affaissèrent sous elle. Elle ne pouvait les soulever ni leur imprimer les mouvements nécessaires à la marche. Au lit, elle pouvait cependant mouvoir ses membres, quoique sans énergie; mais ils restaient engourdis et étaient le siége de crampes fréquentes. Les membres supérieurs étaient aussi parfois privés de mouvements, mais d'une manière passagère ; la paralysie des membres inférieurs présentait même quelques intermittences, car certains jours la malade pouvait marcher un peu. D'ordinaire la marche et la station debout étaient absolument impossibles. Miction et défécation normales ; rien ne put modifier cet état jusqu'à l'accouchement. Au huitième mois, des accès de somnambulisme se joignirent aux autres phénomènes nerveux ; la malade, privée de l'usage des membres inférieurs pendant l'état de veille, se levait la nuit au milieu du sommeil et toute endormie, se promenait dans sa chambre.

L'accouchement fut heureux et rapide; il fut suivi de la cessation immédiate de tous les symptômes nerveux. Lorsque la malade commença à se lever au huitième jour, elle reconnut avec joie que la station debout et la marche étaient possibles et faciles malgré la faiblesse consécutive à un long séjour au lit et à l'accouchement ; les membres n'étaient plus ni lourds ni engourdis.

OBS. CXVIII. — 4º Raoul Leroy, d'Étiolles. Hystérie, paraplégie hystérique guérie en trois mois. Première grossesse sans accidents, deuxième grossesse compliquée de paraplégie seulement aux époques menstruelles et durant tantôt plusieurs heures, tantôt plusieurs jours.

OBS. CXIX. — 5º Musset, *Traité des névroses*, 1840. Deux dames. Pendant toute leur grossesse, insensibilité presque complète des mains.

Un autre dame. Anesthésie de la main droite et paraplégie latérale gauche.

OBS. CXX-CXXI. — Golfin, de Montpellier, 2 cas d'anesthésie
semblable chez la même femme, survenant au deuxième mois de
la grossesse, disparaissant après l'accouchement.

OBS. CXXII. — Lebreton, *Des différentes variétés de la paralysie
hystérique*. Thèse, 1868. — B. C .., âgée de 28 ans, mariée. Rien de
particulier dans les antécédents ; la malade aurait eu des attaques
hystériques et même à l'Hôtel-Dieu de la catalepsie reconnue par
M. Monneret.

3 janvier 1867. Tentative d'empoisonnement par le chloroforme,
violente attaque de nerfs à la suite. Elle est amenée à l'hôpital.
C'est une femme vigoureuse, d'une forte constitution et d'un tempérament sanguin ; elle exhale par la bouche une forte odeur de
chloroforme. Excitation générale ; anesthésie complète de tout le
corps, céphalalgie.

Le 5. État assez satisfaisant. L'anesthésie est toujours aussi
complète, insensibilité au chatouillement ; les muqueuses nasales
et buccales sont insensibles : locomotion impossible : les jambes
ne peuvent supporter le poids du corps et n'exécutent que de
faibles mouvements.

Le 7. Douleurs vives dans la région lombaire ; la malade nous
apprend qu'elle est enceinte de quatre mois et que c'est sa première grossesse ; le col est un peu mou ; pas de perte.

Le 8. Léger écoulement roussâtre par la vulve. Des douleurs
abdominales se montrent ; elles seraient survenues, au dire de la
malade, après un bain pris dans la journée du 7. Les jours suivants, les douleurs disparaissent, mais la paralysie est toujours
presque complète ; la sensibilité est obtuse, le caractère de la
malade est celui de toutes les hystériques ; il est bizarre, fan-
tasque, elle rit et pleure sans motif.

Le 15, on signale ce jour-là une amélioration assez notable de la
paraplégie et de l'anesthésie. Cette femme peut se tenir sur la
jambe gauche et marcher lorsqu'on la soutient. L'analgésie a pris
la forme hémiplégique ; la limite est nettement tracée ; tout le côté
droit est analgésié, la peau aussi bien que les muqueuses ; la faradisation, très-douloureuse à gauche, n'est pas perçue à droite.
L'anesthésie des muqueuses est également complète, ainsi l'électrisation de la langue, fort bien sentie du côté gauche, ne l'est pas
à droite. Pendant tout le temps du séjour à l'hôpital, on observe
chez cette malade des attaques avec perte de connaissance issue
de salive spumeuse. Raideur tétanique du corps avec conservation de la position que l'on donne aux membres. Ces attaques
durent de vingt à trente minutes. Au réveil, discours incohérents,
pleurs pendant deux ou trois minutes. Ces attaques étaient peut-
être simulées.

Le 19. Paralysie de la vessie, cathétérisme, faradisation cutanée; les parois abdominales ne sont pas électrisées à cause de la grossesse. Garde-robes normales.

Le 26. Douleurs lombaires intenses, perte utérine très-abondante; traitement approprié.

Le 28. La perte est arrêtée, mais un nouvel accident se manifeste, ce sont des hématémèses se renouvelant fréquemment. La quantité de sang rejeté peut être évaluée à un verre dans les vingt-quatre heures. Glace, eau de Seltz.

3 février. Même état, hallucination de la vue; la malade voit des serpents autour d'elle; son lit est entouré de grandes draperies à couleurs tranchées.

Le 4, l'hématémèse diminue, la paralysie vésicale ne s'améliore pas.

Le 5. Hoquet persistant qui fatigue beaucoup la malade.

Le 8. Hématémèse, électrisation du diaphragme contre le hoquet; les jours suivants le hoquet persiste ainsi que les vomissements de sang mêlé à des matières alimentaires; hémorrhagie rectale. Malgré cela, la constitution ne s'altère pas, l'anesthésie est toujours aussi complète du côté droit.

Le 17. Le hoquet cesse le soir, mais est immédiatement remplacé par une toux continuelle sans crachats et présentant tous les caractères de la toux hystérique.

Le 18. Nuit mauvaise, frisson, sueurs abondantes, vomissements, écoulement blanchâtre par les seins.

Le 23. La toux hystérique cesse à quatre heures, le hoquet lui succède. Hématémèses répétées dans le courant de la journée et écoulement de sang par l'urèthre. Il est à craindre que la malade n'ait voulu se sonder elle-même et ne se soit fait une fausse route.

Le 24. Douleurs lombaires, pertes utérines vers trois heures; la malade rejette par la vulve une masse assez volumineuse qu'elle s'empresse de faire disparaître; l'écoulement de sang par le rectum persiste.

1er mars. Depuis le 24 février, alternatives de hoquet et de toux; les vomissements continuent, les pertes utérines ont cessé; le cathétérisme, d'abord difficile, s'exécute maintenant facilement à l'aide d'une sonde d'homme; l'écoulement de sang n'a plus lieu par l'urèthre; la paraplégie a disparu depuis quelques jours ainsi que l'anesthésie.

Du 1er au 14 mars, l'état général s'améliore, les aliments sont plus facilement supportés. On observe des alternatives de hoquet et de toux; mais ces phénomènes sont peu intenses et de courte durée.

Le 16, électrisation de la vessie.

Le 26, la malade demande sa sortie; la paralysie du mouvement n'existe plus; la marche se fait bien, mais l'anesthésie du côté droit persiste encore, ainsi que la paralysie de la vessie.

Cette observation est trop complète pour que nous y ajoutions quoi que ce soit. On y trouve toute la série des accidents qui peuvent survenir pendant l'hystérie. Notons seulement l'avortement et l'amélioration qui se produit à dater de cette époque, dans la paralysie du mouvement, mais la persistance de l'anesthésie et de la paralysie vésicale.

Devons-nous, maintenant, faire un chapitre pour les paralysies qui s'accompagnent de contractures des extrémités? Ces cas surviennent surtout dans la lactation, c'est-à-dire dans la période qui suit pour nous immédiatement l'état puerpéral, mais que nous en avons éliminée tout d'abord. Nous ne le croyons pas, parce que, pour nous, cette période ne rentre pas réellement dans l'état puerpéral, et nous partageons à ce point de vue l'opinion de tous les accoucheurs, qui limitent l'état puerpéral aux suites de couches proprement dites.

Nous rappellerons seulement à ce propos :

Le chapitre d'Imbert-Gourbeyre, à qui nous avons emprunté l'observation citée plus haut de Delpech;

Les leçons cliniques de Trousseau, et nous renvoyons pour la bibliographie au livre de M. Hervieux, article : Tétanos des femmes enceintes, page 1021.

Il y a bien, dans ces cas, impossibilité pour les membres contracturés, de remplir leurs fonctions habituelles, mais ce n'est pas là de la véritable paralysie.

Notons cependant, pour les rapprocher du fait de Delpech, que plusieurs de nos observations de paralysie ont été accompagnées de contractures.

Voir les observations 1, 1 *bis*, 6 d'Ollivier; 17 d'Imbert-Gourbeyre;

Gamet, de Lyon, Hoffmann, Rivière.

Ces contractures n'existeraient donc pas seulement
dans les cas de paralysie des nourrices, mais elles existeraient aussi quelquefois chez les femmes enceintes et
récemment accouchées.

PARALYSIE DES SENS.

Sous ce nom, nous rangerons les paralysies des sens
spéciaux, vue, ouïe, olfaction et goût ; et, si nous en
avons fait un chapitre à part, c'est que la plupart des
auteurs les ont rapportées à une cause unique, cause qui,
en effet, détermine le plus souvent ces paralysies, mais
qui cependant n'est pas la seule, comme nous le verrons.
Si, en effet, l'albuminurie détermine, dans l'immense majorité, ces paralysies, on trouve quelques observations
où ces troubles des organes des sens spéciaux se sont
produits, sans que l'on ait pu constater la présence de
l'albumine dans les urines, et où l'hystérie, l'anémie, un
état général grave des malades se sont accompagnés
d'amaurose, de surdité, qui ont persisté plus ou moins
longtemps, venant ainsi prouver que l'albuminurie n'est
pas la seule cause qui puisse amener ces accidents.
Néanmoins, comme cette cause est de beaucoup la plus
fréquente, c'est sur elle que nous insisterons surtout.

Ce n'est, on le comprend, que depuis que l'albuminurie a été connue et bien étudiée, que l'on a pu établir
nettement la relation qui existait entre la maladie de
Bright et ces différentes sortes de paralysies. Mais,
néanmoins, elles avaient été, comme nous le verrons,
signalées par les anciens dans l'état puerpéral, et suivant les époques attribuées par leurs auteurs, soit à la
suppression des lochies, soit à la métastase laiteuse ; et
les observations ne manquent pas sur cette matière.

Ces paralysies sont rarement isolées, et tantôt elles s'accompagnent d'autres paralysies des sens spéciaux, c'est-à-dire que plusieurs de ces sens sont atteints en même temps, surtout la vue et l'ouïe ; d'autres fois, elles coïncident avec d'autres paralysies, que ces paralysies portent sur la face ou sur les membres. Cela n'a pas lieu de nous étonner puisque nous avons admis que l'albuminurie pouvait déterminer des hémiplégies et des paraplégies ; ajoutons cependant que le plus habituellement ces paralysies sont isolées ou accompagnées de paralysie faciale, mais que les membres sont souvent indemnes.

Ajoutons encore que ces paralysies se montrent aussi souvent dans le mal de Bright à l'état de vacuité que dans l'état puerpéral ; mais que dans ce dernier cas, elles acquièrent une importance plus grande encore, en ce qu'elles ne sont souvent que le début de l'éclampsie, dont elles constituent un des prodromes les plus importants. Nous décrirons séparément ces diverses paralysies, quoiqu'elles s'accompagnent le plus souvent les unes les autres, et nous commencerons par la plus fréquente de toutes, celle qui porte sur l'organe de la vue.

Constatées par Aretée, par Fabrice de Hilden, 1646,

Par Hagendorn, 1690, *Histor. médico-physic.*,

Par Hoffmann, *De gutta serena*,

dans les hydropysies, dans la scarlatine surtout, elles avaient été pourtant observées avant ce dernier dans l'état puerpéral. On trouve dans les *Annales des curieux de la nature*, un certain nombre de faits d'amaurose survenant, soit pendant la grossesse, soit pendant le travail. C'est ainsi que :

Obs. CXXIII. — G. Heldus, *Mis. cur.*, cent. 3, obs. 180, signale le fait d'une femme de 43 ans qui, à la suite d'un avortement de cinq mois, sentit peu après sa vue baisser et devint complétement aveugle.

Sennert, *Prax. medica*, a observé le même fait.

Hoffmann signale aussi l'amaurose puerpérale.

G. Clauderus, *Mis. cur.*, avait même signalé la coïncidence de l'amaurose et des attaques convulsives, avec l'avortement comme conséquence.

Albrecht, 1690 ; Sieger, *Mis. cur.* Eclampsie, avortement, amaurose consécutive. Michel Alberts, 1732.

Mais ce n'est en réalité que depuis les travaux de Bright que la coïncidence de l'amaurose et de la dégénérescence granuleuse des reins est nettement étudiée.

Bright, *Guy's hospital Reports*, 1836-1848, insiste beaucoup sur ce fait qui a été constaté depuis par tous les observateurs.

Nous nous bornerons donc à signaler les travaux principaux sur cette matière.

Addison. Guy's hosp. Reports, 1839.

Rayer. Traité des maladies des reins.

Malmstein. Uber die brightische Nierenkrankheit.

Simpson. Trans. of med. Surgery, 1846, and Monthly J. of med. science, 1848.

Landouzy. De la coexistence de l'amaurose et de la néphrite albumineuse. Gaz. méd., 1849-1850.

Forget. Recherches cliniques sur l'amaurose comme signe de l'albuminurie. Union méd., 1849.

Debout. Bull. thérap., 1849.

Michel Lévy. Union médicale, 1849

Ancelon. Union médicale, 1850.

Perrin. Gaz. hôpitaux, 1849.

Collard de Beine. Union médicale, 1850.

Avrard. Gaz. méd., 1853.

Sandras. Gaz. hôp., 1855.

Churchill. Mémoire cité, 1854.

Imbert-Gourbeyre. Mon. des hôpitaux, 1856.

Rivière.

Baugrand. J. des conn. médico-pratiques, 1850-51.

Garcia. Gaz. med Strasbourg.

Raciborsky. Gaz. hôp., 1849.

Cunier. Annales d'oculistique, 1849, et Gaz. méd., 1848.

Cucuel. Union méd. 1850.

Abeille. Gaz. hôp. 1850.

Guépin, de Nantes. J. des conn. médico-pratiques, 1855-56.

Desmarres. Mal des yeux, 1858.

Mackenzie. Mal. des yeux, 1857.

Coote. British.med. J., 1857.

Frerichs. Die Brightische nieren Krankheit, 1851.

Turk. Zeitsch der Wiener Aertzte, 1850.

Henoch. Specielle therapie, 1852.

Theil. Deutsche klinik, 1853.

Imans. Nede el Lancet, 1851.

Stelwag von Carion. Wiener medi Wochenschrift.

Heyman et Zencker. Arch f. ophthalmol, 1856.

Drasche. Wochenblatt der acrtzte zu Wien, 1855.

Muller. In Verhandl. der Würzbürg. Phys. med. Gesellschaft, 1856.

Wirchow. Arch. f. Path., 1856.

Wagner. Arch. f. Path., 1857.

Charcot. Gaz. med., 1858.

Et enfin Lécorché. Thèse, 1858, à qui nous empruntons cette longue énumération et qui va nous être du plus grand secours pour étudier cette forme de paralysie.

Ajoutons-y avec Imbert-Gourbeyre les noms de :

Tulpius. Observationes medicæ, 1692.

Bonningeri Observationes cent. 5, obs. 54.

Acta eruditorum. Lipsiæ, 1695.

Journal de médecine, 1763.

Dumont. Recueil périodique, t. III.

Bezart. J. de Corvisart, t. XXXII.

Prestat. Thèse.

Bestchler. Schmidts' Jahrbuch, t. VII.

Biovez. J. med. prat., 1834.

Stolz. Gaz. med. 1839.

Rul ogez. Gaz. med., 1852.

Maigrot. J. des conn. med. ch., 1853.

Leudet. Gaz. méd., 1854.

La thèse de Lecorché est le travail le plus complet qui ait été publié sur cette matière, et quoiqu'il n'étudie pas spécialement les altérations de la vision au point de vue de la grossesse, et qu'il les décrive surtout dans la néphrite albumineuse chronique, nous ferons à sa thèse de larges emprunts.

Si, en effet, il a été permis dans nombre de cas où les malades ont succombé, de constater à l'autopsie les lésions de la néphrite albumineuse chronique, il est beaucoup plus fréquent de voir, chez les femmes enceintes

éclamptiques ou autres, ayant présenté des troubles visuels ou non, l'albuminurie disparaître très-rapidement
des urines, quelquefois en quelques heures, d'autres fois
en quelques jours, et cela, quelle que fût l'intensité de
l'albuminurie. On ne peut donc dans ces cas admettre une
lésion chronique, et il faut se contenter, pour expliquer
ces faits, d'une simple congestion, de l'hyperémie des
reins. Or, on est en droit de se demander si, dans ces cas,
les lésions de l'œil se présenteraient avec les caractères
décrits par Lecorché; si même ils existent et s'il n'y a pas
simple trouble fonctionnel.

M. Lecorché ne cite que deux observations dans lesquelles les malades ont guéri, et chez lesquelles l'examen
ophthalmoscopique a révélé des lésions. Eh bien, dans
ces cas, les lésions constatées ont été les mêmes que dans
les cas de néphrite chronique; nous sommes donc en droit
de supposer que, si on avait examiné les yeux chez les
autres malades, on eût constaté les mêmes lésions, et c'est
ce qui fait que nous admettrons comme l'expression de la
vérité les résultats des examens pratiqués chez les malades dont les observations sont relatées dans le travail
de M. Lecorché.

Les observations sont nombreuses, et il est à noter que
tous les auteurs les ont rapportées à la même cause. C'est
ainsi que Churchill cite un certain nombre d'observations.
Sans vouloir les rapporter toutes, nous en citerons le plus
grand nombre, car elles nous serviront à établir différents points relatifs à l'histoire de l'amaurose puerpérale.
Nous rappellerons en plus ici les observations où cette
paralysie a coïncidé avec la paralysie des membres supérieurs ou inférieurs, ou la paralysie faciale.

Obs. CXXIV. — Achwell. Obs. 1. Guy's hosp. Reports. Tv. 31 ans.
Peu après avoir senti remuer, *troubles de la vue.* Yeux noirs, pupille
resserrée quoique lente à subir l'influence de la lumière ; mobilité

moindre du globe oculaire qui est comme immobile ainsi que les paupières qui couvrent presque entièrement les globes oculaires. Sécheresse et picotement des conjonctives; cet état persiste jusqu'à l'accouchement. Notable amélioration huit jours après l'accouchement. Quatre mois plus tard, la vue est redevenue ce qu'elle était avant ces accidents.

Obs. CXXV. — 2. Lever. 30 ans, enceinte de huit mois. *Amaurose* complète dans un œil, incomplète dans l'autre après des attaques dont on ne peut savoir la nature. On hâte l'accouchement par la rupture artificielle des membranes, *albuminurie*. Le travail commença vingt-quatre heures après la rupture des membranes. Enfant vivant. Guérison trois semaines après.

Obs. CXXVI. — 3. Dewees. Compendious system of midwifery. 26 ans, primipare. Convulsions débutant au moment du travail. Forceps; persistance des convulsions (saignées, vésicatoire, froid), insensibilité pendant deux heures, mais après lesquelles elle se rétablit peu à peu. *Cécité* pendant quinze jours, vision imparfaite pendant six semaines.

2° Dans un autre cas, la vue d'un œil surtout resta quelque temps imparfaite.

Obs. CXXVII. — 4. Crosse. Cases in midwifery. 30 ans, primipare. Convulsions dès le début du travail. *Perte de la vue et de la sensibilité;* pupilles dilatées; forceps (saignées, vésicatoires); cessation des attaques convulsives, cécité complète pendant plusieurs jours. Guérison.

Obs. CXXVIII. — 5. Duke. Observation déjà citée. *Paralysie de la face et du bras* avec troubles de la vue.

Obs. CXXIX. — 6. Ireland. *Paralysie de la face* avec troubles de la vue.

Imbert-Gourbeyre a cité les faits de :

Obs. CXXX. — Tulpius, 1672, Bonningeri, Dumont, Bezart que nous avons rapportés à l'article bibliographique.
Prestat. Thèse, 1839.
Robert Johns, Besthchler, Biovez, Stolz, Cunier, Rul Ogez, Mai-Leudet.

Nous avons été à même d'observer plusieurs cas d'amaurose pendant notre clinicat.

Toutes se rapportaient à des cas d'éclampsie avec albuminurie constatée à différentes reprises.

Obs. CXXXI. — 7. Ernestine Périnet, 34 ans, multipare; deuxième grossesse; la première s'étant terminée à trois mois et demi; deux attaques, la dernière se terminant par un coma profond; œdème assez prononcé, albuminurie, grossesse de huit mois, extraction d'un enfant vivant par forceps. Le lendemain, céphalalgie intense, amaurose incomplète, albumine; disparition de l'albumine le troisième jour après l'accouchement; persistance des troubles visuels et de la céphalalgie pendant six jours. Guérison, traitement par saignées.

Obs. CXXXII. — 8. Barré. Femme Strub, 26 ans, primipare, grossesse de sept mois et demi; huit attaques d'éclampsie, albuminurie considérable, céphalalgie et troubles visuels caractérisés par une amaurose incomplète. Absence des battements de cœur de l'enfant; pas de travail; la malade ne reste à l'hôpital que quelques jours et veut sortir, quoiqu'elle conserve encore des troubles de la vue et qu'il y ait beaucoup d'albumine dans les urines. Traitement par saignées.

Obs. CXXXIII. — 9. Levrat. 20 ans, primipare, femme qui était au dortoir depuis plusieurs jours et qui en descend le 27 juillet présentant une infiltration considérable des membres inférieurs, moins prononcée à la face; céphalalgie intense, douleur violente au creux épigastrique, troubles de la vue, amaurose incomplète accompagnée de violentes douleurs dans les yeux; albuminurie énorme; on veut saigner la malade, mais elle vient de manger et on est obligé d'attendre. Deux heures après, elle fut prise d'un vomissement très-abondant et d'une selle très-copieuse; la malade paraissant soulagée, on remet la saignée au lendemain matin.

1er accès à 4 h. 1/4 du matin; saignée de 600 gr.
2e à 5 h. 1/4.
3e à 6 h. 10 m.
4e à 7 h.
5e à 7 h. 35 m.
6e à 8 h. 25 m.

7e à 9 h. Saignée de 500 gr. A la fin de la saignée, au moment où on faisait le pansement, elle est prise d'un

8e accès à 9 h. 35 m.
9e à 10 h. 30 m.
10e à 10 h. 55 m.
11e à 11 h. 55 m.
12e à midi 25 m.
13e à midi 50 m.
14e à 1 h. 25 m.
15e à 1 h. 55 m.
16e à 2 h. 1/2.

17ᵉ à 3 h. 15 m.

18ᵉ à 4 h. 15 m.

Dans l'intervalle des accès, coma d abord très-prononcé, puis qui cède peu à peu pour faire place à une agitation considérable et à un nouvel accès.

28 juillet. Ce matin, col un peu ouvert effacé ; début du travail.

Rupture des membranes à 1 h. 3/4.

Terminaison à 2 h. 40 m.

Fille 2,300 gr. Cordon 41 cent., 1 circulaire. L'enfant est né mort : depuis le premier accès du reste on avait cessé d'entendre les battements du cœur.

Depuis son accouchement, elle n'a eu que deux accès, le dix-septième et le dix-huitième, mais elle est plongée dans un coma profond ; stertor, puis par moment agitation qui fait de nouveau place au coma, Beaucoup d'albumine, pouls à 152, très-petit, très-serré ; puis les accès qui avaient paru vouloir s'éloigner reparaissent.

19ᵉ à 4 h. 3/4.

20ᵉ à 5 h. 50.

21ᵉ à 7 h. 45 m.

22ᵉ à 7 h. 45 m.

23ᵉ à 8 h. 45 m.

Cet accès est le dernier et la malade reste en proie à un coma des plus profonds.

29 juillet. Le coma paraît un peu moins profond ce matin, car la malade ouvre les yeux quand on lui parle un peu fort, mais elle ne semble pas distinguer ; le regard est fixe, hébété. Pouls à 120. Le ventre semble douloureux ; beaucoup d'albumine.

Cet état d'amélioration ne se soutient pas. Le soir, la malade est complétement insensible, rien ne peut la tirer de cet état qui persiste le lendemain, malgré un vésicatoire à la nuque, les sinapismes, une potion éthérée. Les yeux fixes, hagards, sont encore animés de temps à autre de mouvements convulsifs. Quantité énorme d'albumine dans l'urine qui est extraite par la sonde.

Pendant deux jours encore la malade resta dans son lit comme une masse inerte, sans pouvoir avaler quoi que ce fût et elle succomba le 31 à 1 h. de l'après-midi.

A l'autopsie, on ne trouve qu'une congestion pulmonaire énorme qui existe de même dans tout l'encéphale sans hémorrhagie. Les reins fortement hyperémiés et congestionnés sont le siége de petits épanchements sanguins qui varient du volume d'une tête d'épingle à une lentille. Matrice et annexes sains ; cœur gorgé de sang noir couleur gelée de groseille.

Obs. CXXXIV. — 10. Delamothe. 18 ans, lingère, primipare, amenée à la Clinique à 5 h. du soir, le 6 février.

Depuis la veille, dit la sage-femme qui l'amène, la malade se plaignait de fortes douleurs de tête, de troubles de la vue, de douleurs épigastriques. Un médecin appelé fit appliquer des sinapismes et des compresses d'eau froide.

Première attaque à 11 heures du matin.

Huit autres attaques jusqu'à 5 heures. Saignée de 500 grammes.

Grossesse d'environ six mois, début du travail.

Seize nouvelles attaques jusqu'à 2 h. 35 m. du matin.

Accouchement à 3 h. 1/2 du matin. Fille mort-née, 1,000 gr.

Persistance de l'albumine pendant cinq jours; des troubles de la vue, mais allant en décroissant pendant sept. Guérison.

Oᴮˢ. CXXXV. — 11. Delescluze. Primipare. Grossesse de sept mois; infiltration peu prononcée : quatre jours avant son entrée, douleurs de tête et troubles de la vue qui ont précédé une sorte d'accès de démence pendant lequel la malade se sauve de chez elle. On la trouve dans la rue, égarée, ayant presque complétement cessé de voir et de distinguer, et on la ramène chez elle où elle est prise le 24 juillet d'une première attaque à 1 h. de l'après-midi. Cinq autres attaques avant son entrée à l'hôpital.

Albuminurie notable, coma. Saignée de 500 gr.

De 8 h. 50 du soir à 11 h. 1/4, cinq autres attaques. Saignée de 500 grammes. Cinq autres attaques jusqu'à 6 heures du matin où elle accouche, pendant cette dernière attaque, d'un enfant de 2685 grammes, mort-né, le 25 juillet. L'enfant a succombé pendant le travail, car au moment de son entrée, on avait constaté les battements du cœur et le travail s'est déclaré spontanément pendant les attaques, car lors de l'entrée, le col était fermé, et encore un peu long.

La dernière attaque est suivie d'une syncope dont on ne tire la femme qu'au moyen de frictions énergiques et d'applications de serviettes chaudes sur la région précordiale.

25 juillet. La malade, qui est restée calme jusqu'à 3 heures de l'après-midi, est reprise alors d'attaques qui se succèdent au nombre de 24, ce qui fait en tout 37 attaques jusqu'à 1 h. 1/2 de la nuit. Elle s'éteint alors progressivement et meurt à 6 heures du matin, le 26 juillet, ayant encore des frémissements et des mouvements convulsifs de la face.

Autopsie. Congestion modérée du cerveau. Sinus gorgés de sang noir et poisseux. Pas d'hémorrhagie cérébrale; congestion énorme des poumons; le sang coule à l'incision.

Reins pâles, anémiés, atrophie des pyramides.

Utérus sain.

A ces observations, qui nous sont personnelles, nous en ajouterons quelques-unes empruntées à une thèse très-intéressante de M. Bouchet, publiée en 1868 : Considérations sur l'éclampsie puerpérale et le traitement de cette maladie.

Quelques-unes de ces observations sont des faits où il n'y a pas eu albuminurie. Mais on sait que dans certains cas il peut y avoir éclampsie sans albuminurie, celle-ci pouvant être assez passagère pour échapper aux recherches, mais étant néanmoins dans ces cas rapportée par nombre d'auteurs au mal de Bright.

Ajoutons enfin que dans quelques cas ces troubles visuels ont disparu grâce au traitement préventif de l'éclampsie et qu'on est ainsi en droit de les rapprocher de cette affection.

Obs. CXXXVII. — 13. Obs. 8 de Bouchet. Thèse de Cade, 1867. — Primipare ; 18 ans ; trois attaques d'éclampsie après l'accouchement. Pas d'infiltration, *pas d'albuminurie*. — Saignée, sangsues, disparition en vingt-quatre heures des troubles visuels. Jamais d'albumine, malgré des examens réitérés de l'urine.

Obs. CXXXVIII. — 14. Dr Gatiniol. Gaz. des hôp., 1854. — Eclampsie chez une primipare de 25 ans débutant à une époque avancée du travail. Cécité débutant avec l'attaque; à terme, extraction de l'enfant par forceps après le premier accès. Persistance des attaques pendant dix-huit heures, en tout vingt-deux, dont vingt et une après l'accouchement. Saignées. Guérison.

Obs. CXXXIX. — 14. Bailly. Thèse de Cade. — Eclampsie chez une primipare de 23 ans débutant au 30e jour après l'accouchement. Cécité complète ayant débuté par simples troubles visuels. Strabisme (sangsues, chloroforme); deux attaques, albuminurie. Guérison.

Obs. CXL. — Lachapelle. T. III. — 18 ans. Primipare; accouchement naturel. Pendant le travail, céphalalgie, éblouissements, cécité. Douze sangsues ; vingt-six accès après la délivrance. Mort.

Obs. CXLI. — 16. Lheureux. Thèse, Paris, 1859. — 16 ans, fleuriste, primipare. Infiltration, albuminurie. Troubles de la vue; vingt-cinq accès après l'accouchement. Guérison.

Nous pourrions facilement multiplier les observations, mais cela nous semble inutile, car toutes se ressemblent, et nous nous bornerons à citer celles qui sont recueillies dans la thèse de Lecorché.

Obs. CXLII. — Imbert-Gourbeyre. Monit. hôp., 1855. — Marie

D..., 27 ans. Grossesse de trois mois, primipare ; œdème généralisé, vomissements à six semaines de grossesse coïncidant avec un
affaiblissement de la vue ; à la suite d'une attaque d'éclampsie,
l'amaurose devint complète et ne disparut point après l'accouchement qui se fit sans aucun accident. Disparition de l'œdème. La
malade distinguait à peine la lueur d'une chandelle ; pupilles dilatées ; iris à peine mobile. Céphalalgie intense, vive et continue. *Albuminurie* abondante. La malade sortit au bout de quelques jours avec une légère amélioration de la vue.

Un an après, elle accoucha à terme d'un second enfant mort.
L'anasarque qui était survenue dans le dernier mois de la grossesse cessa quelques jours après la délivrance et fut suivie de
convulsions et de perte complète de la vue. Cette cécité persista
et en 1856, six mois après, bien que l'état général parût satisfaisant, qu'il n'y eût pas d'œdème, la malade ne distinguait pas le
jour. L'urine contenait toujours beaucoup d'albumine.

Obs. CXLIII. — Obs. 5. Simpson. Obstetric memoirs and contributions. En 1847, femme 36 ans, cinquième accouchement.
Deux jours après la naissance de cet enfant, elle perdit la vue pendant la nuit. Le matin l'amaurose était complète ; elle disparut
peu à peu dans l'espace de quelques jours. L'urine resta albumineuse.

En 1850, deux semaines après la naissance de son dernier enfant, elle est soudainement frappée de cécité avec stupeur et peti-
tesse de pouls ; cette fois, l'amaurose ne disparut pas comme la
première.

Au mois de septembre 1851, la malade ne peut encore lire, la
pupille est contractée, elle a été dilatée et immobile pendant
quelque temps. Aux troubles de la vue s'est jointe la perte de
mémoire. L'urine contient toujours une forte proportion d'albumine.

Obs. CXLIV. — Lecorché, obs. 1. Amblyopie dans un cas de néphrite albumineuse chronique avec œdème des membres inférieurs. Grossesse, accouchement sans accident, mais aggravation
des troubles visuels ; guérison de la néphrite ; persistance de
l'amblyopie. Rien à l'ophthalmoscope.

Obs. CXLV. — Obs. 2. Amblyopie à la suite de l'accouchement
et attaques convulsives dans un cas de néphrite albumineuse
chronique avec œdème des membres inférieurs. Depuis deux ans,
guérison de la néphrite albumineuse ; persistance de l'amblyopie.
Rien à l'ophthalmoscope.

Obs. CXLVI. — Obs. 6. Amblyopie précédée d'épistaxis survenant dans un cas de néphrite albumineuse chronique pendant
une grossesse avec œdème des membres inférieurs. Accouchement à sept mois et demi. Œdème de la rétine.

Le fait le plus complet est sans contredit le suivant (Lecorché, obs. 7) :

Obs. CXLVII. — *Première grossesse en 1856 ; avortement à quatre mois. En 1857, nouvelle grossesse. Nouvel avortement, œdème ; plus tard, céphalalgie, affaiblissement de la vue, strabisme convergent. Urine albumineuse ; cécité complète ; conjonctivite, prolapsus de la paupière gauche, épistaxis. Mort. Altération des reins (6° forme de la néphrite albumineuse). Lésions de la choroïde et de la rétine.* — N..., âgée de 23 ans, giletière, entra à l'hôpital de la Charité le 18 janvier 1857. Cette femme, d'une constitution assez faible en apparence, a échappé, dit-elle, aux maladies de l'enfance et en particulier aux fièvres éruptives. Réglée à 15 ans, elle est devenue enceinte en 1856 ; elle fit une fausse couche à quatre mois de grossesse. Devenue de nouveau enceinte, un an après, elle fit une seconde fausse couche. A la suite de cet accident, les jambes enflèrent pendant quelque temps et chaque matin on examinait, dit-elle, son urine. Hors de l'hôpital elle conserva dans le bas-ventre, tantôt à droite, tantôt à gauche, des douleurs que la station verticale et la marche augmentaient.

En novembre 1857 survinrent de nouveaux accidents, elle fut prise d'une céphalalgie intense presque continuelle. Les jambes enflèrent, la vue s'affaiblit peu à peu. — Entre à la Charité.

Nous n'avons pu savoir quel avait été le résultat de l'examen des urines fait à l'hôpital Beaujon aux époques où cette femme y fit les deux fausses couches. Mais à l'hôpital de la Charité, l'examen des urines par la chaleur et l'acide azotique y démontra une proportion considérable d'albumine.

Les régions rénales n'étaient pas douloureuses, les fonctions digestives étaient régulières, la respiration naturelle. Les battements du cœur étaient un peu forts. La vue n'était pas nette.

On constata un strabisme convergent et de la diplopie. Cette diplopie persista environ trois semaines. Vers la fin de décembre, la vue simple avait lieu bien que le strabisme n'eût pas cessé. On soumit la malade aux purgatifs et à l'usage de la teinture de cantharides unis au laudanum de Sydenham sans obtenir d'amélioration. La vue baissa peu à peu, et dans les premiers jours de janvier 1858 la cécité était complète.

Vers le 15 janvier les yeux devinrent saillants, l'exophthalmie existait surtout à gauche, puis vint une conjonctivite oculo-palpébrale avec chémosis et photophobie. Ces accidents cédèrent en cinq jours aux purgatifs et à l'obscurité.

Le 1er février, il n'y avait plus de traces de conjonctivite, lorsque survint tout à coup un prolapsus de la paupière gauche, sans altération de la sensibilité ou du mouvement dans d'autres parties du corps.

Le 2. Les milieux transparents de l'œil ne paraissent pas altérés, les pupilles sont mobiles.

Le 10. Le prolapsus de la paupière disparaît; le strabisme persiste; la céphalalgie est aussi intense qu'au début. La malade se plaint d'insomnie, de perte d'appétit. Survient pendant la nuit une épistaxis qui disparaît à plusieurs reprises et dure pendant cinq jours. — Traitement tonique et astringent.

Le 17. Agitation de la malade. Pouls fréquent, cent vingt pulsations par minute. Perte complète d'appétit. La dyspnée est extrême. Orthopnée. A l'auscultation, râles sous-crépitants nombreux, surtout à droite. Battements du cœur intenses. *L'urine est toujours albumineuse.*

Le 18. Diarrhée abondante. Vomissements et persistance de la fièvre.

Les 19 et 20. L'épistaxis reparaît et cesse le 21. Même état général.

Le 22. Dyspnée intense, râles nombreux dans la poitrine, un peu de matité à droite. La face est œdématiée. Le pouls à 128.

A quatre heures du soir le pouls est petit, la malade tombe en syncope; sueur froide; respiration courte et embarrassée. Mort dans la nuit.

Autopsie trente-deux heures après la mort.

Tête. Sérosité assez abondante dans les membranes du cerveau, dont l'aspect et la consistance sont à l'état normal; il n'y a pas d'altération apparente dans les parties du cerveau qui président à la vision.

La cécité était due à des lésions des milieux et des membranes de l'œil, ainsi que l'a constaté M. Giraldès qui en fit l'examen.

La cornée et la sclérotique ne présentent rien d'appréciable. Le nerf optique a son volume normal; il n'y a pas d'injection dans le tissu cellulaire périsclérotidien. Les muscles moteurs de l'œil ne sont point altérés. Les artères et les veines ciliaires ne sont pas dilatées à leur passage à travers la sclérotique.

Il n'y a pas d'épanchement entre les membranes oculaires. La choroïde, complétement dépouillée de son épithélium, est très-adhérente à la rétine, qui laisse à la face interne de la choroïde de petits tractus blancs lorsqu'on vient à l'enlever.

La membrane interne de la choroïde qui dans l'état normal est si fine et qui se distingue à peine, est ici épaisse et blanchâtre. Son aspect peut être comparé aux taches qu'on trouve parfois à la surface du cœur.

En outre, on aperçoit à la face interne de la choroïde des tractus d'un blanc plus marqué qui correspondent aux vaisseaux les plus internes de cette membrane.

Les artères choroïdiennes sont dilatées et volumineuses. Les veines ont un calibre moins considérable qu'à l'état normal. L'ensemble de la choroïde présente une altération qu'on peut caractériser ainsi :

1° Absence de pigment;

Charpentier.   14

2° Epaississement de la membrane interne ;

3" Atrophie du réseau veineux.

La rétine, détachée de la choroïde qui lui adhère fortement, présente de nombreux petits points blancs, au niveau desquels son épaisseur normale est augmentée. On n'a point examiné au microscope si ces points étaient dus à une dégénérescence graisseuse; ils sont si nombreux qu'ils ressemblent à un semis de grains de semoule.

Le corps vitré est légèrement jaunâtre; à la face postérieure du cristallin est une cataracte corticale commençante. La membrane cristalloïde est très-épaissie, mais transparente.

Cavité thoracique. Cœur volumineux; ventricule gauche hypertrophié sans lésion des orifices; poumons infiltrés de sérosité. Dans le poumon, deux ou trois noyaux indurés disséminés à la partie inférieure.

Cavité abdominale. Le foie, l'intestin et la rate n'offrent rien à signaler. Les reins sont volumineux et présentent les altérations qui caractérisent la cinquième et la sixième forme de la néphrite albumineuse chronique.

Cette observation résume à peu près toutes les formes d'altération du globe oculaire, et, quoiqu'il s'agisse ici d'une néphrite chronique, nous l'avons citée intégralement, car elle constitue un véritable type.

Ces faits sont assurément fort probants, et quoique dans quelques-uns, on n'ait pas pu constater la présence de l'albumine dans les urines, la constance de ce phénomène dans les autres cas donne à l'albuminurie une importance capitale dans la production de ces amauroses. Seulement, il faut ici revenir un peu sur la réserve que nous avons faite plus haut. Nous voyons en effet que M. Lecorché n'a constaté que deux fois à l'ophthalmoscope des lésions de la rétine ou de l'œil, il y a donc là un point de doute. Et est-on en droit d'admettre que ces altérations constatées par lui dans les cas de néphrite albumineuse chronique se reproduisent dans tous les cas; les observations citées par nous répondent d'elles-mêmes, puisque dans plusieurs cas, l'examen ophthalmoscopique n'a rien révélé. C'est qu'en effet, la plupart du temps chez les femmes enceintes, l'albuminurie est à l'état aigu, et la rapidité avec laquelle elle disparaît après les couches en quelques jours, quelquefois en quelques heures, ainsi que tous les phénomènes qui semblaient être sous sa dépendance, ne permet pas d'admettre une lésion profonde et permet de comprendre que l'on ne trouve pas de lésion des globes oculaires. De plus, ces troubles visuels sont beaucoup moins fréquents que la céphalalgie et les douleurs épigastriques. Si en effet, ceux-ci sont presque constants dans les cas d'éclampsie, lorsqu'on a eu occasion d'examiner les malades avant les attaques, il n'en est plus tout à fait de même des autres qui, au contraire, font souvent défaut. Peut-être existent-ils après les attaques ; mais, comme malheureusement les malades succombent souvent sans avoir repris connaissance, la constatation de ces phénomènes fait défaut, et il y a là une lacune qui nous paraît difficile à combler.

Quoi qu'il en soit, l'amaurose ne se montre jamais isolément dans les cas d'albuminurie, et presque toujours elle s'accompagne d'œdème de la face et des membres inférieurs, de céphalalgie, d'attaques convulsives, qu'elle peut précéder ou suivre.

Quelquefois pourtant, il n'en est rien, et elle débute alors brusquement sans que rien ait pu la faire prévoir. Envahissant les deux yeux, elle peut commencer par un œil pour s'étendre peu à peu à l'autre ; elle peut même rester limitée à un œil, l'autre restant intact.

La diplopie ne survient en général que plus tard, lorsque les troubles visuels sont évidents. Ces troubles sont du reste extrêmement variés. Tantôt, la vue d'abord nette ne se trouble qu'au bout d'un certain exercice, tantôt elle est complétement compromise, les malades ne distinguent plus absolument rien. Quelques malades perdent la notion des couleurs, d'autres sont atteints de myopie, de presbytie, d'autres enfin présentent en même temps de l'exophthalmie, du strabisme, du prolapsus des paupières.

La cornée et la sclérotique sont saines, les pupilles sont peu contractiles, plus souvent dilatées.

La rétine et la choroïde présentent des altérations nombreuses et variées, quelquefois cependant, et nous avons dit que cela doit exister souvent, elles n'ont pas offert d'altérations matérielles ; dans certains cas enfin, et nous en avons cité quelques-uns plus haut, l'amaurose s'accompagne de lésion de la motilité et de la sensibilité des membres.

M. Lecorché parmi les lésions de la rétine admet :

L'hyperémie, l'œdème, les ecchymoses, les dégénérescences graisseuses. Ces lésions peuvent bien exister dans la néphrite chronique, mais il nous semble difficile d'admettre autre chose que les deux premières lésions dans les cas où les accidents ont été purement passagers.

A quoi maintenant faut-il les attribuer ; en un mot, quel est le mode de production de l'amblyopie et de l'amaurose albuminurique ?

Faut-il avec Landouzy l'attribuer à la présence de l'urée dans l'humeur aqueuse ? Les expériences de Wæhler et Millon ont prouvé que l'urée entre en proportion notable dans la composition normale de l'humeur aqueuse.

Faut-il avec Frerichs les attribuer à l'urémie, à une diminution par compression de la sensibilité de la rétine, par suite d'un développement plus abondant du corps vitré, et de l'humeur aqueuse sous l'influence de la tendance à l'infiltration ?

Faut-il avec Ancelon y voir une conséquence de la profonde détérioration de l'économie, faut-il les rapprocher de celles que l'on observe dans le diabète, dans certaines cachexies saturnines, de celles qui surviennent par l'administration prolongée du sulfate de quinine à haute dose, comme nous en avons observé un cas dans le service de notre regretté maître M. Beau ?

Nous serions plutôt disposé à les rapporter à des phénomènes purement congestifs, que cette congestion soit active ou passive. L'intensité des accidents cérébraux dans les cas d'éclampsie puerpérale nous semble autoriser cette manière de voir. Nous serions donc disposé à les faire rentrer dans les paralysies organiques.

Sans vouloir entrer ici dans la discussion pour savoir si ces troubles visuels coïncident avec le début ou une période avancée de l'albuminurie, nous constaterons que tantôt ils précèdent les attaques d'éclampsie dont ils constituent un des symptômes précurseurs les plus redoutables, tantôt au contraire, ils ne surviennent qu'après ces attaques ou en même temps qu'elles, et que si le plus souvent ils sont passagers, dans quelques cas, ils ont persisté au contraire plus ou moins longtemps, e que ces cas coïncidaient presque toujours avec la persistance de la néphrite albumineuse.

On peut donc de suite diviser ces troubles visuels en deux grandes classes; liés presque constamment à la présence de l'albumine dans l'urine, ils croissent et décroissent avec elle.

Dans un premier cas, vagues et passagers comme l'albuminurie elle-même, ils semblent intimement liés à sa présence, disparaissent en quelques heures, en quelques jours.

Dans le second, au contraire, ils semblent plus profonds, plus persistants; et c'est dans ces cas que l'on constate pendant longtemps la présence de l'albumine, quelquefois même, et il est probable que dans ces cas, on trouverait plus fréquemment des lésions de la rétine, ils persistent après la disparition de l'albuminurie, les altérations de la vision pouvant prendre un caractère permanent.

Le pronostic de cet accident est donc toujours assez sérieux, grave à cause de ses rapports avec l'éclampsie dont il est le plus souvent le prodrome, et l'on sait que cet accident est un des plus graves qui puisse frapper les femmes en couches ; grave, par lui-même, en ce sens qu'il peut exister même après la guérison de la néphrite et constituer ainsi pour les malades une véritable infirmité.

Ce pronostic est donc en grande partie soumis à l'albuminurie elle-même. S'agit-il d'une albuminurie passagère, très-probablement l'amorose disparaîtra avec elle ou peu après. S'agit-il, au contraire, d'une véritable albuminurie chronique, le pronostic sera beaucoup plus sérieux.

L'époque de l'apparition elle-même devra entrer en ligne de compte, cet accident pouvant se produire à toutes les époques de l'état puerpéral.

Débutant pendant la grossesse à une époque plus ou moins rapprochée du début du travail, cette amaurose laisse à l'observateur un certain nombre de moyens d'action, et nous l'avons vu en effet disparaître souvent avec la saignée employée ainsi d'une façon préventive ; mais si elle se produit après l'accouchement, elle devient plus grave en ce sens, que la lésion rénale dont elle est une des manifestations semble elle-même plus profonde. C'est en effet dans ces cas qu'on la voit persister, quelquefois même d'une façon indéfinie.

Quelle est maintenant la part exacte de l'influence puerpérale sur la production de ce phénomène? Cela paraît assez difficile à constater. Ce que l'on peut dire, c'est que l'albuminurie avec les phénomènes éclamptiques est

favorisée et déterminée par la grossesse et l'accouchement, et que l'amaurose étant une des complications les
plus fréquentes de cette maladie, se trouve ainsi un des
phénomènes auxquels les femmes sont exposées pendant
l'état puerpéral, celui-ci n'ayant pour ainsi dire qu'une
relation indirecte avec cette forme de paralysie.

C'est qu'en effet l'albuminurie n'est pas la seule cause
qui puisse amener l'amaurose chez les femmes enceintes
ou récemment accouchées ; et ces troubles visuels peuvent se produire sous l'influence d'autres circonstances.

Outre ceux qu'on a signalés à la suite des pertes abondantes, des hémorrhagies graves des femmes en couche ;
outre ceux qui peuvent tenir à des intoxications saturnines ou quiniques, aux cachexies syphilitiques ou autres,
nous voyons encore ces troubles visuels se produire dans
les cas où la femme est gravement compromise par des
accidents puerpéraux, inflammatoires ou autres, et nous
en avons un exemple dans notre observation d'hémiplé
gie, où la malade éprouva un véritable trouble de la vue,
avec strabisme, accidents qui persistèrent plusieurs jours.
Lecorché a bien constaté ces faits, et nous ne pouvons
mieux faire que de citer ici textuellement :

« Plusieurs maladies adynamiques se manifestent d'a-
bord par des troubles nerveux de la vue et de l'ouïe. L'a-
maurose a été souvent la suite presque immédiate de
fatigues et d'exercices accompagnés d'une grande déperdition nerveuse ; mais, d'un autre côté, l'altération de
la vue ne se développe pas dans d'autres maladies,
comme le scorbut, la phthisie pulmonaire, la cachexie
cancéreuse, qui débilitent l'organisme, et atteignent les
forces vitales à un degré tout aussi élevé que la néphrite
albumineuse. Dans cette dernière affection, l'amblyopie
ne suit pas, comme nous l'avons déjà vu, toutes les
phases de la maladie qu'elle a compliquée. Il n'existe

pas de rapport constant ni nécessaire entre l'intensité de l'altération visuelle et celle de l'altération des reins ; il en serait sans [doute autrement si l'amblyopie était due constamment à l'affaiblissement général. »

On a vu plus haut que nous ne partagions pas entièrement cette manière de voir, et qu'au contraire nous admettons un rapport plus intime que cet auteur entre ces deux lésions, amaurose et albuminurie. Oui, l'amaurose peut exister sans albuminurie, et nous en avons cité deux ou trois exemples ; mais dans ces cas il y avait eu éclampsie, ou prodromes d'éclampsie, et encore une fois c'est dans les cas où l'albumine a disparu promptement que l'amaurose a cessé rapidement, tandis qu'au contraire les cas d'amaurose rebelle n'ont été observés que dans les cas où il y a eu des altérations considérables et persistantes des reins. Pour nous, donc, il y a un rapport sérieux entre ces phénomènes, et l'état puerpéral ne nous semble agir que comme cause prédisposante, l'albuminurie et les phénomènes cérébraux qu'elle entraîne à sa suite, nous paraissant être la cause déterminante.

Enfin, une dernière cause pourrait produire ces accidents, nous voulons parler de l'hystérie, et nous ne pouvons mieux faire que de renvoyer à l'observation citée plus haut, de M. Lebreton ; il n'y a pas eu, il est vrai, amaurose dans ce cas, mais bien hallucination de la vue, c'est-à-dire simples troubles visuels. Mais l'amaurose existait dans les deux observations de Boullay et de Landry, cités plus haut, et il nous paraît difficile de contester la nature hystérique de ces trois faits.

SURDITÉ.

Ce que nous venons de dire de l'amaurose s'applique

presque complétement à la paralysie de l'ouïe, qui, comme la première, est sous la dépendance presque absolue de l'albuminurie. C'est du moins l'opinion de tous les auteurs, avec cette simple différence que ce sens est frappé un peu moins souvent que celui de la vue, et que presque toujours les troubles de l'ouïe coïncident avec ceux de l'organe visuel. Signalée par Hippocrate, par Itard, Tiedemann, Portal, qui ont, ces deux derniers, constaté la périodicité de la surdité chez certaines femmes grosses ; elle est notée par tous les accoucheurs, comme prodromes de l'éclampsie puerpérale, au même titre que l'amaurose.

C'est ainsi que Baudelocque, Burns, Gardien et autres, ont cité des faits à l'appui de cette manière de voir, qui a été affirmée par tous les auteurs, depuis la découverte de Bright. Nous nous bornerons donc à renvoyer à ces auteurs, et à rapporter quelques observations.

Obs. CXLVIII. — Churchill, obs. 5. Surdité apparaissant aux troisième et quatrième mois de la première grossesse ; allant en augmentant jusqu'à l'accouchement, disparaissant après.

Churchill. Obs. 12-13. Dans deux cas, j'ai observé une surdité assez complète pendant la grossesse et sa disparition après l'accouchement. Dans aucun de ces cas, on ne trouva d'albumine dans les urines après la délivrance.

Quand il n'y a pas eu albuminurie, la surdité a toujours guéri.

Je dois ajouter que dans tous les cas de cette espèce le docteur Lever a toujours trouvé de l'albumine dans l'urine.

Obs. CXLIX. — Gras. Thèse de Paris, 1804. Dix-huitième grossesse. Surdité subite à la fin de la grossesse. Bouffissure au visage, aux jambes et aux cuisses qui s'oppose à la saignée. Peu de jours après, convulsions violentes. Accouchement d'un enfant vivant. Guérison de la mère.

Obs. CL. — Portal. Une grande dame devient sourde d'une oreille pendant une grossesse. Les gens de l'art attribuent cet accident à l'omission de la saignée. Nouvelle grossesse ; pas de saignée ; surdité portant sur les deux oreilles. Troisième grossesse, perte de la vue d'un œil. Quatrième grossesse, saignée, pas d'accidents. On a eu soin de la faire saigner dans une autre grossesse encore et elle est heureusement accouchée sans aucune suite fâcheuse.

Obs. CLI. — Liegey. Annales de la Flandre occidentale, 1855-56. Primipare à terme. Dans les quinze derniers jours, éblouissements, douleurs névralgiques antibrachiales, œdème. Le 11 février, céphalalgie sus-orbitaire. Perte complète de la vue dès le matin, convulsions dans la soirée. A partir du milieu de la nuit, une surdité produite peu de temps après l'amaurose diminue. A deux heures du matin l'ouïe est remarquablement exaltée. La vue revient, intelligence normale, délivrance, guérison.

Ces observations sont suffisantes pour montrer la relation qui existe entre la maladie de Bright et la surdité ; il est cependant des cas où l'albuminurie a fait défaut, et alors on peut admettre, dans ces cas, que la surdité fera partie de ces troubles nerveux sympathiques qu'on observe si fréquemment et en si grand nombre dans le cours de la gestation.

La surdité, à l'inverse de l'amaurose, est le plus souvent sous la dépendance de la dépression générale de l'économie, et dans toutes les fièvres graves, dans tous les états adynamiques, il est fréquent de la constater. Elle constitue, même pour certains auteurs, un signe pronostique assez grave. Nous avons vu qu'elle existait dans une des observations qui nous sont personnelles, et il n'y avait pas d'albumine dans les urines, mais bien un de ces états graves que nous venons de signaler. Est-il enfin besoin de rappeler son existence dans la fièvre typhoïde? Pour nous, donc, la surdité trouve sa place dans les phénomènes précurseurs de l'éclampsie, mais l'albuminurie est loin d'en être la seule cause déterminante, et on peut la rencontrer, non-seulement dans l'état puerpéral, mais dans toutes les affections adynamiques, qu'il s'agisse de femmes en état de puerpéralité ou de malades hors de l'état de grossesse ; ici donc, encore, l'état puerpéral pour nous est secondaire, et il ne suffit pas seul dans l'immense majorité des cas à expliquer ces accidents.

Resteraient enfin les *paralysies de l'olfaction, du goût et de la voix*, mais les observations sont bien peu nombreuses, car Imbert Gourbeyre n'en connaît pas ayant trait à l'anosmie, et les autres observations sont discutables.

Obs. CLII. — C'est ainsi que Capuron, *Maladies des femmes*, 1852, a observé la femme d'un traiteur dont la moitié du visage fut frappée de paralysie au commencement du neuvième mois. Les paupières et tous les muscles de la joue gauche étaient dans le relâchement. Cette femme éprouvait une telle perversion dans le goût que toutes les substances placées sur sa langue, même le sel, le poivre, le vinaigre, lui paraissaient douces comme du sucre et du miel.

Il n'y avait donc pas paralysie, mais perversion de goût.

Obs. CLIII. — Liegey. Primipare, accouchement à terme avec éclampsie. L'auteur lui fait absorber un mélange de kina et de sulfate de quinine à l'endroit duquel elle ne manifeste aucun dégoût. Quelques heures après, seconde dose alors que la connaissance est revenue avec la parole. Le sens du goût a reparu, aussi le mélange a-t-il été trouvé très-amer.

Y a-t-il eu là paralysie du goût ou simplement obtusion passagère? La femme était éclamptique et probablement dans un demi-coma quand on lui fit avaler le mélange, il a donc pu passer inaperçu.

Enfin, la paralysie de la voix n'est pas mieux prouvée. Témoin l'observation citée de Prestat, où il est dit que la femme était paralysée de la voix et en même temps qu'elle prononçait quelques paroles de loin en loin !

Obs. CLIV. — Une seule observation resterait relatée dans le Œsterreichen Wochenschrift, 1843. Il s'agit d'une femme primipare âgée de 35 ans, dont les couches furent suivies de paralysie de tout le côté droit sans convulsions antécédentes. Le mouvement et le sentiment se rétablirent peu après, mais il resta un mutisme qui finit par céder à l'emploi du chenopodium ambrosiades.

Faut-il maintenant, de ces diverses paralysies que nous venons de passer en revue, rapprocher les faits de manie puerpérale qu'Imbert-Gourbeyre a un des pre-

miers signalés comme une des complications de l'éclampsie puerpérale et qu'il considère comme des paralysies
de l'intelligence? Nous ne le croyons pas. D'abord, dans
ces cas, il n'y a pas paralysie, il y a perversion de l'intelligence, et si ces cas de manie puerpérale succèdent quelquefois à de l'éclampsie, on les voit souvent se produire
en dehors de toute albuminurie ; il s'agit là d'un phénomène particulier qui constitue un des accidents de
l'état puerpéral, et qui, s'il se produit quelquefois pendant la grossesse, et nous avons eu nous-même occasion
d'en observer un exemple (la manie qui exista dès le
troisième mois cessa avec le passage de la tête du fœtus),
est bien plus souvent consécutif à l'accouchement. C'est
un véritable phénomène de suites de couches et la manie
puerpérale se présente sous des formes trop diverses
pour que nous voulions entamer ici son étude qui exige-
rait à elle seule des développements que ne comporte pas
la limite de notre sujet. Nous renvoyons, du reste, au
livre si intéressant de M. Marcé : De la Folie des
femmes enceintes et nouvellement accouchées, et nous
nous bornerons à signaler la relation qui existe souvent
entre la manie et l'albuminurie, dont elle est quelquefois, on peut le dire, une des terminaisons.

Quelles sont maintenant les conclusions que nous pouvons tirer de cette étude des paralysies puerpérales? Nous
allons les résumer aussi brièvement que possible.

1° Les femmes à l'état de puerpéralité sont soumises
aux mêmes causes de paralysie qu'en dehors de l'état de
grossesse, d'accouchement ou de suites de couches.

2° L'état puerpéral constitue néanmoins chez elles une
cause prédisposante qui semble même, dans certains cas,
acquérir une influence plus considérable et devenir véritablement cause déterminante.

3° Ces paralysies peuvent se produire à toutes les périodes de la puerpéralité, grossesse, accouchement, suites de couches, avec une fréquence beaucoup plus marquée pendant la première et la troisième de ces périodes de l'état puerpéral.

4° Ces paralysies se présentent sous trois formes : hémiplégie, paraplégie, paralysie des sens spéciaux. Chacune des deux premières pouvant s'accompagner de la troisième, mais surtout la première.

5° Ces paralysies peuvent être complètes ou incomplètes, partielles ou générales, c'est-à-dire affectant tout un côté du corps (hémiplégie) ou seulement les membres inférieurs (paraplégie) et dans ces cas porter sur un seul membre ou sur les deux à la fois.

6° Ces paralysies peuvent affecter ces formes bien nettes et exister ainsi seules ou bien s'accompagner de paralysie des sens spéciaux, vue et ouïe qui elles-mêmes peuvent constituer à elles seules toutes les manifestations paralytiques.

7° Les hémiplégies et les troubles des sens spéciaux s'accompagnent souvent de paralysies faciales qui se présentent ainsi rarement isolées, mais sont le plus souvent liées soit à des paralysies partielles des membres, soit à des paralysies des sens spéciaux.

8° Ces paralysies, quelle que soit leur forme, portent à la fois sur la motilité et la sensibilité et présentent à ce point de vue toutes les variétés possibles, depuis le simple trouble jusqu'à l'abolition la plus complète.

9° Ces paralysies puerpérales peuvent se ranger sous deux chefs principaux :

    1° Paralysies par lésion organique ;

    2° Paralysies par action réflexe.

Les paralysies par lésion organique peuvent se subdiviser en deux grandes classes :

    1. Les lésions organiques *primitives :* congestions,

hémorrhagies, méningites, lésions des enveloppes osseuses, soit cérébrales soit rachidiennes.

2. Les lésions organiques *secondaires* ou consécutives (congestions, hémorrhagies, méningites, etc.) à des affections du cœur, des thromboses cérébrales, albuminurie, affections utérines et compressions nerveuses.

Les paralysies réflexes, ou dues à une irritation périphérique.

10° L'état puerpéral, non-seulement n'empêche pas les femmes d'être soumises à toutes les causes de paralysies autres que celles que nous venons d'énumérer, c'est-à-dire rhumatisme, chloro-anémie, hystérie, et ces paralysies peuvent survenir chez une femme enceinte ou récemment accouchée absolument comme en dehors de l'état de gravidité ; mais dans quelques cas même il semble avoir plus qu'une action prédisposante, et les altérations du sang pendant l'état puerpéral semblent dans certains cas avoir une influence tout à fait spéciale (paralysie par chloro-anémie, paralysies albuminuriques).

11° Les paralysies puerpérales sont en général bénignes et passagères, mais cela est surtout vrai pour les paralysies réflexes, car qu'il s'agisse d'hémiplégie, de paraplégie ou de paralysie des sens spéciaux, elles peuvent persister plus ou moins longtemps, quelquefois même d'une façon indéfinie.

12° Les paralysies organiques empruntent leur caractère de gravité à la nature même de la lésion qui les a déterminées : si cette lésion est légère la paralysie elle-même est passagère ; si, au contraire, les organes de l'innervation sont touchés plus profondément, la paralysie devient permanente, et dans des cas assez nombreux la mort des malades est venue montrer la gravité même de cette lésion.

13º Les lésions le plus souvent constatées sont les hémorrhagies cérébrales, les méningites cérébrales ou rachidiennes, soit qu'elles se soient rencontrées seules, soit qu'elles aient été accompagnées, et cela est relativement fréquent, de dégénérescences plus ou moins prononcées des reins.

14º Le fréquence même de la coïncidence de ces lésions rénales et des lésions cérébrales ou médullaires indique toute l'importance de l'albuminurie dans la pathogénie de ces paralysies puerpérales.

15º Il est jusqu'à un certain point possible d'établir un diagnostic précis de la cause de ces paralysies puerpérales, et, cette cause une fois connue, d'établir un pronostic d'autant plus certain que la cause de ces paralysies sera mieux établie.

16º Le traitement devra lui-même être subordonné à la connaissance de ces causes, les unes ayant un caractère permanent, les autres, au contraire, un caractère essentiellement fugace et passager.

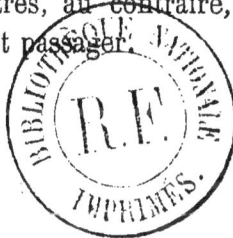

A. PARENT, imprimeur de la Faculté de Médecine, rue M.-le-Prince, 31.

CATALOGUE DES LIVRES DE FONDS

DE LA LIBRAIRIE

ADRIEN DELAHAYE

LIBRAIRE-ÉDITEUR DE LA SOCIÉTÉ IMPÉRIALE DE BIOLOGIE

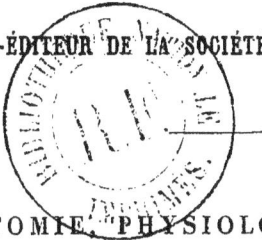

ANATOMIE, PHYSIOLOGIE, MÉDECINE
CHIRURGIE, ETC.

PARIS

PLACE DE L'ÉCOLE-DE-MÉDECINE

—

1870

SOUS PRESSE, POUR PARAITRE PROCHAINEMENT :

BAZIN. **Leçons sur l'emploi des eaux minérales dans le traitement des affections de la peau**, professées à l'hôpital Saint-Louis, rédigées et publiées par M. MAUREL , interne des hôpitaux, revues par le professeur. 1 vol. in-8.

BRINTON. **Maladies de l'estomac**, traduit par le docteur RIANT et précédées d'une introduction par le professeur LASÈGUE. 1 vol. in-8 avec figures.

BUCQUOY, professeur agrégé à la Faculté de médecine de Paris, médecin des hôpitaux. **Leçons cliniques sur les maladies du cœur**, professées à l'Hôtel-Dieu de Paris. 2º édition revue et augmentée, 1 vol. in-8 avec figures dans le texte.

DEPAUL. **Leçons de clinique obstétricale**, professées à l'hôpital des Cliniques, rédigées et publiées par le docteur DE SOYRE , revues par le professeur. 1 vol. in-8.

DESPRÉS, chirurgien de l'hôpital de Lourcine, professeur agrégé, etc. **Traité iconographique de l'ulcération et des ulcères du col de l'utérus.** 1 vol. in-8, avec planches lithographiques.

FAUVEL (Ch.). **Traité des maladies du larynx et des régions circonvoisines visibles au laryngoscope.** 1 vol. in-8, avec figures dans le texte et planches coloriées.

FOURNIER (Alfred), agrégé à la Faculté de médecine de Paris, médecin des hôpitaux. **Leçons cliniques sur la syphilis chez la femme**, professées à l'hôpital de Lourcine. 1 vol. in-8 avec figures dans le texte.

GAILLETON, médecin de l'Antiquaille de Lyon. **Traité des maladies de la peau.** 1 vol. in-8.

DE GRAEFE. **Symptômes des paralysies des muscles moteurs de l'œil**, traduit par le docteur SICHEL, et revu par le professeur, in-8.

JÆGER et WECKER, professeurs d'ophthalmologie. **Traité des maladies du fond de l'œil.** 1 vol. in-8, accompagné d'un atlas de 29 planches en chromo-lithographie.

LANCEREAUX. **Traité élémentaire d'anatomie et physiologie pathologique.** 1 vol. in-8 avec figures intercalées dans le texte.

MAGNAN, médecin de l'asile Sainte-Anne. **Études cliniques sur la paralysie générale.** 1 vol. in-8.

MALLEZ. **Manuel de pathologie et de chirurgie de l'appareil urinaire.** Cours professé à l'École pratique ; recueilli et publié par M. Pouillet (d'Arras) , chef de la clinique; revu par le professeur. 1 vol. in-12, accompagné d'un grand nombre de figures dans le texte, et planches en chro.

MOREAU-WOLF. **Traité pratique des maladies des organes génito-urinaires de l'homme.** 1 vol. in-12 avec nombreuses figures dans le texte.

TROELTSCH (de Wurzbourg). **Traité complet des maladies de l'oreille**, traduit sur la 4º édition par les docteurs LÉVY et KUHN. 1 vol. in-8 avec figures dans le texte.

CATALOGUE DES LIVRES DE FONDS

DE LA LIBRAIRIE

ADRIEN DELAHAYE

REVUE PHOTOGRAPHIQUE

DES HOPITAUX

Journal publié sous le patronage de l'administration de l'Assistance publique

PAR

A. DE MONTMÉJA ET BOURNEVILLE

La Revue photographique a pour objet de publier les cas les plus intéressants recueillis dans les hôpitaux de Paris.

Un mode d'illustration, tout à fait nouveau en médecine, nous permet de joindre à cette Revue des planches, dont la vérité est toujours supérieure à celle de tout autre genre d'iconographie.

La *Revue photographique* paraît du 1er au 5 de chaque mois, depuis janvier 1869. Chaque numéro se compose de 24 pages in-8 de texte avec figures dans le texte et de 3 planches photographiques.

L'année 1869, reliée en 1 vol. demi-chagrin non rogné et doré en tête.   25 fr.

CONDITIONS DE L'ABONNEMENT :

Six mois.   **Un an.**

FRANCE. 11 fr. — ÉTRANGER. 13 fr. | FRANCE. 20 fr. — ÉTRANGER. 25 fr.

Prix d'un numéro : 2 francs.

S'adresser, pour tout ce qui concerne l'administration, à M. Adrien DELAHAYE, libraire-éditeur, place de l'École-de-Médecine, à Paris ; pour la rédaction, à M. A. DE MONTMÉJA, 40, quai Jemmapes, à Paris.

Agenda-Formulaire des médecins-praticiens, publié sous la direction de M. le Dr BOSSU, paraissant tous les ans, du 1er au 10 décembre. 1 vol. in-18 de 400 pages, broché . . . .   1 fr. 75
Reliures depuis 3 fr. jusqu'à 9 fr.

Agenda-memento du médecin pour 1870, par M. FERRAND, pharmacien. 1 vol. in-18 de 256 pages, cart. . . . .   1 fr. 50

Almanach général de médecine et de pharmacie, pour la France, l'Algérie et les colonies, publié par l'administration de l'*Union médicale*, paraissant tous les ans du 1er au 10 décembre. 1 vol. in-12 d'environ 600 pages. . . . .   4 fr.

Annuaire général des sciences médicales, par le Dr CAVASSE. 5 vol. (années 1857, 1858, 1859, 1860 et 1862). Prix de la collection... 10 fr.

ALLARD. **De la thérapeutique hydrominérale des maladies constitutionnelles, et en particulier des affections tégumentaires externes.** In-8 de 74 pages. Paris, 1860....................... 2 fr.

ALLARD. **Du traitement de la phthisie pulmonaire par les eaux d'Auvergne.** In-8 de 56 pages. Paris, 1863.............. 1 fr. 50

ALMAGRO. **Étude clinique et anatomo-pathologique sur la persistance du canal artériel.** Mémoire accompagné de 3 planches, dont une coloriée. Paris, 1862................................. 3 fr. 50

ALUISON. **Essai statistique sur la pathogénie de la folie.** Grand in-8 de 43 pages. Paris, 1866........................... 1 fr. 50

AMYOT, médecin-dentiste, etc. **Odontologie.** Hygiène de la bouche. In-12 de 44 pages. Paris, 1867............................... 1 fr.

ANCEL. **Des ongles au point de vue anatomique, physiologique et pathologique.** In-8 de 147 pages et 5 figures dans le texte. Paris, 1868... 3 fr.

ANGER (B.) ET WORTHINGTON. **Mélanomes.** In-8 de 46 pages et 3 planches. Paris, 1866................................. 1 fr. 50

ANNER. **Guide des mères et des nourrices,** ouvrage couronné par la Société protectrice de l'enfance de Paris, en séance publique du 23 janvier 1870. 1 vol. in-18............................... 2 fr.

ARTHUIS. **Traitement de la phthisie pulmonaire ou maladie de poitrine.** In-8 de 68 pages. 1869.......................... 1 fr.

AUDHOUI. **Pathologie générale de l'empoisonnement par l'alcool.** In-8 de 131 pages. Paris, 1868...................... 2 fr.

AUBURTIN. **Recherches cliniques sur les maladies du cœur,** d'après les leçons de M. le professeur Bouillaud ; précédées de *Considérations de philosophie médicale sur le vitalisme, l'organicisme et la nomenclature médicale,* par le professeur BOUILLAUD. 1 vol. in-8 de 448 pages... 3 fr. 50

AUBURTIN. **Recherches cliniques sur le rhumatisme articulaire aigu.** 1 vol. in-8. Paris, 1860......................... 3 fr. 50

AUTELLET. **Les eaux thermales sulfureuses de Saint-Sauveur et de Montalade.** 1 vol. in-8. 1869........................ 3 fr.

AUZILHON. **Introduction à l'étude de l'ulcère simple.** In-8 de 134 p. avec une planche. 1869............................ 2 fr. 50

AZÉMA. **De l'ulcère de Mozambique,** suivi d'un rapport lu à la Société de chirurgie de Paris, par M. Aug. CULLERIER, chirurgien de l'hôpital du Midi. In-8 de 87 pages. Paris, 1863........................... 2 fr.

BASTARD. **Étude sur le traitement de la suette miliaire.** Avantage des bains tièdes. 1 vol. in-8 de 279 pages. Paris, 1867.......... 4 fr. 50

BAUCHET, chirurgien des hôpitaux de Paris. **Des lésions traumatiques de l'encéphale.** Paris, 1860. In-8 de 200 pages.............. 3 fr.

BAUCHET. **Du panaris et des inflammations de la main.** Paris, 1859. 1 vol. in-8, 2e édition, revue et augmentée................ 3 fr. 50

BAUDOT (EDMOND). **Examen critique de l'incubation appliquée à la thérapeutique.** 1858. Grand in-8...................... 1 fr. 25

BAZIN, médecin de l'hôpital Saint-Louis, etc. **Leçons sur la scrofule,**
considérée en elle-même et dans ses rapports avec la syphilis, la dartre et
l'arthritis. 1 vol. in-8, 2ᵉ édition, revue et considérablement augmentée.
Paris, 1861 . . . .   7 fr. 50

BAZIN. **Leçons théoriques et cliniques sur les affections cutanées
parasitaires,** professées à l'hôpital Saint-Louis, rédigées et publiées par
POUQUET, revues et approuvées par le professeur. 2ᵉ édition, revue et augmentée. 1 vol. in-8 orné de 5 planches sur acier. 1862 . . . .   5 fr.

BAZIN. **Leçons théoriques et cliniques sur la syphilis et les syphilides,** professées à l'hôpital Saint-Louis par le Dʳ BAZIN, publiées par le
Dʳ DUBUC, revues et approuvées par le professeur. 2ᵉ édition considérablement augmentée. 1866. 1 vol. in-8 accompagné de 4 magnifiques planches
sur acier, figures coloriées . . . .   10 fr.
Sépia . . . .   8 fr.

BAZIN. **Leçons théoriques et cliniques sur les affections cutanées
de nature arthritique et dartreuse,** considérées en elles-mêmes et
dans leurs rapports avec les éruptions scrofuleuses, parasitaires et syphilitiques, professées à l'hôpital Saint-Louis par le docteur BAZIN, rédigées et
publiées par le docteur Jules BESNIER, revues et approuvées par le professeur. 2ᵉ édition considérablement augmentée.1868, 1 vol. in-8. . . . .   7 fr.

BAZIN. **Leçons théoriques et cliniques sur les affections cutanées
artificielles et sur la lèpre, les diathèses, le purpura, les difformités de la peau,** etc., professées à l'hôpital Saint-Louis par le docteur
BAZIN, recueillies et publiées par le docteur GUÉRARD, revues et approuvées
par le professeur. Paris, 1862. 1 vol. in-8 . . . .   6 fr.

BAZIN. **Leçons sur les affections génériques de la peau,** professées à
l'hôpital Saint-Louis par le docteur BAZIN, recueillies et publiées par les
docteurs BAUDOT et GUÉRARD, revues et approuvées par le professeur. Paris,
1862 et 1865. 2 vol. in-8 . . . .   11 fr.
Le tome II se vend séparément . . . .   6 fr.

BAZIN. **Examen critique de la divergence des opinions actuelles
en pathologie cutanée,** leçons professées à l'hôpital Saint-Louis par le
docteur BAZIN, rédigées et publiées par le docteur LANGRONNE, revues et
approuvées par le professeur. 1 vol. in-8. Paris, 1866 . . . .   3 fr. 50

BECQUEREL. **De la métrite folliculeuse ou granuleuse hémorrhagique ou des fongosités utérines,** d'après les leçons professées à
l'hôpital de la Pitié. In-8 de 15 pages. Paris, 1860 . . . .   50 c.

BECQUEREL. **De l'empirisme en médecine.** Paris, 1844. 1 vol. in-8 de
82 pages . . . .   2 fr.

BECQUEREL. **Recherches sur la composition du sang dans l'état
de santé et dans l'état de maladie,** par BECQUEREL et RODIER. Paris,
1843. In-8 de 128 pages . . . .   2 fr.

BECQUEREL. **Nouvelles recherches d'hématologie,** lues à l'Académie
des sciences. Paris, 1852. In-8 de 54 pages . . . .   1 fr. 50

BECQUEREL. **De l'albuminurie et de la maladie de Bright.** Mémoire
présenté à l'Académie impériale de médecine. Paris, 1856. In-8 de 44
pages . . . .   1 fr.

BECQUEREL. **Des applications de l'électricité à la pathologie.** Leçons faites à l'hôpital de la Pitié. Paris, 1856. In-8 de 52 pages..... 1 fr. 50

BECQUEREL. **De l'état puerpéral;** résumé d'une série de leçons cliniques faites à l'hôpital de la Pitié. Paris, 1857. In-8 de 43 pages..... 1 fr. 25

BECQUEREL. **Analyse du lait des principaux types de vaches, chèvres, brebis, bufflesses,** présentés au concours agricole universel de 1859. In-8 de 35 pages............................... 75 c.

BECQUEREL. **Recherches sur les causes de phlegmasies chroniques de l'utérus,** la nature de l'état général morbide qui les accompagne, et le traitement qui leur convient. Paris, 1859. In-8 de 36 pages...... 75 c.

BELLOC. **De l'ophthalmie glaucomateuse,** son origine et ses divers modes de traitement. In-8 de 138 pages. Paris, 1867............ 3 fr.

BENNI. **Recherches sur quelques points de la gangrène spontanée** (accidents inopexiques et endartérite hypertrophique). In-8 de 140 pages. Paris, 1867.................................... 2 fr. 50

BERGEON. **Des causes et du mécanisme du bruit de souffle.** In-8 de 103 pages et 40 figures. Paris, 1868.................... 3 fr.

BERGEON. **Théorie des bruits physiologiques de la respiration.** In-8 de 20 pages. 1869............. .... 1 fr.

BERGEON. **Recherches sur la physiologie médicale de la respiration** à l'aide d'un nouvel appareil enregistreur, l'Anapnographe (Spiromètre écrivant). 1er fascicule : **Description de l'anapnographe, ses applications. Considérations générales sur les voies respiratoires; rôle de la glande lacrymale dans la respiration.** In-8 de 100 pages avec figures intercalées dans le texte........................ 3 fr.

BÉRENGER-FÉRAUD, médecin principal de la marine. **Des fractures en V** au point de vue de leur gravité et de leur traitement. In-8 de 50 pages, 1864.................................... 1 fr. 50

BÉRENGER-FÉRAUD. **Traité de l'immobilisation directe des fragments osseux dans les fractures.** 1 vol. in-8 de 744 pages avec 102 figures intercalées dans le texte. 1869..................... 10 fr.

BERNARD. **Étude sur la fièvre typhoïde.** In-8 de 95 pages. Paris, 1865.................................... 2 fr.

BERGERON (Georges). **Recherches sur la pneumonie des vieillards** (pneumonie lobaire aiguë). In-8 de 80 p. et 1 tableau. Paris, 1866. 2 fr. 50

BERNADET (Ch.). **Du catarrhe de la vessie chez les femmes réglées.** In-8 de 112 pages. Paris, 1865................... 2 fr. 25

BERRUT. **De la constriction permanente des mâchoires et des moyens d'y remédier.** In-8 de 59 pages. Paris, 1867....... 1 fr. 50

BERTIN, professeur agrégé à la Faculté de médecine de Montpellier. **De la Ménopause,** considérée principalement au point de vue de l'hygiène. In-8 de 179 pages. Paris, 1866.................... 3 fr.

BERTIN. **Étude pathogénique de la glucosurie.** In-8 de 90 pag. 2 fr.

BERTIN. **Étude pathogénique de la glucosurie,** embrassant l'histoire, les causes, la nature et le traitement de ce symptôme morbide. In-4 de 80 pages. Paris, 1866.................................... 2 fr.

BERTIN. **La tuberculose,** in-8, 1868........................ 1 fr.

BERTIN. **Étude clinique de l'emploi et des effets du bain d'air comprimé dans le traitement des maladies de poitrine,** etc., 2ᵉ édition. 1 vol. in-8 de 744 pages et 1 planche. 1868............... 7 fr. 50

BERTIN. **Étude critique de l'embolie dans les vaisseaux veineux et artériels.** 1 vol. in-8 de 492 pages. 1869................... 8 fr.

BERTHOLLE. **Des corps étrangers dans les voies aériennes.** In-8 de 127 pages. Paris, 1866............................ 2 fr.
    Mémoire couronné par l'Académie impériale de médecine.

BESNIER (Jules). **Recherches sur la nosographie et le traitement du choléra épidémique,** considéré dans ses formes et ses accidents secondaires (épidémies de 1865 et 1866). In-8 de 192 pages, avec figures intercalées dans le texte. Paris, 1867........................ 3 fr. 50

BEYRAN. **De l'uréthrotomie dans le traitement des rétrécissements de l'urèthre,** indications et contre-indications. In-8 de 19 pages. 1865... 75 c.
    Mémoire récompensé par l'Académie impériale de médecine.

BEYRAN. **Leçons sur les maladies des voies urinaires.** In-8 de 35 pages. Paris, 1866............................... 1 fr. 25

BEYRAN. **Diagnostic différentiel des affections du testicule,** leur symptomatologie et leur traitement. In-4. 1850............ 1 fr. 25

BIDLOT. **Études sur les diverses espèces de phthisie pulmonaire et sur le traitement applicable à chacune d'elles.** 1 vol. in-8° de 253 pages. Paris, 1868.............................. 4 fr.

BIVORT. **Observations et études sur les causes, la prophylaxie et le traitement de la fièvre typhoïde.** In-8. 1867............ 2 fr.

BLANC. **De l'action du soufre et des sulfureux dans le traitement de la syphilis.** In-8 de 47 pages. Paris, 1867.............. 1 fr. 50

BOIS. **Thérapeutique de la méthode des injections sous-cutanées.** Paris, 1864. In-8 de 32 pages....................... 1 fr.

BONNET. **La Truffe.** Étude sur les truffes comestibles au point de vue botanique, entomologique, forestier et commercial. Grand in-8 de 144 pages. 1869.. 3 fr. 50

BONNIÈRE. **Essai théorique et pratique sur la blennorrhagie de nature rhumatismale.** In-8 de 48 pages. Paris, 1866...... 1 fr. 50

BOSSU (A.), médecin en chef de l'infirmerie Marie-Thérèse, etc. **Anthropologie,** ou étude des organes, fonctions, maladies de l'homme et de la femme, etc. 6ᵉ édition. 2 vol. et atlas. Avec figures noires...... 15 fr.
    Avec figures coloriées................................ 21 fr.

BOSSU. **Traité des plantes médicinales indigènes,** précédé d'un cours de botanique. 2ᵉ édition. 2 vol. in-8 et atlas. Paris, 1862. Avec figures noires.. 13 fr.
    Avec figures coloriées................................ 22 fr.

BOTTENTUIT. **Des gastrites chroniques.** In-8 de 102 pages. 1869. 2 fr.

BOTTENTUIT. **Des diathèses chroniques et de leur traitement par les eaux de Plombières.** In-8, 1870.................. 2 fr.

BOUCHAUD, ancien interne de la Maternité de Paris. **De la mort par ina-nition et études expérimentales sur la nutrition chez le nou-veau-né.** In-8 de 128 pages et 4 tableaux. Paris, 1864...... 2 fr. 50

BOURDY. **Des tumeurs fibro-plastiques sous-cutanées des mem-bres.** In-8. 1868.................................... 1 fr. 50

BOURGOIN, agrégé à l'École de pharmacie de Paris. **Chimie organique des alcalis organiques.** In-8 de 115 p. 1869.............. 3 fr.

BOURGOIN **Électrochimie. Nouvelles recherches électrolytiques.** In-8. 1868.. 1 fr. 50

BOURGOUGNON, préparateur de chimie aux Gobelins. **Notes pour servir à l'étude de la coralline.** Brochure in-8 de 16 pages. 1870..... 75 c.

BOURNEVILLE et GUÉRARD. **De la sclérose en plaques disséminées.** 1 vol. in-8 de 240 pages avec 10 fig. et une planche coloriée. 1869. 4 fr.

BOURJEAURD (P.). **De la compression élastique et de son emploi en médecine et en chirurgie.** Grand in-8. Paris, 1860.... 1 fr. 50

BOURREAU. **Choléra, mode de propagation et moyens préservatifs.** In-8. 1868.. 1 fr. 50

BOURROUSSE DE LAFFORE. **Des taches de la cornée,** et des moyens de les faire disparaître. Grand in-8 de 36 pages. 1860........ 1 fr. 50

BOUSSEAU. **Des rétinites secondaires ou symptomatiques.** 1 vol. in-8 avec 4 planches en chromo-lithographie. 1868................ 5 fr.

BOYER (Jules). **Guérison de la phthisie pulmonaire,** et moyens de pré-venir cette maladie à l'aide d'un traitement nouveau. 8ᵉ édition. Paris, 1869. In-8 de 112 pages .... 1 fr. 50

BRAVAIS. **Du rôle de la choroïde dans la vision.** In-8 de 67 pages. 1869... 1 fr. 50

BRÉBANT. **Choléra épidémique,** considéré comme affection morbide per-sonnelle, physiologie pathologique et thérapeutique rationnelle. 1 vol. in-8. 1868.. 5 fr.

BRÉBANT. **Principe de physiologie pathologique appliquée.** In-8 de 114 pages. Paris, 1867............................... 2 fr.

BRICHETEAU. **De la saignée, effets physiologiques et indications thérapeutiques.** In-8. 1868....................... 1 fr. 50

BROCA (Paul), professeur agrégé de la Faculté de médecine de Paris, chirur-gien des hôpitaux, etc. **Études sur les animaux ressuscitants.** Paris, 1860. In-8 avec figures gravées........................... 3 fr.

BRUC (De). **Formulaire médical des familles.** 1 vol. in-12 de 595 pages. 1869...................................... 5 fr.

CABOT. **De la tarsalgie ou arthralgie tarsienne des adolescents.** In-8 de 92 pages. Paris, 1866 .... 2 fr.

CAISSO (B.). **Recherches cliniques et anatomo-pathologiques sur la fièvre typhoïde.** 1 vol. in-8 de 335 pages. Paris, 1864......... 5 fr.

CAISSO. **Des progrès que la thérapeutique doit à la physiologie expérimentale.** In-8 de 100 pages. 1869................ 2 fr.

CAIZERGUES. **Du névrome,** observations et réflexions. Paris, 1867. In-8 de 113 pages.... .... 2 fr. 50

CARBONELL. **De l'uréthrotomie externe.** Paris, 1866. In-8 de 52 pages.. .... 1 fr. 50

CARCASSONNE. **Un cas de hoquet grave.** 1868. .... 75 c.

CARESME. **Recherches cliniques relatives à l'influence de la gros-sesse sur la phthisie pulmonaire.** In-8 de 151 pages. Paris, 1866. 3 fr.

CARRE, lauréat de l'Académie impériale de médecine de Paris. **Recherches nouvelles sur l'ataxie locomotrice progressive** (myélophthisie ataxique), considérée surtout au point de vue de l'anatomie et de la physiologie pathologique. 1 vol. grand in-8 de 350 pages, accompagné de 3 planches lithographiées. Paris, 1865.:..................... 6 fr.

CARRIÈRE. **De la tumeur hydatique alvéolaire** (tumeur à échinocoques multiloculaire), in-8 de 190 pages, avec 1 planche en chromo-lithographie. Paris, 1868.................................... 3 fr. 50

CASTAN. **Compte rendu des principales maladies** observées dans le service de la clinique médicale de Montpellier. Montpellier, 1867. In-8 de 94 pages....................................... 2 fr.

CASTAN. **Utilité de la pathologie générale.** In-8............. 1 fr.

CASTELLANOS. **De l'hypertrophie du ventricule gauche.** In-8. 1868. 1 fr. 25

CASTIER. **Étude clinique sur le sarcocèle tuberculeux.** Paris, 1866. In-8 de 47 pages................................. 1 fr. 50

CAULET, médecin-inspecteur des eaux, etc. **Remarques sur l'action séda-tive immédiate des sources ferrugineuses de Forges-les-Eaux.** In-8. 1868... 1 fr.

CAULET. **Notice sur les sources ferrugineuses de l'établissement thermal de Forges-les-Eaux.** Paris, 1867. In-8 de 56 pages. 1 fr. 50

CAUVY. **Des fractures du crâne.** 1 vol. in-8 avec 3 planches photogra-phiées. 1868... 5 fr.

CAYRADE. **Recherches critiques et expérimentales sur les mouve-ments réflexes.** 1 vol. in-8 de 185 pages. Paris, 1864..... 3 fr. 50

CAYRADE. **Études sur les poisons convulsivants de la picrotoxine.** 1866, in-8 de 31 pages............................... 1 fr.

CAYRADE. **La localisation des mouvements réflexes.** In-8 de 16 p. 1868... 50 c.

CAZENAVE DE LA ROCHE. **Dix-sept années de pratique aux Eaux-Bonnes.** Paris, 1867. 1 vol. in-8 de 230 pages .... 3 fr. 50

CAZENAVE (A), ancien médecin de l'hôpital Saint-Louis. **Pathologie géné-rale des maladies de la peau,** 1 vol. in-8. 1868........... 7 fr.

CAZENAVE (A.). **Compendium des maladies de la peau et de la syphilis.** Cet ouvrage sera publié par fascicules de 160 pages environ, qui paraîtront tous les deux mois ; les 1er et 2e sont en vente. Prix de chaque 3 fr.

CHABRAND, médecin de l'hôpital civil de Briançon, etc. **Du goître et du crétinisme endémiques et de leurs véritables causes.** Paris, 1864. In-8 de 92 pages.. 2 fr.

CHALVET. **Physiologie pathologique de l'inflammation.** In-8 de 128 p. 1869... 2 fr. 50

CHALVET. **Note sur les altérations des humeurs par les matières dites extractives.** In-8 de 34 pages. 1869.............. 1 fr. 50

CHANCEREL. **Historique de la gymnastique médicale** depuis son origine jusqu'à nos jours. In-8 de 70 pages. Paris, 1864.............. 2 fr.

CHANTREUIL. **Étude sur les déformations du bassin chez les cyphotiques au point de vue de l'accouchement.** In-8 de 167 pages et figures dans le texte. 1869.................................... 3 fr.

CHARAZAC, docteur en médecine, etc. **La clef du diagnostic,** ou *vade mecum* de l'élève et du praticien. Séméiologie, description, traitement. 1866, 1 vol. in-12 de 470 pages.. 5 fr.

CHARCOT, professeur agrégé à la Faculté de médecine de Paris, médecin de l'hospice de la Salpêtrière, etc. **Leçons cliniques sur les maladies des vieillards et les maladies chroniques,** recueillies et publiées par le docteur Ball, professeur agrégé à la Faculté de médecine de Paris, etc. 1868. 1 vol. in-8 avec figures intercalées dans le texte, et 3 planches en chromolithographie, avec un joli cartonnage en toile.............. 6 fr. 50
2e série, publiée par le docteur Ch. Bouchard. Deux fascicules sont en vente.
Prix du 1er fascicule.................................... 1 fr.
Prix du 2e fascicule.................................... 2 fr.

CHARCOT. **De la pneumonie chronique.** In-8 de 67 pages et une planche gravée sur acier. Paris, 1860.................................... 2 fr.

CHARCOT. **L'intoxication saturnine exerce-t-elle une influence sur le développement de la goutte ?** Paris, 1863.............. 50 c.

CHARCOT. **Sur la claudication intermittente** observée dans un cas d'oblitération complète de l'une des artères iliaques primitives. In-8, 1859.. 50 c.

CHARLE. **Des ulcérations de la langue dans la coqueluche.** In-8 de 34 pages. Paris, 1864.................................... 1 fr.

CHARPENTIER. **Des maladies du placenta et des membranes.** In-8 de 168 pages. 1869.................................... 3 fr. 50

CHÉDEVERGNE. **De la fièvre typhoïde et de ses manifestations congestives,** inflammatoires et hémorrhagiques vers les principaux appareils de l'économie (cerveau, moelle, poumons, etc.), stéatose du foie. 1 vol. in-8 de 238 pages. Paris, 1864.................................... 3 fr. 50

CHÉDEVERGNE. **Du traitement des plaies chirurgicales et traumatiques** par les pansements à l'alcool (eau-de-vie camphrée). In-8 de 39 pages. Paris, 1864.................................... 1 fr. 25

CHÉRON. **Observations et recherches** sur la folie consécutive aux maladies aiguës. In-8 de 104 pages. 1866.................................... 2 fr.

CHÉRON et MOREAU-WOLF. **Des services que peuvent rendre les courants continus constants dans l'inflammation**, l'engorgement· et l'hypertrophie de la prostate, in-8 de 91 pages, 1870... .... 1 fr.

CHEVALIER (Arthur). **L'étudiant micrographe.** Traité théorique et pratique du microscope et des préparations. Ouvrage orné de planches représentant 300 infusoires et de 200 figures dans le texte. 2e édition, augmentée des applications à l'étude de l'anatomie, de la botanique et de l'histologie, par MM. Alphonse de Brebisson, Henri van Heurck et G. Pouchet. 1 vol. in-8 de 563 pages. 1865 .... 7 fr. 50

CHEVALIER. **Manuel de l'étudiant oculiste,** traité de la construction et de l'application des lunettes pour les affections visuelles. 1 vol. in-18 jésus de 300 pages et 90 figures intercalées dans le texte. Paris, 1868..... 3 fr.

CHRISTOT. **Recherches anatomiques et physiologiques sur la moelle des os longs.** In-8 de 160 pages. Paris, 1865......... 3 fr.

CHOMEL. **Recherches sur les altérations des reins dans le rhumatisme aigu.** In-8, 1868......................... 1 fr. 50

CIAUDO. **De la pneumonie caséeuse.** In-8, 1868........ 1 fr. 50

CHOYAU. **Des bruits pleuraux et pulmonaires dus aux mouvements du cœur.** In-8 de 71 pages. 1869 .... 1 fr. 50

CLAPARÈDE. **Études sur les bains de mer,** conseils aux baigneurs. In-8. Paris, 1865.. 1 fr. 50

COLOMBEL. **Recherches sur l'arthrite sèche.** Mémoire in-4 de 120 pages. Paris, 1862.. 2 fr.

COMBES (E). **De l'état actuel de la médecine et des médecins en France** avec un plan de réforme complète d'une situation qui blesse à la fois les intérêts de l'État, des médecins et des malades. 1 vol. in-12 de 464 pages. 1869.. 4 fr.

Comptes rendus des séances et Mémoires de la Société de Biologie. 1re série, tome III avec planches, fig. noires et coloriées. 15 fr.

— — IV...	10 fr.
— — V...	7 fr.
2e série. 5 vol. à	5 fr.
3e — 5 vol. à	5 fr.
4e — tomes I à III......................	5 fr.
4e — tome IV...........................	7 fr.
4e — tome V...........................	7 fr.

NOTA. — Les 2e et 3e séries, et les t. Ier à III de la 4e série pris ensemble, 13 volumes avec planches noires et coloriées.................. 50 fr.

CONSTANS, inspecteur général du service des aliénés. **Relation sur une épidémie d'hystéro-démonopathie** en 1861. 2e édition, in-8 de 130 pages. Paris, 1863.. 2 fr.

CORNARO. **L'art de vivre longtemps et en bonne santé,** traduit de l'italien de L. Cornaro, sur l'édition de 1646, par le Dr J. Patezon, médecin inspecteur des eaux de Vittel. Paris, 1861, in-8 de 44 pages...... 1 fr.

COSTE. **Étude clinique sur le cancer de l'œil.** In-8 de 115 pages. Paris, 1866.. 2 fr. 50

COSTE. **Statistique et topographie médicales des campagnes.** In-8 de 55 pages. 1869.................................... 1 fr. 50

COUDEREAU. **Recherches chimiques et physiologiques sur l'alimentation des enfants.** In-8 de 112 p. et 3 tableaux. 1869... 3 fr.

CULLERIER, chirurgien de l'hôpital du Midi, etc. **Des affections blennorrhagiques : Leçons cliniques** professées à l'hôpital du Midi, recueillies et publiées par le Dr Royet, suivies d'un Mémoire thérapeutique, revues et approuvées par le professeur. Paris, 1861. 1 vol. in-8 de 248 pages. 4 fr.

DACOROGNA. **De l'influence des émanations volcaniques** sur les êtres organisés particulièrement, étudiée à Santorin pendant l'éruption de 1866. In-8 de 159 pages. 1867.................................. 3 fr.

DANCEL (physiologie appliquée). **Les formes du corps humain corrigées,** et par suite les facultés intellectuelles perfectionnées par l'hygiène. In-8 de 115 pages. Paris, 1865........................ 2 fr.

DANCEL. **Hygiène.** Nouveaux préceptes pour diminuer l'embonpoint sans altérer la santé, avec 3 photographies. 1867.................. 5 fr.

DANCEL. **De l'influence des boissons et de l'alimentation aqueuse dans la production du lait.** In-8 de 16 pages, 1866......... 50 c.

DANIS. **Études sur la dysentérie** au point de vue de l'étiologie, de la nature et du traitement, suivies de considérations générales sur toute une classe de maladies, les septicémies ou maladies par empoisonnement du sang. In-8 de 104 pages. Valenciennes, 1862........................ 2 fr.

DANIS (Léon). **D'un signe certain et immédiat de la mort réelle.** 1869.. 50 c.

DANTON (A.). **Essai sur les hémorrhagies intra-oculaires.** Grand in-8 de 82 pages. Paris, 1864................................ 2 fr.

DARBEZ. **Des lipomes et de la diathèse lipomateuse.** In-4 de 56 p. 1869.. 1 fr. 50
Avec 3 photographies.................................... 3 fr. 50

DAUDÉ. **Traité de l'érysipèle épidémique.** 1 vol. in-8 de 344 pages, 1867. *Ouvrage récompensé par l'Académie impér. de médecine.* 5 fr. 50

DAVREUX. **Considérations cliniques sur le choléra,** principalement au point de vue du pronostic et du traitement. In-8 de 81 pages, 1867. 2 fr.

DAVREUX. **Essai d'interprétation de l'action évacuante du tartre stibié.** 2e édition. In-8 de 98 pages. 1869.................. 2 fr.

DEBOUT, médecin inspecteur. **Des eaux minérales de Contrexéville** et de leur emploi dans le traitement de la goutte, la gravelle et le catarrhe vésical. in-8, 1870.. 2 fr.

DECLAT. **Nouvelles applications de l'acide phénique en médecine et en chirurgie,** aux affections occasionnées par les mycrophytes, les microzoaires, les virus, les ferments, etc. 1 vol. in-8, de 200 pages. Ouvrage orné de 6 photographies. Paris, 1865........................... 5 fr.

DECLAT. **Observations sur la curation des maladies organiques de la langue**, précédées de considérations sur les causes et le traitement des affections cancéreuses en général. 1 fort vol. in-8,.............. 8 fr.

DECORI. **Relation de l'épidémie de choléra de 1865,** à l'hôpital Saint-Antoine. In-8 de 91 pages. Paris, 1866...................... 2 fr.

DECORNIÈRE. **Essai sur l'endocardite puerpérale.** In-8 de 120 pages. 1869.. 2 fr. 50

DEHOUX. **Du mouvement organique et de la synthèse animale.** Paris, 1861. In-8 de 132 pages........................ 2 fr. 50

DELEAU, médecin en chef à la Roquette. **Traité pratique sur les applications du perchlorure de fer en médecine.** 1 vol. in-8 de 272 pages. 1860 .... 4 fr.

DELFAU. **Déontologie médicale.** Devoirs et droits des médecins vis-à-vis de l'autorité, de leurs confrères et du public. Ouvrage couronné. 1 vol. in-12 de 316 pages. Paris, 1868.................................. 4 fr.

DELMAS et SENTEX. **Recherches expérimentales sur l'absorption des liquides à la surface et dans la profondeur des voies respiratoires.** In-8 de 136 pages. 1869...................... 3 fr·

DELMONT. **Des varices des membres inférieurs.** In-8 de 73 pages. 1869.. 1 fr. 75

DELSOL. **Du mal perforant du pied.** In-8 de 67 pages. 1864. 1 fr. 50

DELZENNE. **Des doctrines et des connaissances nouvelles en syphiliographie.** In-8 de 84 pages, 1867...................... 2 fr.

DENAMIEL. **Traité de la lithotlibie, nouvelle méthode d'écrasement des calculs vésicaux.** 1 vol. in-8. 1868............ 3 fr.

DEPAUL, professeur de clinique d'accouchements à la Faculté de médecine de Paris, membre de l'Académie impériale de médecine. **Nouvelles recherches sur la véritable origine du virus vaccin.** In-8 de 47 pages. Paris, 1864.. 1 fr. 25

DEPAUL. **De l'origine réelle du virus vaccin.** Réponse aux objections qui ont été faites à mes nouvelles recherches sur la véritable origine du virus vaccin. Paris, 1864. In-8 de 43 pages.................... 1 fr. 25

DEPAUL. **La syphilis vaccinale** devant l'Académie impériale de médecine. In-8 de 86 pages. Paris, 1865.......................... 2 fr.

DEPAUL. **De l'oblitération complète du col de l'utérus chez la femme enceinte,** et de l'opération qu'elle réclame. In-8 de 47 pages. Paris, 1860... 1 fr. 25

DEPRAZ. **Hammam de Nice; bains turcs; turkish bath; gymnases des Grecs; thermes de Rome.** Guide du baigneur. 3ᵉ édition. In-12 de 32 pages. 1869 .... 60 c.

DESLÉONET. **Théorie générale des instruments à vent,** thèse présentée au concours pour l'agrégation (section des sciences physiques). In-8 de 80 pages. Paris, 1863.............................. 1 fr. 50

DESNOS, médecin du bureau central des hôpitaux de Paris, etc. **De l'état fébrile.** In-8 de 112 pages. Paris, 1866...................... 2 fr.

DESPONTS. **Traitement de l'héméralopie par l'huile de foie de morue à l'intérieur.** In-8 de 63 pages. Paris, 1863.......... 1 fr. 50

DESPRÉS (A.), professeur agrégé de la Faculté de médecine de Paris, chirurgien des hôpitaux, etc. **Des tumeurs des muscles.** In-8 de 142 p., 1866.. 3 fr. 50

DESPRÉS (A). **Traité du diagnostic des maladies chirurgicales** (Diagnostic des tumeurs). 1 vol. in-8 de 400 pages, avec figures dans le texte. 1868.. 6 fr.

DESPRÉS (A.). **Traité de l'érysipèle.** 1 vol. in-8 de 224 pages. Paris, 1862.. 3 fr. 50

DESPRÉS (A.). **De la hernie crurale.** In-8 de 138 pages. Paris, 1863. 3 fr.

DEVALZ, médecin consultant aux Eaux-Bonnes. **De l'action des Eaux-Bonnes dans le traitement des affections de la gorge et de la poitrine.** In-8 de 167 pages. Paris, 1865.............. 2 fr. 50

DODEUIL. **Recherches sur l'altération sénile de la prostate et sur les valvules du col de la vessie.** In-8 de 108 p., Paris, 1866.. 2 fr. 50

DOLBEAU, professeur à la Faculté de médecine de Paris, chirurgien des hôpitaux, etc. **Traité pratique de la pierre dans la vessie.** 1 vol. in-8 de 424 pages, avec 14 figures dans le texte. Paris. 1864.......... 7 fr.

DOLBEAU. **De l'emphysème traumatique.** 1860. In-8......... 2 fr.

DOLBEAU. **De l'épispadias,** ou fissure uréthrale supérieure et de son traitement. Paris, 1861. In-4 de 35 pages et 44 planches représentant douze sujets.. 5 fr.

DOYÈRE. **Mémoire** sur la respiration et la chaleur humaine dans le choléra. Grand in-8, 1863.................................... 3 fr.

DRASCH. **Maladies du foie et de la rate,** d'après les observations faites dans les pays riverains du bas Danube, 1860. In-8 de 62 pages.. 1 fr. 50

DUBLANCHET. **Étude clinique sur les plaies du globe oculaire.** Grand in-8 de 124 pages. Paris, 1866............................ 3 fr.

DUBREUIL. **Des indications que présentent les luxations de l'astragale.** Mémoire in-4 de 41 pages et 1 planche, 1864............ 2 fr.

DUBREUIL. **De l'iridectomie.** In-8 de 89 pages. 1866.......... 2 fr.

DUBREUIL. **Catalogue des mollusques terrestres et fluviatiles de l'Hérault.** In-8 de 108 pages. 1869...................... 4 fr.

DUBREUIL (Georges). **Du ténia** au point de vue de ses causes et particulièrement de l'une d'elles, l'usage alimentaire de viande de bœuf crue. In-8 de 64 pages. 1869.................................. 1 fr. 50

DUBUC (Alfred). **Des syphilides malignes précoces.** 1 vol. in-8 de 154 pages. Paris, 1864.. 3 fr.

DUBUISSON. **Des effets de l'introduction dans l'économie des produits septiques et tuberculeux.** In-8 de 72 pages et une planche. 1869.. 1 fr. 50

DUCELLIER. **Étude clinique sur la tumeur à échinocoques multiloculaires du foie et des poumons.** In-8 de 19 pages, avec 2 planches chromolithographiées, 1868............................ 1 fr. 50

DUGUET. **De la hernie diaphragmatique congénitale.** In-8 de 100 pages, avec 2 planches. 1866.................................. 3 fr.

DUMONT (de Monteux), ancien médecin de la maison centrale du mont Saint-Michel, etc. **Testament médical philosophique et littéraire**, ouvrage destiné non-seulement aux médecins et aux hommes de lettres, mais encore à toutes les personnes éclairées qui souffrent d'une manière occulte, publié par une commission composée de : MM. Davaine, président ; docteurs Blatin, Bourguignon, Cabanellas, Cerise, Foissac, Godin, avocat, baron Larrey, docteur Amédée Latour et docteur Moreau (de Tours). 1 beau vol. in-8 de 636 pages. Paris, 1865.................................... 8 fr.

DUMOULIN, médecin-inspecteur des eaux de Salins, etc. **De l'action réconstituante des eaux de Salins.** In-8 de 148 pages. Paris, 1865. 2 fr. 50

DUMOULIN. **Des conditions pathogéniques de la phthisie au point de vue de son traitement** par les eaux minérales. In-8 de 40 pages. Paris, 1865.. 1 fr.

DUPASQUIER. **Le médecin, ou traité de l'organisation et de la conservation de l'homme,** résumant d'une manière complète et succincte l'anatomie, la physiologie, l'hygiène, la pathologie et la thérapeutique. 1 vol. in-12. 1866................................... 3 fr.

DUPERRAY. **Étude sur la cirrhose du foie.** 1 vol. in-8. 1868.... 2 fr.

DUPOUY. **Étude sur l'action physiologique et thérapeutique** des bains de mer froids, in-8. Paris, 1868................... 1 fr. 50

DUPUY (Paul). **Essai critique et théorique de philosophie médicale.** Paris, 1864. In-8 de 414 pages......................... 6 fr.

DUPUY (Paul). **Transformation des forces,** chaleur et mouvement musculaire, unité des phénomènes naturels. In-8 de 70 pages, 1867... 2 fr.

DURAND. **Des anévrysmes du cerveau** considérés principalement dans leurs rapports avec l'hémorrhagie cérébrale, in-8 de 129 pages avec 4 figures intercalées dans le texte. Paris, 1868.................. 2 fr. 50

DURIAU, ancien chef de clinique de la Faculté de médecine de Paris. **Hygiène des bains de mer,** précédée de considérations sur les bains en général. In-8 de 40 pages. Paris, 1865........................ 1 fr. 25

DURIAU. **Parallèle du typhus et de la fièvre typhoïde.** 1855. In-8 de 55 pages.................................... 1 fr. 25

DURIAU. **Étude clinique sur l'apoplexie de la moelle épinière et sur les paralysies des extrémités inférieures.** 1859. Grand in-8 de 24 pages...................................... 75 c.

DURIAU. **Étude clinique et médico-légale** sur l'empoisonnement par la strychnine. In-8 de 19 pages. Paris, 1862............... 50 c.

DURIAU et Maximin LEGRAND **De) à péliose rhumatismale,** ou Érythème noueux rhumatismal. 1858. In-8 .... 50 c.

DUKERLEY. **Notice sur les mesures de préservation prises à Batna** (Algérie) pendant le choléra de 1867 et sur leurs résultats. In-8 avec une carte gravée indicative du territoire préservé, 1868........... 2 fr. 50

DUSART. **Recherches expérimentales sur le rôle physiologique et thérapeutique du phosphate de chaux.** 1 vol. in-12 de 158 pages. 1870...................................... 2 fr.

ESSARCO. **Faits et raisonnements établissant la véritable théorie des mouvements et des bruits du cœur.** In-4 de 66 pages. Paris, 1864... 2 fr.

ESTRADÈRE. **Du massage ;** son historique, ses manipulations, ses effets physiologiques et thérapeutiques. 1 vol. grand in-8 de 168 pages. Paris, 1863... 3 fr. 50

FABRE, professeur suppléant à l'École de médecine de Marseille, etc. **La chlorose.** Leçons recueillies par M. Suzini, etc. In-8 de 91 pages, 1867... 2 fr.

FABRE. **Des moyens de progrès en thérapeutique.** Paris, 1861. Grand in-8 de 306 pages............................ 3 fr. 50

FABRICIUS. **Lettres d'un matérialiste** à Mgr Dupanloup. In-8... 60 c.

FABRICIUS. **Dieu, l'homme et ses fins dernières.** Études médico-psychologiques. 2ᵉ édition. In-8 de 100 pages. 1869............. 2 fr.

FAJOLE (De), médecin de l'Hôtel-Dieu de Saint-Geniez, etc. **La santé des femmes,** manuel d'hygiène et de médecine domestique, spécialement écrit pour les mères de famille et les personnes qui s'occupent de l'éducation des jeunes filles. 1 vol. in-12 de 426 pages. Paris, 1864...... ... 3 fr. 50

FAJOLE (DE). **De la migraine :** sa nature et son traitement. In-8. 1868. 2 fr.

FANO, professeur agrégé à la Faculté de médecine de Paris, etc. **Traité pratique des maladies des yeux,** contenant des résumés d'anatomie des divers organes de l'appareil de la vision. Illustré d'un grand nombre de figures intercalées dans le texte et de 20 dessins en chromolithographie. 1866. 2 vol. in-8... 17 fr.

FANO. **Traité élémentaire de chirurgie.** 2 vol. in-8 avec figures dans le texte. Tome Iᵉʳ complet. 1 fort vol. in-8 avec figures dans· le texte. 1869 .... 13 fr.
Le tome II, première partie. 1 vol. avec fig. 1870............. 6 fr.

FAURE. **Considérations pratiques sur l'anesthésie obstétricale.** In-8 de 62 pages. Paris, 1866................................ 1 fr. 50

FERDUT. **De l'avortement au point de vue médical, obstétrical, médico-légal et théologique.** In-8 de 110 pages. Paris, 1865. 2 fr.

FERRY DE LA BELLONE (de). **Étude médico-légale sur la commotion du cerveau.** In-4 de 91 pages. Paris , 1864............. 2 fr.

FISCHER. **Des soins consécutifs à la trachéotomie.** Paris, 1863. In-8 de 40 pages... 1 fr. 25

FISCHER et BRICHETEAU. **Traitement du croup,** ou angine laryngée diphthéritique. 2ᵉ édition, revue et augmentée. In-8 de 120 pages. Paris, 1863... 2 fr. 50

FOLLIN, professeur agrégé, chargé du cours de clinique des maladies des yeux à la Faculté de médecine de Paris, chirurgien de l'hôpital du Midi, etc. **Leçons sur les principales méthodes de l'exploration de l'œil malade,** et en particulier sur l'application de l'ophthalmoscope au diagnostic des maladies des yeux, rédigées et publiées par LOUIS THOMAS, interne des hôpitaux, revues et approuvées par le professeur. Paris, 1863.

1 vol. in-8 de 300 pages avec 70 figures dans le texte, et 2 planches en
. chromolithographie, dessinées par Lackerbauer................ 7 fr.

FONT-RÉAULX (de). **Localisation de la faculté spéciale du langage
articulé.** In-4 de 106 pages. Paris, 1866.................. 2 fr. 50

FORGET, professeur à la Faculté de médecine de Strasbourg, etc. **Mémoire
sur la chorionitis,** ou la sclérostinose cutanée. In-8 de 22 pages. Paris,
1847...•...... 1 fr.

FORGET. **Fragment d'histoire contemporaine.** In-8 de 16 pages. Strasbourg, 1863.. 50 c.

FORGET. **De la péritonite** par perforation de l'appendice iléo-cæcal. Strasbourg, 1853. In-8 de 15 pages............................ 50 c.

FORGET. **Recherches cliniques sur l'emploi de la teinture de fleur
de colchique** dans le rhumatisme articulaire simple ou goutteux et les névralgies. Paris, 1864. In-8 de 23 pages.................... 50 c.

FORGET. **Aperçu clinique sur la phthisie calculeuse primitive (non
tuberculeuse).** Paris, 1854. In-8 de 12 pages.............. 50 c.

FORGET. **De l'utilité des observations météorologiques.** Paris, 1854.
In-8 de 19 pages.. 50 c.

FORGET. **De la statistique appliquée à la thérapeutique.** Strasbourg, 1854. In-8 de 28 pages ... . 50 c.

FORGET. **De la philosophie médicale devant l'Académie.** Strasbourg,
1855. In-8 de 20 pages.................................... 50 c.

FORGET. **Études cliniques sur les scrofules.** Strasbourg, 1859. In-8
de 23 pages.. .... 50 c.

FORGET. **Recherches historiques et cliniques sur l'état du sang
dans l'entérite folliculeuse** (fièvre typhoïde). Paris. In-8 de 28 p. 50 c.

FORT, docteur en médecine, ancien interne des hôpitaux de Paris, etc. **Traité
élémentaire d'histologie.** Paris, 1863. In-8 de 336 pages... 5 fr. 50

FORT. **Anatomie descriptive et dissection,** contenant un précis d'em-
bryologie, la structure microscopique des organes et celle des tissus.
2e édition très-augmentée. 3 vol. in-12 avec 662 figures intercalées dans le
texte. 1868................... .... 25 fr.

FORT. **Anatomie et physiologie du poumon,** considéré comme organe de
sécrétion. In-8 de 106 pages avec 40 figures intercalées dans le texte.
1867.. 2 fr. 50

FORT. **Manuel de pathologie et de clinique chirurgicales.** 1 vol.
in-12 avec 135 figures intercalées dans le texte, cartonné en toile. 1869.
13 fr.

FORT. **Des difformités congénitales et acquises des doigts et des
moyens d'y remédier.** 1 vol. in-8 de 246 pages avec 38 figures intercalées dans le texte. 1869................................ 4 fr.

FORT. **Résumé d'anatomie,** 1 vol. in-32 de 520 pages avec 73 figures
dans le texte, 1870...................................... 5 fr.

**

FOUCHER, professeur agrégé à la Faculté de médecine de Paris, chirurgien des hôpitaux, etc. **Traité du diagnostic des maladies chirurgicales** avec appendice et **Traité des tumeurs**, par A. DESPRÉS, professeur agrégé à la Faculté de médecine de Paris, chirurgien des hôpitaux. 1 vol. in-8 de 1162 pages et 57 figures intercalées dans le texte, avec un joli cart. en toile. 1866 à 1869 . . . . 18 fr.

FOURCY (Eugène de), ingénieur en chef du corps des mines. **Vade-mecum des herborisations parisiennes**, conduisant par la méthode d'chotomique aux noms d'ordre, de genre et d'espèce de toutes les plantes spontanées ou cultivées en grand dans un rayon de 30 lieues autour de Paris. 2e édition. Paris, 1866. 1 vol. in-18 de 277 pages . . . . 4 fr. 50

FOURNIÉ (Édouard), médecin adjoint des sourds-muets. **Physiologie de la voix et de la parole.** 1 vol. in-8 de 816 pages avec figures dans le texte. Paris, 1866 . . . . 10 fr.

FOURNIÉ. **De la pénétration des corps pulvérulents gazeux, solides et liquides, dans les voies respiratoires**, au point de vue de l'hygiène et de la thérapeutique. In-8 de 75 pages. Paris, 1862 . . . . . 2 fr.

FOURNIÉ. **Physiologie et instruction du sourd-muet** d'après la physiologie des divers langages. 1 vol. in-18 de 228 pages. Paris, 1868. 2 fr. 50

FOURNIÉ. **Étude pratique sur le laryngoscope et sur l'application des remèdes topiques dans les voies respiratoires.** In-8 de 106 pages avec figures dans le texte. Paris, 1863 . . . . 2 fr. 50

FOURNIÉ. **Consultation médicale sur le choléra.** In-8. 1866 . . . . 1 fr.

FOURNIER (Alfred), professeur agrégé à la Faculté de médecine de Paris, médecin des hôpitaux. **De l'urémie.** In-8 de 148 pag. Paris, 1863. . 2 fr. 50

FOURNIER (Alfred). **Recherches sur l'inoculation de la syphilis.** In-8 de 47 pages. Paris, 1865 . . . . 1 fr. 50

FOURNIER. **Fracastor, la syphilis (1530), le mal français.** Traduction et commentaires. 1 vol. in-18 de 196 pages. 1870 . . . . . . 2 fr. 50

FOURNIER. **Étude sur le chancre céphalique.** In-8 . . . . . 1 fr. 25

FOURNIER. **De la paralysie labio-glosso-laryngée.** In-8 . . . . . 1 fr.

FOURNIER. **Note pour servir à l'histoire du rhumatisme uréthral.** In-8 . . . . 1 fr.

FOURNIER. **De la syphilide gommeuse du voile du palais.** In-8°, 30 pages, 1868 . . . . 1 fr.

FOURNIER. **De la sciatique blennorrhagique.** In-8. 1868 . . . . 1 fr.

FRANÇAIS. **Du frisson dans l'état puerpéral**, in-8 de 196 pages avec 6 planches lithographiées. Paris, 1868 . . . . 3 fr.

FRARIER. **Étude sur le phlegmon des ligaments larges.** In-8 de 104 pages. 1866 . . . . 2 fr. 50

FREDET. **De l'emploi du chloroforme dans les accouchements simples, dans les opérations obstétricales, et dans l'éclampsie des femmes en couches.** In-8 de 146 pages. 1867 . . . . 2 fr. 50

FREDET. **Quelques considérations sur les fractures traumatiques du larynx.** In-8. 1868 . . . . 1 fr.

FRITZ. **Étude clinique sur divers symptômes spéciaux observés dans la fièvre typhoïde**. 1 vol. in-8 de 186 pages. Paris, 1864...... 3 fr.

FUSTER (J.), professeur de clinique médicale à la Faculté de Montpellier, etc. **Monographie clinique de l'affection catarrhale**. 2ᵉ édition. Paris, 1865. 1 vol. in-8 de 616 pages.......................... 7 fr.

CALICIER. **Théorie de l'unité vitale**. Première partie : **Physiologie unitaire**. In-8 de 204 pages. 1869..................... 3 fr. 50
Deuxième partie : **Pathologie unitaire**. In-8 de 420 pages. 1869. 6 fr.

GARROD. **La Goutte**, sa nature, son traitement et **Le Rhumatisme goutteux**, ouvrage traduit par A. Ollivier, professeur agrégé à la Faculté de médecine de Paris, et annoté par J. M. Charcot, professeur agrégé à la Faculté de médecine de Paris, médecin de l'hospice de la Salpêtrière, etc. 1867. 1 vol. in-8 de 710 pages, avec 26 figures intercalées dans le texte, et 8 planches coloriées.................................... 12 fr.
Avec un joli cartonnage en toile....................... 13 fr.

GAUNEAU, médecin du bureau de bienfaisance du vᵉ arrondissement. **Éducation physique et morale des nouveau-nés**, et de la nécessité de l'allaitement pour la mère. Nouvelle édition. 1 vol. in-12. 1867.. 2 fr.

GAUNEAU. **De la mortalité des nouveau-nés et des moyens de la combattre**. In-12 de 50 pages. 1869...................... 1 fr.

GAUTIER. **Des matières albuminoïdes**. In-8 de 88 pages. Paris. 1865.. 1 fr. 50

GAY (Mᵐᵉ), ex-directrice de l'Institut de l'enfance. **Éducation rationnelle de la première enfance ; manuel à l'usage des jeunes mères**. 1 vol. in-32, 1868........................... 1 fr. 25

GAYRAUD. **Étude sur le prolapsus hypertrophique de la langue**. In-8 de 133 pages, avec une planche. Paris, 1866......... 3 fr. 50

GAYRAUD. **Des perfectionnements récents de la synthèse chirurgicale**. 1 vol. in-8 de 147 pages. Montpellier et Paris, 1866..... 3 fr. 50

GENDRIN. **Mémoire sur le diagnostic des anévrysmes des grosses artères**. In-8 de 70 pages................................ 1 fr.

GENDRIN. **De l'influence des âges dans les maladies**. In-8 de 108 pages.. 1 fr.

GERME. **Qu'est-ce que l'albuminurie ?** ou de son analogie avec les sécrétions séreuses, séro-plastiques et les hémorrhagies qui se font soit à la surface, soit dans l'épaisseur. In-8 de 160 pages. Paris, 1864....... 3 fr.

GÉRY. **Caractères qui établissent la viabilité chez les nouveaunés** au point de vue de la médecine légale. In-8 de 60 pages. 1869. 2 fr.

GIALUSSI (Aristide). **De la maladie en général**. In-8 de 90 pages. 1869... 2 fr.

GIMBERT. **Mémoire sur la structure et la texture des artères**. In-8 de 68 pages, avec 3 planches. Paris, 1866.................. 3 fr.

GINGEOT. **Essai sur l'emploi thérapeutique de l'alcool chez les enfants**, et en général sur le rôle de cet agent dans le traitement des maladies aiguës fébriles. In-8 de 159 pages. 1867.................. 2 fr. 50

GIRALDÈS, chirurgien de l'hôpital des Enfants, etc. **Leçons cliniques sur les maladies chirurgicales des enfants,** recueillies et publiées par MM. Bourneville et Bourgeois, revues par le professeur. 1 fort vol. in-8 accompagné de figures dans le texte, cart. en toile. 1869........   14 fr.

GIRARD (de). **Recherches expérimentales sur le laurier-rose** au double point de vue chimique et physiologique. In-8. 1869..,....   2 fr.

GIRAUD. **Un chapitre de la phthisie.** Tuberculisation des organes génitaux de la femme, in-8 de 80 pages. Paris, 1868...................   2 fr.

GOBERT. **Du vrai et du faux somnambulisme et du magnétisme raisonné.** In-8 de 32 pages............................   1 fr.

GODFRIN. **De l'alcool;** son action physiologique, ses applications thérapeutiques. In-8 de 90 pages. 1869 ....   2 fr.

GOOD. **De la résection de l'articulation coxo-fémorale pour carie.** In-8 de 115 pages avec 5 figures dans le texte. 1869........   2 fr. 50

GOSSE. **Des taches au point de vue médico-légal.** In-8 de 96 pages avec 3 planches. 1863..................................   3 fr.

GOSSELIN, professeur de clinique chirurgicale à la Faculté de médecine de Paris, etc. **Leçons sur les hernies,** professées à la Faculté de médecine de Paris, recueillies et publiées par le docteur Léon Labbé, professeur agrégé, chirurgien du Bureau central. 1 vol. in-8 de 500 pages, avec figures dans le texte. 1864................................   7 fr.

GOSSELIN. **Leçons sur les hémorrhoïdes.** 1 vol. in-8. 1866......   3 fr.

GOUBERT. **De la perceptivité normale et surtout anormale de l'œil pour les couleurs, spécialement de l'achromatopsie ou cécité des couleurs.** In-8 de 164 pages. 1867...................   3 fr. 50

GOUGUENHEIM. **Des tumeurs anévrysmales des artères du cerveau.** In-8 de 124 pages. Paris, 1866.........................   2 fr. 50

GRAVES. **Leçons de clinique médicale,** précédées d'une introduction de M. le professeur Trousseau, ouvrage traduit et annoté par le docteur Jaccoud, professeur agrégé à la Faculté de médecine de Paris, médecin des hôpitaux. Troisième édition, revue et corrigée. Paris, 1870. 2 forts vol. in-8.   20 fr.

Nous extrayons de la préface de M. le professeur Trousseau les lignes suivantes :

« Depuis bien des années, je parle de Graves dans mes leçons cliniques ; j'en recommande la lecture, je prie les élèves qui savent l'anglais de considérer cet ouvrage comme leur bréviaire ; je dis et je répète que, de toutes les œuvres pratiques publiées dans notre siècle, je n'en connais pas de plus utile, de plus intelligente, et j'ai toujours regretté que les leçons cliniques du grand praticien de Dublin n'eussent pas été traduites dans notre langue.

» Professeur de clinique de la Faculté de médecine de Paris, j'ai sans cesse lu et relu l'œuvre de Graves; je m'en suis inspiré dans mon enseignement; j'ai essayé de l'imiter dans le livre que j'ai publié moi-même sur la clinique de l'Hôtel-Dieu ; et encore aujourd'hui, bien que je sache presque par cœur tout ce qu'a écrit le professeur de Dublin, je ne puis m'empêcher de relire constamment un livre qui ne quitte jamais mon bureau.

GRENIER. **Étude médico-psychologique du libre arbitre humain.** 3e édition, in-8 de 104 pages. Paris, 1868.....................   2 fr.

GRENIER. **Du ramollissement sénile du cerveau,** précédé d'une dédicace à Mgr Dupanloup, in-8 de 404 pages, 1868...............   2 fr.

CRESSER. **De la curabilité constante de la suette dite miliaire, ainsi que des affections qu'elle complique.** 1 vol. in-8. 1867... 3 fr. 50

GRIESINGER, professeur de clinique médicale et de médecine mentale à l'Université de Berlin. **Des maladies mentales et de leur traitement.** Ouvrage traduit de l'allemand sous les yeux de l'auteur par le docteur Doumic, accompagné de notes par M. le docteur Baillarger, médecin de la Salpêtrière, membre de l'Académie de médecine. 1 vol. in-8. Paris, 1868. 9 fr.

GROS (Léon) et LANCEREAUX. **Des affections nerveuses syphilitiques.** Paris, 1861. 1 vol. in-8................................... 7 fr.
Ouvrage couronné par l'Académie impériale de médecine.

GUBLER, professeur à la Faculté de médecine de Paris, médecin de l'hôpital Beaujon, etc. **Des épistaxis utérines simulant les règles** au début des pyrexies et des phlegmasies. Paris, 1863. In-8 de 49 pages... 1 fr. 50

GUBLER. **De la paralysie amyotrophique consécutive aux maladies aiguës.** Paris, 1861. In-8 de 56 pages.................. 1 fr. 50

GUENEAU DE MUSSY (Noël), médecin de l'hôpital de la Pitié, professeur agrégé à la Faculté de médecine de Paris, etc. **Causes et traitement de la tuberculisation pulmonaire** ; leçons professées à l'Hôtel-Dieu en 1859, recueillies et publiées par le docteur Wieland, ancien interne des hôpitaux de Paris, revues par le professeur. Paris, 1860. In-8........ 3 fr.

GUENEAU DE MUSSY. **Deux leçons de pathologie générale.** Paris, 1863. In-8 de 38 pages............................. 1 fr.

GUÉNIOT, chirurgien du bureau central des Hôpitaux de Paris. **Des vomissements incoercibles pendant la grossesse.** In-8 de 127 pages. 1863..................................... 2 fr. 50

GUÉNIOT. **Parallèle entre la céphalotripsie et l'opération césarienne.** In-8 de 84 pages. 1866....................... 2 fr.

GUÉNIOT. **Des grossesses compliquées et de leur traitement.** In-8. 1866..................................... 1 fr. 25

GUÉNIOT. **Des luxations coxo-fémorales soit congénitales,** soit spontanées, au point de vue des accouchements. In-8 de 150 p., avec 12 figures intercalées dans le texte. 1869............... 3 fr.

GUÉRIN (Alphonse), chirurgien de l'hôpital Saint-Louis, etc. **Leçons cliniques sur les maladies des organes génitaux externes de la femme.** Leçons professées à l'hôpital de Lourcine. 1 vol. in-8 de 530 pages. Paris, 1864.. 7 fr.

GUÉRIN (J.-T.). **Traitement de la surdité et des bruits dans les oreilles.** In-8 de 140 pages. 1869...................... 2 fr.

GUIBERT. **Histoire naturelle et médicale des nouveaux médicaments introduits dans la thérapeutique depuis 1830 jusqu'à nos jours.** 2e édition, revue et augmentée. 1 vol. in-8 de 700 pages. Bruxelles. 1865..................................... 10 fr.

GUINIER, professeur agrégé à la Faculté de médecine de Montpellier, etc. **Étude du gargarisme laryngien.** In-8, avec planches. 1868. 2 fr. 50

GUYOMAR. **Recherches physiologiques et philosophiques** sur le magnétisme, le somnambulisme et le spiritisme. In-8 de 40 p. Paris, 1865. 1 fr. 50

GUYON (F.), professeur agrégé à la Faculté de médecine de Paris, chirurgien des hôpitaux, etc. **Des vices de conformation de l'urèthre chez l'homme, des moyens d'y remédier.** 1 vol. grand in-8 de 174 pages, orné de 4 planches. Paris, 1863 .... 3 fr. 50

GUYON (F.). **Des tumeurs fibreuses de l'utérus.** 1860. In-8 de 139 pages et 1 planche .... 2 fr. 50

HALLÉ. **Des phlegmons périnéphrétiques.** 1 vol. in-8 de 152 pages. Paris, 1863 .... 2 fr. 50

HAMON. **Manuel du rétroceps (forceps asymétrique), description, manœuvre, mode d'emploi de cet instrument; sa mise en œuvre pour effectuer l'accouchement physiologique artificiel.** 1 vol. in-8, figures. 1869 .... 2 fr. 50

HAMON. **Testament médical d'un médecin de campagne** ou Essai sur la médecine des expédients à l'usage des praticiens des petites localités. In-8. 1864 .... 3 fr.

HAMON. **De l'exercice de la médecine en province au XIXᵉ siècle.** In-8. 1868 .... 2 fr.

HAMON. **Essai pratique sur la méthode des injections sous-cutanées.** In-8. 1869 .... 1 fr. 25

HARDY, professeur, chargé du cours de clinique des maladies de la peau à la Faculté de médecine de Paris, médecin de l'hôpital Saint-Louis, etc. **Leçons sur les maladies de la peau,** rédigées et publiées par MM. les docteurs Moysant, Garnier et Lefeuvre. 3 vol. in-8 réunis en 1 vol. cartonné à l'anglaise. Paris, 1864-1868 .... 12 fr. 50

On vend séparément :

HARDY. **Leçons sur les affections dartreuses.** 1 vol. in-8. 1868. 4 fr.

HARDY. **Leçons sur la scrofule et les scrofulides, sur la syphilis et les syphilides,** rédigées et publiées par le docteur Jules Lefeuvre, revues par le professeur. 1 vol. in-8. Paris, 1864 .... 4 fr.

HAYEM. **Études sur les diverses formes d'encéphalite.** Anatomie et physiologie pathologiques, in-8 de 204 pages avec 2 pl., 1868. 3 fr. 50

HAYEM. **Des bronchites.** Pathologie générale et classification. In-8 de 182 pages. 1869 .... 3 fr. 50

HENNEQUIN. **Du fongus bénin du testicule et de ses rapports avec la hernie du même organe.** In-8 de 66 pages. Paris, 1865 .... 2 fr.

HENNEQUIN. **Quelques considérations sur l'extension continue et des douleurs dans la coxalgie.** In-8 de 68 pages. 1869 .... 2 fr.

HENROT. **Des pseudo-étranglements que l'on peut rapporter à la paralysie de l'intestin.** In-8 de 115 pages. Paris, 1865 .... 2 fr. 50

HERVIEUX, médecin de la Maternité de Paris. **Ictère puerpéral.** In-8. 1867 .... 2 fr.

HERVIEUX. **Des péritonites puerpérales.** In-8, 1867 .... 1 fr. 50

HERVIEUX. **Traité clinique et pratique des maladies puerpérales et des suites de couches.** 1 fort vol. in-8 avec figures dans le texte. 1870 .... 15 fr.

HICGUET. De la méthode substitutive, ou de la cautérisation appliquée au traitement de l'uréthrite aiguë et chronique. Paris, 1862. 1 vol. in-8.. 3 fr. 50

Histoire d'un atome de carbone depuis l'origine des temps jusqu'à ce jour. 1 vol. in-12 de 102 pages. Paris, 1864.............. 1 fr. 25

HORION. Des rétentions d'urine, ou Pathologie spéciale des organes urinaires au point de vue de la rétention. Paris, 1863. 1 vol. in-8. 6 fr.

HEULARD. Du service médical des pauvres, tant à la ville qu'à la campagne, et de la manière dont il devrait être établi pour répondre à la fois aux nécessités des malades indigents et aux exigences légitimes du médecin. In-8 de 96 pages. 1868.... 2 fr.

HUGUET. Exposé de médecine homœodynamique basée sur la loi de similitude fonctionnelle et appliquée au traitement des affections aiguës et chroniques. 1 vol. in-18 de 159 pages. 1869. 2 fr.

IMBERT-GOURBEYRE, professeur de matière médicale à l'École de médecine de Clermont-Ferrand, etc. Étude sur quelques symptômes de l'arsenic et les eaux minérales arsénifères (pour servir en outre de démonstration aux doses infinitésimales). Grand in-8 de 108 p. Paris, 1863. 2 fr.

JACCOUD, professeur agrégé à la Faculté de médecine de Paris, médecin de l'hospice Saint-Antoine, etc. Etude de pathogénie et de sémiotique, les paraplégies et l'ataxie du mouvement, etc. 1 fort vol. in-8. Paris, 1864... 9 fr.

JACCOUD. De l'organisation des Facultés de médecine en Allemagne. Rapport présenté à Son Excellence le ministre de l'instruction publique le 6 octobre 1863. 1 vol. in-8 de 175 pages. Paris, 1864..... 3 fr. 50

JACCOUD. Leçons de clinique médicale, faites à l'hôpital de la Charité. 1 fort vol. in-8 de 878 pages, avec 29 figures et 11 planches en chromolithographie. 2e édition, avec un joli cartonnage en toile. 1869... 16 fr.

JACCOUD. Traité élémentaire de pathologie interne. 2 vol. in-8 avec figures dans le texte et planches en chromolithographie. Tome Ier, 1re partie. 1869... 6 fr.

2e partie, 1 vol. in-8, 1870................................ 6 fr.

JACQUEMET. De l'influence des découvertes les plus modernes dans les sciences physiques et chimiques sur les progrès de la chirurgie. In-8 de 221 pages. 1866................... 3 fr.

JARJAVAY. Recherches anatomiques sur l'urèthre de l'homme. 1 vol. in-4 avec 7 planches lithographiées. 1856.................... 8 fr.

JAUMES. Du glaucome. 1 vol. in-8 de 264 pages. 1865....... 4 fr.

JAUMES. Pathologie et thérapeutique de l'affection calculeuse, considérées dans leurs rapports avec les différents âges de la vie. 1 vol. in-8 de 148 pages. Montpellier et Paris, 1866.. 3 fr. 50

JOBERT. Entretien sur le mal de mer, et de l'appréciation des divers moyens de traitement proposés contre cette affection. Brochure in-18 de 22 pages. Paris, 1862...... .... 50 c.

JODIN. **De la nature et du traitement du croup et des angines couenneuses,** étude clinique et microscopique, etc. Paris, 1859. In-8 de 39 pages.. 1 fr. 25

JOLICLÈRE. **De l'adénite syphilitique, du diagnostic et du traitement.** Brochure in-18, avec 1 planche coloriée. Paris, 1862... 1 fr. 50

JONES (W. H.). **Quelques considérations pratiques sur les cas de rétrécissement du bassin,** observés à la Clinique d'accouchements de Paris en 1857, 1858 et 1859. Paris, 1864. Gr. in-8 de 68 pages. 1 fr. 50

JORDAO. **Considérations sur un cas de diabète.** 1857. In-4 de 86 pages et 2 planches................................. 1 fr. 50

JOULIN. **Étude bibliographique sur les maladies des femmes.** In-8. 1861.. 25 c.

JOULIN. **Syphiliographes et syphilis.** MM. Langlebert, Cullerier et Rollet. In-8. 1862... 50 c.

JULLIARD. **Des ulcérations de la bouche et du pharynx dans la phthisie pulmonaire.** In-8 de 76 pages avec 2 planches. Paris, 1865. 3 fr.

KASTUS. **Essai sur l'étiologie et la pathogénie du rhumatisme articulaire aigu.** In-8. 1868........................... 1 fr. 50

KUBORN, professeur d'hygiène industrielle et professionnelle à l'école industrielle de Seraing, etc. **Étude sur les maladies particulières aux ouvriers mineurs employés aux exploitations houillères en Belgique.** Paris, 1863. 1 vol. grand in-8 de 300 pages........... 6 fr.

LABALBARY. **Des kystes de l'ovaire, ou de l'hydrovarie et de l'ovariotomie,** d'après la méthode anglaise du docteur Baker Brown, chirurgien en chef de London Surgical Home, etc. In-8 de 82 p. Paris, 1862... 2 fr.

LABARTHE (Castarède). **Du chauffage et de la ventilation des habitations privées.** In-8 de 235 pages et 8 planches. 1869....... 4 fr.

LABBÉ (Léon), professeur agrégé à la Faculté de médecine de Paris, chirurgien des hôpitaux, etc. **De la coxalgie.** In-8 de 140 p. avec 3 planches. Paris, 1863................................... 2 fr. 50

LABBÉE. **Recherches cliniques sur les modifications de la température et du pouls dans la fièvre typhoïde et la variole régulière.** In-8 de 88 pages, accompagné d'un grand nombre de tableaux dans le texte, de tracés sphygmographiques et de courbes thermiques. 1869.. 3 fr.

LABORDE, ancien interne des hôpitaux de Paris, lauréat de la Faculté. **De la paralysie** (dite essentielle) **de l'enfance,** des déformations qui en sont la suite et des moyens d'y remédier. 1 vol. in-8 de 276 pages, accompagné de 2 planches dont une coloriée. Paris, 1864.................... 5 fr.

LABORDE. **Le ramollissement et la congestion du cerveau principalement considérés chez le vieillard.** Étude clinique et pathogénique. 1 vol. in-8 de 420 pages, avec planche coloriée contenant 6 figures. Paris, 1866 .... 6 fr.

LABORDE. **Physiologie pathologique de l'ictère.** In-8 de 96 pages. 1869.. 2 fr.

LABORDETTE (de), chirurgien de l'hôpital civil de Lisieux. **Note sur le spéculum laryngien.** In-8 de 24 pages. Paris, 1866 .... 75 c.

LACROUSILLE (de). **De la péricardite hémorrhagique.** 1 vol. in-8 de 196 pages. Paris, 1865. .... 3 fr. 50

LADEVÈZE. **Quelques considérations sur la gangrène glycocémique.** In-8 de 94 pages. Paris, 1867 .... 2 fr.

LAFONT. **Étude sur le tremblement saturnin**, in-8 de 86 pages, 1869 .... 2 fr.

LALLEMENT (P.). **De l'élément nerveux du croup.** In-4 de 104 pages. Paris, 1864 .... 2 fr. 50

LANCEREAUX. **Des hémorrhagies méningées** considérées principalement dans leurs rapports avec les membranes de la dure-mère crânienne. In-8 de 74 pages. Paris, 1862 .... 2 fr.

LANCEREAUX. **Mémoire d'anatomie pathologique** sur les questions suivantes : 1° l'endocardite ulcéreuse ; 2° l'infection par produits septiques internes ; 3° l'altération des nerfs et des muscles dans la paralysie saturnine. Grand in-8 de 84 pages. Paris, 1863. .... 2 fr. 50

LANCEREAUX. **De la polyurie (diabète insipide).** In-8 de 92 pages. 1869 .... 2 fr.

LANDRIN. **Étude sur la vaccine et la vaccination.** In-8 de 91 pages. 1867 .... 2 fr.

LANGLEBERT (Edm.). **Nouvelle doctrine syphilographique. — Du chancre** produit par la contagion des accidents secondaires de la syphilis, suivi d'une nouvelle étude sur les moyens préservatifs des maladies vénériennes. 2° édition, revue et augmentée du rapport de M. CULLERIER à la Société de chirurgie. In-8. Paris, 1862 .... 2 fr. 50

LANGLEBERT. **Unicisme et dualisme chancreux.** In-8 de 32 pages. Paris, 1864 .... 75 c.

LANGLEBERT. **Aphorismes sur les maladies vénériennes,** suivis d'un Formulaire spécial. 1 joli vol. in-32. Paris, 1868 .... : 2 fr.

LARROQUE (baron de), médecin par quartier de l'Empereur, etc. **Hydrologie médicale.** Salis de Béarn et ses eaux chlorurées sodiques (bromoiodurées). Paris, 1864. Grand in-8 de 76 pages .... 2 fr. 50

LARROQUE. **Étude théorique et clinique des eaux minérales** (chloro-bromo-iodurées) **de Salis de Béarn**, précédée de documents historiques, topographiques, géologiques et chimiques. In-8 de 144 pages. Paris, 1865 .... 3 fr.

LARROQUE. **Lettre médicale sur l'absorption plantaire et les bains entiers aux eaux de Salis de Béarn**, considérées comme complément de la cure des Eaux-Bonnes, et de quelques affections de poitrine en particulier. In-8 de 28 pages. 1867 .... 1 fr.

LASKOWSKI. **Étude sur l'hydropisie enkystée de l'ovaire et son traitement chirurgical.** In-8 de 111 pages. 1867 .... 2 fr. 50

LAUGIER, professeur de la Faculté de médecine de Paris, etc. **Des varices et de leur traitement.** In-8 de 119 pages. Paris, 1842 .... 1 fr. 50

LAURE. **Étude sur la contracture intermittente des extrémités.** In-8 de 68 pages. 1869 .... 1 fr. 50

LEBER et ROTTENSTEIN. **Recherches sur la carie dentaire.** 1 vol. in-8 de 130 pages et 2 planches lithographiées. Paris, 1863 .... 3 fr.

LEBON. **De la mort apparente et des inhumations prématurées.** 2ᵉ édition, précédée d'une introduction par le professeur Piorry. 1 vol. in-12. 1866 .... 3 fr.

LEBRETON. **Des différentes variétés de la paralysie hystérique,** in-8 de 156 pages, 1868 .... 2 fr. 50

LECOÏN. **Des fractures de la rotule et de leurs différents modes de traitement.** In-8 de 104 pages et un tableau. 1869 .... 2 fr.

LEDENTU, prosecteur à la Faculté de médecine de Paris. **Anatomie et physiologie des veines des membres inférieurs.** In-8 avec 1 planche. Paris, 1868 .... 2 fr. 50

LEFEBVRE. **Hygiène et thérapeutique de la sudation, au point de vue hygiénique et thérapeutique.** 1 vol. in-8. 1868 .... 3 fr.

LEFEUVRE. **Études physiologiques et pathologiques sur les infarctus viscéraux.** In-8 de 130 pages et 1 planche. 1867 ... 2 fr. 50

LEFORT (C.), disciple d'Auguste Comte. **La méthode de la science moderne est-elle réellement positive et définitive?** Introduction à la construction du dogme positiviste par la découverte de l'origine organique de l'intelligence. In-8 de 92 pages. Paris, 1864 .... 2 fr.

LEFORT (C.). **Découverte de l'origine organique de l'intelligence** et constitution par cette découverte d'un nouveau dogme scientifique. 2ᵉ fascicule. In-8 de 100 pages. Paris, 1864 .... 2 fr.

LEGROUX (A.). **Essai sur la digitale et son mode d'action.** In-8 de 84 pages. 1867 .... 2 fr.

LEJEAL, chirurgien en chef de l'Hôtel-Dieu de Valenciennes, etc. **Mélanges de chirurgie,** 1 vol. in-8, 1863 .... 5 fr.

LELION. **Étude physiologique et thérapeutique de la digitale.** In-8 de 115 pages. 1867 .... 2 fr. 50

LELONG. **Étude sur l'artérite et la phlébite rhumatismales aiguës.** In-8 de 143 pages. 1869 .... 2 fr. 50

LEMATTRE **Du mode d'action physiologique des alcoloïdes.** In-8 de 27 pages. Paris, 1865 .... 1 fr.

LEMPEREUR. **Des altérations que subit le fœtus après sa mort dans le sein maternel.** In-8 de 148 pages. 1867 .... 3 fr.

LEROY. **Des concrétions bronchiques.** In-8. 1868 .... 2 fr.

Lettre d'un médecin de campagne à MM. les étudiants. In-8. 1868. 75 c.

LEVEN. **Parallèle entre l'idiotie et le crétinisme.** Paris, 1861. In-8 de 42 pages .... 1 fr. 25

LEVEN. **Nouvelles recherches sur la physiologie et la pathologie du cervelet.** In-8 de 26 pages. Paris, 1865 .... 1 fr. 25

LEVEN. **Pathologie générale et classification des chorées.** In-8 de
62 pages. 1869 . . . . 2 fr.

LIÉGEOIS, professeur agrégé à la Faculté de médecine de Paris. **Anatomie et
physiologie des glandes vasculaires sanguines.** Paris , 1860.
Gr. in-8 avec 2 planches . . . . 3 fr. 50

LINÉ. **Études sur la narcéine et son emploi thérapeutique.** In-8 de
69 pages. Paris, 1865 . . . . 1 fr. 50

LISSONDE. **De la cantharidine.** Étude chimique et physiologique. In-8 de
55 pages. 1869 . . . . 1 fr. 50

LOEWENHARD. **Quelques recherches sur l'atrophie musculaire progressive avec la dégénérescence graisseuse.** In-4 de 52 pages.
1867 . . . . 1 fr. 50

LOUBRIEU. **Études sur les causes de la surdi-mutité.** In-8, avec une
carte et une planche lithographiée. 1868 . . . . 1 fr. 50

LOUVET. **De la périostite phlegmoneuse diffuse.** In-8 de 68 pages,
1867 . . . . 2 fr.

LUTZ, professeur à l'École de pharmacie, pharmacien en chef de l'hôpital
Saint-Louis. **Du rôle de l'eau dans les phénomènes chimiques,**
1860. In-8 de 70 pages . . . . 2 fr.

MAISONNEUVE, chirurgien de l'Hôtel-Dieu de Paris. **Mémoire sur l'intoxication chirurgicale.** In-8. 1867 . . . . 1 fr. 50

MAISONNEUVE. **Méthode d'aspiration continue, et ses avantages
pour la cure des grandes amputations.** In-8 avec fig. 1869. 1 fr. 50

MAGNIN. **De quelques accidents de la lithiase biliaire, anomalies
de la colique hépatique, fièvre intermittente symptomatique,
angiocholite calculeuse, ictère chronique et ictère grave.** In-8
de 146 pages. 1869 . . . . 2 fr. 50

MAHAUX. **Recherches sur le trichophyton tonsurans et sur les
affections cutanées qu'il détermine : herpès circiné, herpès
tonsurant, sycosis.** In-8 de 84 pages et une planche. 1869 . . . . 2 fr.

MAHOT. **Des battements du foie dans l'insuffisance tricuspide.**
In-8 de 115 pages avec figures intercalées dans le texte. 1869. 2 fr. 50

MAIGROT. **L'hydrothérapie expliquée et mise à la portée de tous.**
Guide des malades aux établissements hydrothérapiques. 1 vol. in-18 de
146 pages. 1869 . . . . 1 fr. 25

MALGAIGNE. **Leçons d'orthopédie,** professées à la Faculté de médecine de
Paris, recueillies par MM. Guyon et Panas, prosecteurs de la Faculté de
médecine de Paris, revues et approuvées par le professeur. 1 vol. in-8
accompagné de 5 planches dessinées par M. Léveillé. Paris, 1862. 6 fr. 50

MALGAIGNE. **Étude sur l'anatomie et la physiologie d'Homère.** Paris,
1842. In-8 de 30 pages . . . . 1 fr.

MARCHAND. **Du croton tiglium,** recherches botaniques et thérapeutiques.
Paris, 1861. In-4 de 94 pages et 2 planches . . . . 3 fr. 50

MARCOWITZ (A.). **Étude sur les différentes espèces d'épanchements
pleurétiques et sur leur traitement médical et chirurgical.** In-4
de 103 pages. Paris, 1864 . . . . 2 fr.

MAREY, professeur suppléant au Collége de France. **Physiologie médicale de la circulation du sang** : élude graphique des mouvements du cœur et du pouls artériel ; application aux maladies de l'appareil circulatoire. 1 vol. in-8, avec 235 figures intercalées dans le texte. Paris, 1863. 15 fr.

Ouvrage couronné par l'Académie des sciences.

MAREY. **Recherches sur la circulation du sang à l'état physiologique et dans les maladies.** In-4 de 119 pages. 1859...... 2 fr.

MARTIN. **Des fermentations et des ferments, dans leurs rapports avec la physiologie et la pathologie.** In-8 de 30 pages..... 1 fr.

MARTIN. **Des corps gras naturels et artificiels : Considérations chimiques, physiologiques et médicales.** In-8 de 216 pages. 1869. 4 fr.

MARTIN (Ferdinand), chirurgien-orthopédiste des maisons d'éducation de la Légion d'honneur, etc., et COLLINEAU, docteur en médecine de la Faculté de médecine de Paris, etc. **Traité de la coxalgie, de sa nature et de son traitement.** 1 vol. in-8 de 500 pages, accompagné de planches. Paris, 1865.. 7 fr.

Ouvrage couronné par l'Académie des sciences.

MARTINEAU, docteur en médecine, ancien interne lauréat des hôpitaux de Paris (Médaille d'or). **Des endocardites.** 1 vol. in-8 de 160 pages et 1 planche. Paris, 1866................................. 3 fr. 50

MARTIN-LAUZER, chef de clinique honoraire de la Faculté de médecine de Paris. **Les eaux de Luxeuil. Bibliographie.** In-8 de 160 pages. 1866.......... 3 fr.

MASSE, professeur agrégé à la Faculté de médecine de Montpellier. **De la cicatrisation dans les différents tissus.** In-4 de 76 pages et 1 planche coloriée. Montpellier et Paris, 1866..... .... 3 fr. 50

MASSE. **Des types de la circulation dans la série animale et aux divers âges de la vie embryonnaire.** In-4 de 98 p. 1866.... 2 fr.

MASSE. **Étude chirurgicale de l'étranglement.** In-8 de 93 pages. 1869.. 2 fr. 50

MASSE. **Organes de l'audition et sens de l'ouïe.** In-8 de 124 pages. 1869.. 3 fr.

MASSOL (A.) **Nouvelle méthode de traitement à suivre après l'opération de la cataracte.** In-8 de 16 pages. Paris, 1864....... 75 c.

MATTEI. **Des ruptures dans le travail de l'accouchement et de leur traitement.** Paris, 1860. In-8 de 92 pages............... 2 fr. 50

MATTEI. **Clinique obstétricale,** ou Recueil d'observations et statistiques. Paris, 1862 et 1866. 5 vol. in-8 .... 20 fr.

MAUGENEST. **Étude critique sur la nature et le traitement de l'éclampsie puerpérale.** In-8 de 102 pages. Paris, 1867...... 2 fr. 50

MÉNÉCIER. **Notice sur la rage,** avec un projet nouveau de police sanitaire sur la rage canine. In-8 de 59 pages. Paris, 1864....... 1 fr. 50

MÉNÉCIER. **Enquête générale sur la rage.** Rapport à M. le maire de Marseille, sur les cas de rage canine observés en 1866. In-8. 1865. 1 fr. 50

MÉNÉCIER. **Historique de l'épidémie de choléra à Marseille** (1865). In-8. 1866.............. .... 2 fr.

MERCIER (Aug.). **Quelques idées sur l'origine et le traitement de la goutte, de la gravelle, de la pierre et d'autres maladies dépendant de la diathèse urique.** In-8 de 56 pages. 1866...... 1 fr. 50

MILLET. **Étude statistique sur la maladie syphilitique, le chancre simple et la blennorrhagie.** 1 vol. in-8 de 76 pages. Paris, 1866. 2 fr.

MIRAMONT, médecin-inspecteur des bains d'Étretat, etc. **Étretat ; Vingt années d'expérience aux bains de mer. Guide médical et hygiénique aux bains de mer.** In-12. 1867. .... 1 fr.

MIREUR. **Essai sur l'hérédité de la syphilis.** Grand in-8 de 109 pages. 1867... .... 2 fr.

MOILIN. **Leçons de médecine physiologique.** 1 vol. in-8 de 296 pages. Paris. 1866... 3 fr. 50

MOILIN. **Médecine physiologique** ; Maladies des voies respiratoires, maladies des fosses nasales, de la gorge, du larynx et de la poitrine. 1 vol. in-8 de 307 pages. 1867............................... 4 fr.

MOITESSIER, professeur agrégé à la Faculté de médecine de Montpellier. **De l'urine.** Thèse de concours pour l'agrégation. 1856. In-4...... 2 fr.

MOITESSIER. **Études chimiques des eaux minérales de Lamalou** (Hérault). Montpellier, 1861. In-8 de 130 pages et 2 planches. 3 fr. 50

MONTFORT. **Étude sur les déchirures de la vulve et du périnée pendant l'accouchement.** In-8 de 103 pages. 1869........ 2 fr.

MONNERET. **Notes sur le choléra-morbus** observé à Constantinople en 1847 et 1848. In-8 de 16 pages. 1848................... 25 c.

MONNERET. **De l'ictère hémorrhagique essentiel.** In-8 de 39 pages. 1859... 1 fr. 25

MONNERET. **Du cancer du foie.** In-8 de 33 pages. 1855...... 1 fr.

MONNERET. **Des congestions dans les fièvres.** In-8 de 20 pages. 1860... 50 c.

MONNERET. **Lettre sur le choléra-morbus en Orient et dans le Nord de l'Europe.** In-8 de 31 pages......... .... 50 c.

MONOD. **De l'encéphalopathie albuminurique aiguë** et des caractères qu'elle présente en particulier chez les enfants. In-8 de 170 pages. 1868. 2 fr. 50

MORAX. **Des affections couenneuses du larynx.** In-8 de 156 pages. Paris, 1864........... .. .. 2 fr. 50

MORDRET. **Traité pratique des affections nerveuses et chloro-anémiques** considérées dans les rapports qu'elles ont entre elles. Paris, 1861. 1 vol. in-8 de 496 pages............................... 6 fr.
    Ouvrage qui a obtenu un prix de l'Académie impériale de médecine.

MOREL-LAVALLÉE. **Rupture du péricarde ; bruits de roue hydraulique ou bruit de moulin.** Grand in-8 de 38 pages. 1864.... 1 fr. 25

MORIN. **Des perforations intestinales dans le cours de la fièvre typhoïde.** In-8 de 78 pages. 1869...................... 1 fr. 50

MOUCHET. **Des affections secondaires du choléra observées dans l'épidémie de 1866.** In-8 de 75 pages. 1867............... 2 fr.

MOUGEOT. **Recherches sur quelques troubles de nutrition consécutifs aux affections des nerfs.** Grand in-8 de 152 pages. 1867. 3 fr.

MOURA. **Traité pratique de laryngoscopie et de rhinoscopie,** suivi d'observations. Paris, 1864. 1 vol. in-8 de 200 pages, avec 21 figures dans le texte... 4 fr.

MOURA. **L'acte de la déglutition, son mécanisme.** Grand in-8 de 60 pages, avec figures intercalées dans le texte et 2 pl. 1867...... 3 fr.

MOURIER. **Des causes de la stérilité chez l'homme et chez la femme.** In-8 de 128 pages. Paris, 1866........................... 2 fr.

MOURIER. **Traitement méthodique, préservatif et curatif de la goutte (acquise ou héréditaire) du rhumatisme goutteux, etc.** 3e édit., In-8 de 36 pages. 1870...................... 1 fr.

MUGNIER. **De la folie consécutive aux maladies aiguës.** In-8 de 98 p. Paris, 1865....................................... 2 fr.

NEGRONI. **Aperçu sur l'ovariotomie,** fondée sur 645 observations. In-8 de 34 pages et 6 tableaux............................. 1 fr. 50

NÉLATON (Eugène), prosecteur de la Faculté de médecine de Paris. **Mémoire sur une nouvelle espèce de tumeurs bénignes des os, ou tumeurs à myéloplaxes.** 1 vol. grand in-8 de 376 pages et 3 planches coloriées. 1860...................................... 6 fr. 50

NIEMEYER, professeur de pathologie et de clinique médicale à l'Université de Tubingen. **De la leucémie et de la mélanémie,** traduit de l'allemand par le docteur Kuborn, professeur d'hygiène spéciale à l'école industrielle de Seraing. Paris, 1862. In-8 de 53 pages............... 1 fr. 50

NODET (L.). **Études cliniques et expérimentales** sur les diverses espèces de chancres, et particulièrement sur le chancre mixte, précédées d'une lettre d'introduction par M. le docteur Rollet, chirurgien en chef de l'Antiquaille de Lyon. 2e édition. Paris, 1864. 1 vol. in-8 de 149 pages.. 2 fr.

NODET. **De l'application de la méthode sous-capsulo-périostée à la résection tibio-tarsienne.** In-8 de 79 pages. 1869....... 2 fr.

NONAT, médecin de la Charité, agrégé libre de la Faculté de Paris. **Traité pratique des maladies de l'utérus, de ses annexes et des organes génito-externes.** 2e édition, revue et augmentée, avec la collaboration du docteur LINAS. 1 fort vol. in-8 avec fig. dans le texte, 1870. 15 fr.

NONAT. **Traité des dyspepsies,** ou Étude pratique de ces affections, basée sur les données de la physiologie expérimentale et de l'observation clinique. 1 vol. in-8 de 230 pages. Paris, 1862............. 3 fr. 50

NONAT. **Traité théorique et pratique de la chlorose avec une étude spéciale sur la chlorose des enfants.** In-8 de 211 pages. 1864.
3 fr. 50

NYSTROM. **Du pied et de la forme hygiénique des chaussures.** In-8 de 47 pages. 1870 .... 1 fr. 50

OBÉDÉNARE. **De la trachéotomie dans l'œdème de la glotte et de la laryngite nécrosique.** In-8 de 80 pages. 1866 .... 2 fr.

OLLIVIER, sous-bibliothécaire de la Faculté de médecine de Paris, etc. **Essai sur les albuminuries produites par l'élimination des substances toxiques.** Grand in-8 de 24 pages. Paris, 1863 .... 1 fr. 25

OLLIVIER. **Des atrophies musculaires.** In-8 de 192 p. 1869. 3 fr. 50

OLLIVIER et RANVIER. **Observations pour servir à l'histoire de la leucocythémie et à la pathogénie des hémorrhagies et des thromboses qui surviennent dans cette affection.** In-8 avec 1 planche. 1867 .... 75 c.

OLLIVIER et RANVIER. **Contributions à l'étude histologique des lésions qu'on rencontre dans l'arthropathie et l'enuphalopathie rhumatismales aiguës.** In-8 avec 1 planche. 1866 .... 50 c.

ORDENSTEIN. **Sur la paralysie agitante et la sclérose en plaques généralisée.** In-8 de 87 pages et 2 planches coloriées. Paris, 1868. Prix .... 2 fr. 50

ORDONEZ. **Etude sur le développement des tissus fibrillaire (dit conjonctif) et fibreux.** In-8 avec 2 planches. 1866 .... 1 fr. 25

PANAS, professeur agrégé à la Faculté de médecine de Paris, chirurgien des hôpitaux, etc. **Des cicatrices vicieuses et des moyens d'y remédier.** In-8 de 134 pages et 1 planche. Paris, 1863 .... 2 fr. 50

PARROT, professeur agrégé à la Faculté de médecine de Paris, médecin des hôpitaux. **Étude sur la sueur de sang et les hémorrhagies névropathiques.** In-8 de 69 pages. Paris, 1859 .... 1 fr. 50

PASCAL. **Enseignement et liberté.** In-8, 1868 .... 1 fr.

PÉAN, chirurgien des hôpitaux de Paris, etc. **L'ovariotomie peut-elle être faite à Paris avec des chances favorables de succès ? — Observations pour servir à la solution de cette question.** Grand in-8. 1867 .... 1 fr.

PÉAN. **De la scapulalgie et de la résection scapulo-humérale**, envisagée au point de vue du traitement de la scapulalgie. Paris, 1860. In-8 de 92 pages et 20 dessins intercalés dans le texte ...., 3 fr. 50

PÉAN. **Splénotomie, observation d'ablation complète de la rate, pratiquée avec succès.** Grand in-8. 1868 .... 1 fr.

PÉCHOT, professeur de pathologie interne à l'Ecole de médecine de Rennes, etc. **Principes de pathologie générale.** 1 volume in-12 de 424 pages. 1867 .... 4 fr.

PELVET. **Des anévrysmes du cœur.** In-8 de 172 pages, avec 2 planches. 1867 .... 3 fr. 50

PENILLEAU. **Étude sur le café au point de vue historique, physiologique et alimentaire.** Grand in-8 de 90 pages. Paris, 1864 .. 2 fr. 50

PÉNIÈRES. **Des résections du genou.** In-8 de 120 pages. 1869.   3 fr.

PERNOT. **Étude sur les accidents** produits par les piqûres anatomiques, in-8 de 105 pages, 1868 ....   2 fr.

PERIER, médecin inspecteur des eaux de Bourbon-l'Archambault. **Étude sur l'emploi des eaux minérales de Bourbon-l'Archambault dans les hémiplégies cérébrales,** suivie d'une appréciation des eaux de Nieder-bronn dans le traitement des calculs biliaires. In-8 de 50 pages. 1867 ....   1 fr. 25

PERRET. **Des tumeurs sanguines intra-pelviennes pendant la grossesse normale et l'accouchement.** Grand in-8 de 88 pages. Paris, 1864 ....   2 fr.

PETIT, médecin en chef de l'Asile des aliénés de Nantes. **Examen de la loi du 30 juin 1838 sur les aliénés.** In-8 de 68 pages. Paris, 1865. 2 fr.

PETIT. **Transmission de la syphilis par la vaccination,** des moyens pour l'éviter. In-8 de 105 pages. 1867 ....   2 fr.

PÉTREQUIN. **De l'emploi thérapeutique des lactates alcalins, dans les maladies fonctionnelles de l'appareil digestif.** 2ᵉ édition. In-8 de 24 pages. Paris, 1864 ....   75 c.

PHILIPPEAUX. **Étude pratique sur les frictions et le massage ou guide du médecin masseur.** 1 vol in-8 de 189 pages, 1870 ...   3 fr.

PHILIPPE (de Londres). **Des maladies des yeux et de leur traitement,** traduit de l'anglais. In-8. 1868 ....   1 fr.

PICARD. **Des inflexions de l'utérus à l'état de vacuité.** 1 vol. in-8° de 200 pages, avec figures dans le texte. Paris, 1862 ....   3 fr. 50

PIERRESON. **De la diplégie faciale.** In-8° de 62 pages. 1867.   1 fr. 50

PIORRY, professeur de clinique médicale à la Faculté de Paris, membre de l'Académie, etc. **La médecine du bon sens.** De l'emploi des petits moyens en médecine et en thérapeutique. 2ᵉ édition. 1 vol. in-12. Paris, 1867 ....   5 fr.

PIORRY. **Traité de plessimétrisme et d'organographisme,** anatomie des organes sains et malades, établie pendant la vie au moyen de la per-cussion médiate et du dessin à l'effet d'éclairer le diagnostic. 1866. 1 fort vol. in-8 avec 94 figures intercalées dans le texte ....   15 fr.

PIORRY. **Clinique médico-chirurgicale de la ville.** Résumé et exposition de la doctrine et de la nomenclature organo-pathologique ; observations et réflexions cliniques. 1 vol. in-8. 1869 ....   6 fr.

PIRÈS, ancien chef de clinique du docteur Wecker. **De l'opération de la cataracte par l'extraction linéaire scléroticale.** In-8 de 57 pages, avec 16 figures. 1867 ....   2 fr.

PITET. **Dissertation sur quelques points de philosophie médicale et thérapeutique à propos du choléra.** In-12. 1867 .....   1 fr.

PITON. **Étude sur le rhumatisme.** In-8 de 220 pages. 1868.   3 fr. 50

PLAITE. **Nouveaux moyens de prophylaxie infaillible, très-simples et inoffensifs,** applicables chez la femme au moyen d'un nouvel instru-ment, contre les maladies vénériennes et contre la syphilis, et explication théorique des formes et des phénomènes de la syphilis par un seul virus, agissant comme les ferments. In-8 de 171 pages, avec une planche. Paris, 1865 . . . . 2 fr. 50

PLANCHON. **Faits cliniques de laryngotomie.** In-8 de 116 pages avec 2 planches. 1869 . . . . 3 fr.

POMMEROL. **Recherches sur la synostose des os du crâne** considérée au point de vue normal et pathologique chez les différentes races humaines. In-8 de 116 pages avec 2 planches. 1869 . . . . 2 fr. 50

POTAIN, médecin des hôpitaux de Paris, professeur agrégé de la Faculté de médecine. **Des lésions des ganglions lymphatiques viscéraux.** In-8. Paris, 1860 . . . . 2 fr.

POUCHET. **Des colorations de l'épiderme.** In-4 de 52 pages. Paris, 1864 . . . . 2 fr. 50

POULLET. **Recherches sur les caillots du cœur.** In-8 de 67 pages avec 1 planche. 1866 . . . . 2 fr.

POULIOT. **Ponction vésicale hypogastrique; rapports de la paroi antérieure de la vessie.** In-8 de 128 pages. Paris, 1868 . . . 2 fr. 50

POUQUET. **De la trachéotomie dans le cas de croup,** considérations pratiques. Mémoire in-8 de 88 pages. Paris, 1863 . . . . 2 fr.

PRÉVOST et COTARD. **Études physiologiques et pathologiques sur le ramollissement cérébral.** 1 vol. grand in-8 avec 4 planches en chromolithographie. 1866 . . . . 5 fr.

PUISTIENNE. **Remarques et observations sur quelques tumeurs enkystées pelviennes ou abdominales chez la femme.** In-8 de 82 pages avec 3 planches. 1867 . . . . 2 fr. 50

PUTEGNAT (E.). **Quelques mots sur les pneumonies suestiques.** In-8 de 10 pages. Paris, 1866 . . . . 50 c.

PUTEGNAT. **Sur l'occlusion intestinale.** Grand in-8 de 43 pages. 1867 . . . . 1 fr. 50

QUINTAA. **Mal vertébral de Pott, scoliose, nouveau traitement.** In-8 de 47 pages. 1869 . . . . 1 fr. 50

RAMON. **Instruction pratique sur les soins à donner aux personnes atteintes de choléra-morbus asiatique, épidémique ou sporadique,** avant l'arrivée du médecin. In-18 de 82 pages. 1867 . . . 75 c.

RANVIER. **Considérations sur le développement du tissu osseux et sur les lésions élémentaires du cartilage et des os.** In-8 de 72 pages et 1 planche. Paris, 1865 . . . . 2 fr.

RAYNAUD. **De l'ophthalmie diphthéritique.** Grand in-8 de 116 pages. 1866 . . . . 2 fr. 50

Recueil de questions posées aux cinq examens de médecine. 10 vol. in-18. Paris, 1865-1869. Prix de chaque volume . . . . 1 fr. 50

Recueil de questions sur les accouchements. 2 vol. . . . . 3 fr.

REGNARD. **Nouvelles recherches sur la congestion cérébrale.** In-8 de 95 pages, 1868... .... 2 fr. 50

REGNAULD. **Mémoire sur une maladie particulière des genoux.** In-8 de 44 pages. 1861.................................. 1 fr.

REGNIER. **Maladies de croissance.** Grand in-8, Paris, 1860..... 2 fr.

RELIQUET. **De l'uréthrotomie interne.** In-8 de 134 pages. Paris, 1865... 2 fr.

RELIQUET. **Irrigation continue de l'urèthre et de la vessie.** In-12 de 23 pages. Paris, 1866........ .... 50 c.

RELIQUET. **Traité des opérations des voies urinaires.** Opérations de l'urèthre. 1 vol. in-8 avec figures dans le texte. 1869........... 5 fr.
    2° partie : **Opérations de la vessie.** 1 vol. in-8 avec figures. 1870. 3 f.

RENOULT. **Du rôle du système vasculaire dans la nutrition en général, et dans celle du muscle et du cœur en particulier.** Grand in-8 de 148 pages. 1869 .... 3 fr.

REUILLET. **Étude sur les paralysies du membre supérieur liées aux fractures de l'humérus** suivie d'une observation de névroplasie traumatique généralisée avec lésions secondaires des articulations et des muscles. In-8 de 64 pages. 1869...................... 1 fr. 75

REVEIL, professeur agrégé à la Faculté de médecine et à l'École supérieure de pharmacie de Paris, etc. **Recherches de physiologie végétale. De l'action des poisons sur les plantes.** 1 vol. in-8 de 180 pages. Paris, 1865 .... 3 fr. 50

REVEIL. **Recherches sur l'osmose et sur l'absorption par le tégument externe chez l'homme, dans le bain.** 1 vol. in-8 de 82 pages. Paris, 1865.................................... 2 fr. 50

REVILLIOD. **De l'action de quelques maladies aiguës sur la tuberculisation.** In-8 de 88 pages. Paris, 1865.................. 2 fr.

RIANT. **Difficultés du diagnostic médical.** In-8 de 85 pages. Paris, 1866.. 2 fr.

RICORD, chirurgien de l'hôpital du Midi, membre de l'Académie de médecine, etc. **Leçons sur le chancre,** professées à l'hôpital du Midi, recueillies et publiées par le docteur A. FOURNIER, suivies de notes et pièces justificatives et d'un formulaire spécial. 2° édition, revue et augmentée. Paris, 1860. 1 vol. in-8 de 549 pages..................... 7 fr.

RICHE (F.). **De l'organicisme.** In-8 de 48 pages. 1869......... 1 fr.

ROBERT, médecin de l'Hospice-Asile des vieillards, etc. **Conseil d'hygiène et de médecine usuelle.** 1 vol. in-18 de 216 pages. Paris, 1864. 1 fr. 25

ROBERTET. **Essai sur l'encéphalite.** In-8 de 50 pages. Paris, 1865. 1 fr. 50

ROBIN (Ch.). **Les théories des mouvements du cœur,** suivi d'un Mémoire sur les capacités des oreillettes et des ventricules, par le docteur HIFFELSHEIM. In-8 de 36 pages. Paris, 1864................. 1 fr.

ROBIN (Édouard), professeur de chimie etd'histoire naturelle. **Travaux de réforme** dans les sciences médicales et naturelles. 1 vol. in-8 de 136 p. Paris, 1870.. 2 fr. 50

ROBIN-MASSÉ. **Des polypes naso-pharyngiens** au point de vue de leur traitement. Grand in-8 de 92 pages et 6 planches. Paris, 1864... 3 fr.

ROCHARD, médecin adjoint de la prison des Madelonnettes, etc. **Traité des maladies de la peau.** Paris, 1863. 1 vol. in-8.............. 6 fr.

RODET. **De la trichine et de la trichinose.** 2e édition. Paris, 1866. In-8 de 50 pages et 1 planche.............................. 1 fr. 50

ROMMELAERE. **De la pathogénie des symptômes urémiques.** Étude de physiologie pathologique. In-8 de 80 pages avec 2 planches . 2 fr. 50

RONDEAU. **Des affections oculaires réflexes et de l'ophthalmie sympathique.** In-8 de 132 pages. Paris, 1866............... 2 fr. 50

ROQUES. **De la coqueluche.** Essai de traitement par les émanations des usines à gaz. In-8 de 56 pages. 1866..................... 1 fr. 50

ROUBAUD, médecin-inspecteur des eaux minérales de Pougues, etc. **Eaux minérales de Pougues,** troubles de la digestion, maladies des voies urinaires. In-8 de 87 pages. Paris, 1865..................... 2 fr.

ROUBY. **Du traitement des varices et spécialement du procédé par les injections de liqueur iodo-tannique.** In-8 de 121 p. 1867. 2 fr.

ROUDANOWSKY. **Études photographiques sur le système nerveux de l'homme et de quelques animaux supérieurs,** d'après les coupes de tissu nerveux congelé. 1 vol. grand in-8 de texte et atlas in-f° de 16 planches contenant 165 photographies. 2e édition. 1870........... 170 fr.

— Le texte se vend séparément.............................. 3 fr.

— Demi-reliure maroquin de l'atlas in-fol., monté sur onglets...... 10 fr.

ROUET. **Influence du système nerveux sur les phénomènes physico-chimiques de la vie de nutrition.** In-8 de 50 pages. Paris, 1865.
1 fr. 25

ROUSTAN. **Recherches sur l'inoculabilité de la phthisie.** In-8 de 100 pages, avec 2 planches.......................... 2 fr. 50

ROUVILLE. **Session de la Société géologique de France à Montpellier** (octobre 1868). 1 vol. in-8 avec 19 planches et trois cartes coloriées. 1870.. 7 fr.

ROUYER. **Études médicales sur l'ancienne Rome.** Les bains publics de Rome, les magiciennes, les philtres, etc.; l'avortement, les eunuques, l'infibulation, la cosmétique, les parfums, etc. Paris, 1859. 1 vol. in-8. 3 fr. 50

SABATIER. **De l'absorption.** In-8. 1866................... 3 fr.

SAINT-ANGE BARRIER. **Le tubercule et la phthisie.** In-8. 1868. 1 fr. 50

SAINT-ANGE BARRIER. **Cancer, scrofule, phthisie.** Notice médicale sur l'établissement de Celles-les-Bains (Ardèche). In-8. 1869...... 1 fr. 50

SAINT-VEL, ancien médecin civil à la Martinique. **Traité des maladies intertropicales.** 1 vol. in-8 de 524 pages. Paris, 1868..... .... 7 fr.

SALES-GIRONS, médecin-inspecteur des eaux minérales. **Étude médicale sur les eaux minérales de Pierrefonds-les-Bains**; application des eaux sulfureuses pulvérisées au traitement des maladies de la poitrine. Paris, 1864. 1 vol. in-12 de 194 pages, avec figures intercalées dans le texte ... . 2 fr.

SALVA. **Du gaz acide carbonique comme analgésique, et cicatrisation des plaies.** In-8 de 42 pages. Paris, 1860 .... 1 fr. 25

SANDRAS. **Étude sur la digestion et l'alimentation et sur la diathèse urique.** 2ᵉ édition. In-8 de 64 pages. Paris, 1865 ..... 1 fr. 25

SANDRAS. **De l'emploi du fer en thérapeutique**, et en particulier du phosphate de fer du nouveau Codex. 2ᵉ édition in-8 de 54 p. 1867. 2 fr.

SANDRAS. **Essai sur les eaux minérales phosphatées-ferrugineuses.** In-8. 1866 .... 1 fr.

SAPPEY, professeur d'anatomie à la Faculté de médecine de Paris, etc. **Traité d'anatomie descriptive**, avec figures intercalées dans le texte. 2ᵉ édition entièrement refondue. Tome Iᵉʳ, **Ostéologie et Arthrologie.** in-8 avec 226 fig. 1867. — Tome II, **Myologie et Angiologie.** 1 vol. avec 204 figures noires et coloriées. 1869. Prix des tomes I et II. 24 fr.

Les tomes III et IV paraîtront prochainement.

SAVALLE. **Études sur l'angine de poitrine.** In-8 de 83 pages. Paris, 1864 .... 2 fr.

SCHNEIDER, médecin à l'hospice de Thionville. **Préparation à l'exercice de la médecine.** Ouvrage destiné spécialement à initier les jeunes médecins aux réalités de la carrière. 1 vol. in-12 de 216 pages. Paris, 1861 .... 2 fr.

SCHWICH. **Étude sur la classification des syphilides.** In-8 de 74 pages, 1869 .... 1 fr. 75

SÉMÉRIE. **Des symptômes intellectuels de la folie.** In-8 de 104 pages, 1867 .... 2 fr.

SENTEX. **Des altérations que subit le fœtus** après sa mort dans la cavité utérine et de leur valeur médico-légale. In-8 de 92 pages, 1868. 2 fr.
Mémoire couronné par l'Académie impériale de médecine de Paris.

SENTOUX. **De la surexcitation intellectuelle dans la folie.** 1 vol. in-8, 1867 .... 4 fr.

SÉRÉ (de). **Du relâchement du pylore, son influence sur la digestion de l'estomac et un certain nombre de maladies chroniques.** 2ᵉ édition, revue et augmentée. In-8 de 68 pages. Paris, 1865. 1 fr. 50

SICARD. **Essai sur la douleur au point de vue physiologique.** Paris, 1863. In-8 de 38 pages .... 1 fr. 25

SOLARI. **Maladies de matrice (utérus).** Conseils pratiques sur les moyens de prévenir ces maladies et sur leur traitement. Paris, 1863. Grand in-8 de 71 pages .... 2 fr.

SOLARI. **Choléra de 1865**, sa marche, son mode de transmission, moyens de le faire disparaître ou d'en arrêter la propagation. In-8 de 45 pages. Paris, 1865 .... 75 c.

SOLARI. **Traité pratique des maladies vénériennes.** 2ᵉ édition. 1 vol. in-12 avec planches coloriées. 1868.................... .... 6 fr.

SOTTAS. **De l'influence des déviations vertébrales** sur les fonctions de la respiration et de la circulation. In-8 de 71 p. Paris, 1865. 1 fr. 50

SOULIGOUX. **Du ramollissement des os et des moyens d'y remédier,** précédé d'une lettre du professeur PIORRY. 1 vol. in-12. 1866. 2 fr. 50

SOULIGOUX. **De l'examen organique et physiologique du malade pendant son séjour à Vichy.** 1 vol. in-8. Paris, 1869.... 3 fr. 50

SOYRE (de). Chef de clinique, adjoint à l'hôpital de la Clinique d'accouchements. **Étude historique et critique sur le mécanisme de l'accouchement spontané.** In-8 de 210 pages. 1869..................., ... 3 fr.

SPERINO, professeur d'ophthalmologie à l'Université de Turin, etc. **Études cliniques sur l'évacuation répétée de l'humeur aqueuse dans les maladies de l'œil.** 1862. 1 vol. gr. in-8 de 496 pages.... 6 fr.

SPIESS. **De l'intervention chirurgicale dans la rétention d'urine.** 1 vol. in-8 de 90 pages. Paris, 1866........................ 2 fr.

SPILLMANN. **Des syphilides vulvaires.** In-8 de 116 pages et 3 planches. 1869... 3 fr.

STANESCO. **Recherches cliniques sur les rétrécissements du bassin** basées sur 414 cas observés à la clinique d'accouchements de Paris pendant seize ans. In-8 de 120 pages et 16 tableaux. 1869............. 4 fr.

STOKES, professeur royal de médecine à l'Université de Dublin, etc. **Traité des maladies du cœur et de l'aorte,** ouvrage traduit par le docteur SÉNAC, médecin consultant à Vichy. In-8 de 746 p. Paris, 1864.. 10 fr.

STOUFFLET. **Le Choléra à l'hôpital Lariboisière en 1865,** dans ses rapports avec les autres maladies. In-8 de 188 pages. 1866...... 3 fr.

SUCQUET (J. P.). **Anatomie et physiologie.** Circulation du sang. D'une circulation dérivative dans les membres et dans la tête chez l'homme. Mémoire approuvé par l'Académie impériale de médecine, séance du 18 juin 1861. In-8 et Atlas de 6 pl. in-folio, dessins d'après nature par Lackerbauer. Paris, 1862............................... 8 fr.

SUCQUET (J. P.). **Anatomie et physiologie.** D'une circulation du sang spéciale au rein des animaux vertébrés mammifères, et de la sécrétion des urines qu'elle y produit. In-8 de 52 pages avec 5 planches en chromolithographie. 1867...................................... 2 fr. 50

SUCQUET. **Commentaire sur la structure microscopique du rein des vertébrés** à l'occasion d'un mémoire de M. Ch.-F. GROSS sur le même sujet. In-8 de 32 pages et une planche. 1869................ 1 fr.

SUCQUET. **De l'assainissement des décès et des convois funèbres de la ville de Paris.** Grand in-8. 1869................. 60 c.

TARNOWSKI (Benjamin), professeur à l'hôpital de Kalinkine (hôpital des vénériens), agrégé à l'Académie impériale médico-chirurgicale de Saint-Pétersbourg. **Aphasie syphilitique.** In-8. 1870.................. 3 fr.

THÉVENIN. **Considérations sur le traitement du bec-de-lièvre compliqué.** Grand in-8 de 80 pages, avec 1 planche. 1866...... 2 fr. 50

THIERRY (Émile). **Des maladies puerpérales** observées à l'hôpital Saint-Louis en 1867. Considérations sur leur étiologie. In-8. 1868... 2 fr. 50

THOMAS, professeur à l'École de médecine de Tours. **Éléments d'ostéologie descriptive et comparée de l'homme et des animaux domestiques,** à l'usage des étudiants des écoles de médecine humaine et des écoles de médecine vétérinaire. 1 vol. in-8 accompagné d'un atlas de 12 pl. dessinées par Lackerbauer. Paris, 1865...................... 12 fr.

THOMAS (Louis). **Du pneumatocèle du crâne.** In-8 de 89 pages. Paris, 1865... 2 fr.

THOMAS (H.). **Des tumeurs des paupières.** In-8 de 78 pages avec une planche. 1866....................................... 2 fr. 50

THULIÉ. **Étude sur le délire aigu sans lésion.** 1 vol. gr. in-8 de 124 pages. Paris, 1865.............................. 2 fr. 50

TIRMAN. **Recherches sur le traitement de l'étranglement herniaire** et en particulier sur le taxis progressif. Paris, 1863. In-8 de 90 pages. 2 fr. 50

TIXIER. **Considérations sur les accidents à forme rhumatismale de la blennorrhagie.** In-8 de 95 pages. 1866. .... 2 fr.

TOSTIVINT. **Essai sur les résections coxo-fémorales,** etc. 1 vol. in-4. 1868.. 2 fr. 50

TRASTOUR, professeur adjoint de clinique médicale à l'Ecole de médecine de Nantes. **Du développement imprévu des tubercules et de la phthisie.** In-8 de 95 pages. Nantes, 1864.................. 2 fr.

TRASTOUR. **Nouveau mode de traitement des ulcères des jambes.** In-8 de 32 pages.. .... 1 fr.

TRÉLAT, médecin de la Salpêtrière, etc. **La folie lucide, considérée au point de vue de la famille et de la société.** 1 vol. in-8. Paris, 1861 .... 6 fr.

TRIADOU. **Des grossesses extra-utérines.** 1 vol. in-8 de 131 pages. Montpellier et Paris, 1866 .... 3 fr. 50

TRIQUET. **Leçons cliniques sur les maladies de l'oreille,** ou Thérapeutique des maladies aiguës et chroniques de l'appareil auditif. 1 vol. in-8 de 439 pages, avec figures dans le texte. Paris, 1866............ 6 fr.

TROUSSEAU, professeur de la Faculté de médecine de Paris, etc. **Conférences sur l'empirisme.** Paris, 1862. In-8 de 58 pages.... 1 fr. 50

UNION (L') MÉDICALE. Journal des intérêts scientifiques et pratiques, moraux et professionnels du corps médical, paraît trois fois par semaine. L'*Union médicale,* un des journaux les plus répandus en France et à l'étranger, est à la fois un journal et un livre : un journal par la rapidité et l'actualité de ses publications ; un livre par l'importance et la valeur de ses travaux, qui ont pour auteurs le plus grand nombre des célébrités médicales contemporaines. Prix de l'abonnement : pour Paris et les départements : 1 an, 32 fr. ; 6 mois, 17 fr. ; et 3 mois 9 fr., pour l'étranger le port en plus.

Nota. — Notre maison est spécialement chargée de recevoir des abonnements à prix réduit, institués en faveur de MM. les étudiants des Facultés et Écoles de médecine de France.

VAILHÉ. **De la responsabilité médicale.** In-8. 1868......... 50 c.

VALETTE, professeur de clinique chirurgicale à l'école de médecine de Lyon, etc. **De la méthode à suivre dans l'étude** et l'enseignement de la clinique, vitalisme et organicisme. In-8 de 99 p. Paris, 1864... 2 fr.

VALCOURT (de). **Les institutions médicales aux États-Unis de l'Amérique du Nord.** Rapport présenté à Son Exc. le ministre de l'instruction publique le 2 novembre 1868. 1 vol. in-8. Paris, 1869... 3 fr.

VAN HEURCK, professeur de botanique, etc. **Le microscope,** sa construction, son maniement et son application aux études d'anatomie végétale. 1 vol. in-12 de 108 p. avec 35 fig. dans le texte. Paris, 1865. 3 fr.

VAN HOLSBECK. **Compendium d'électricité médicale.** 1 vol. in-12 de 693 pages et 15 figures dans le texte. Édition augmentée d'un aperçu des progrès faits en électrothérapie jusqu'à 1868. Paris......... 7 fr.

VAQUEZ. **Chirurgie conservatrice du pied.** Mémoire sur l'amputation de M. le professeur MALGAIGNE (désarticulation astragalo-calcanéenne, ou amputation sous-astragalienne des auteurs); quelques mots sur l'extirpation du calcanéum (opération de Monteggia). Paris, 1859. 1 vol. in-4 de 179 pages, 2 planches lithographiées et 5 fig. dans le texte..... 3 fr. 50

VAURÉAL. **Essai sur l'histoire des ferments;** de leur rapprochement avec les miasmes et les virus. 1 vol. gr. in-8 de 194 p. Paris, 1864. 3 fr.

VAURÉAL. **Esquisse des effets physiologiques et thérapeutiques de l'eau.** In-8 de 18 pages. Paris, 1865................... 1 fr.

VAURÉAL. **Genèse et indications du choléra-morbus épidémique.** In-18 de 82 pages. 1867................... 1 fr. 50

VAURÉAL. **Aperçu du rôle de l'eau dans la nature.** In-8. 1867. 75 c.

VAURÉAL (de). **Étude d'hygiène. De l'aguerrissement des armées; palestrique, entraînement, hygiétique somascétique.** 1 vol. in-12 de 186 pages. 1869................... 2 fr.

VÉE. **Recherches chimiques et physiologiques sur la fève du Calabar.** In-8 de 34 pages. 1865................... 1 fr.

VERDIER. **Recherches sur l'apoplexie placentaire et les hématomes du placenta.** In-8. 1868....... .... 1 fr. 50

VELPEAU, clinique chirurgicale de la Charité. **Leçons sur le diagnostic et le traitement des maladies chirurgicales,** recueillies et rédigées par A. REGNARD, interne des hôpitaux, revues par le professeur. In-8 de 60 pages. Paris, 1866 .... 1 fr. 50

VERLIAC. **Recherches sur le diagnostic des épanchements pleurétiques et les indications de la thoracentèse chez les enfants.** In-8 de 116 pages. Paris, 1865................... 2 fr.

VERNEUIL, professeur à la Faculté de médecine de Paris. **Éloge d'Alph. Robert,** chirurgien honoraire des hôpitaux de Paris, professeur d'anatomie, etc. 1864. In-8 de 96 pages.................... 1 fr.

VERRIER. **Quelle part doit-on attribuer au traumatisme dans les affections puerpérales.** In-8 de 112 pages. 1866........... 2 fr.

VÉSINE-LARUE (de). **Essai sur l'avortement,** considéré au point de vue du droit criminel, de la médecine légale et de la responsabilité médicale, lorsqu'il est provoqué par le médecin pour le salut de la mère. In-8 de 84 pages. 1867.................................... 1 fr. 50

VIELLE. **Essai sur le rôle social de la médecine.** In-8 de 50 pages. Paris, 1866..................................... 1 fr. 50

VIGNEAU. **De l'exstrophie de la vessie.** Gr. in-8 de 162 p. et 1 planche. 1867.. 3 fr. 50

VIRCHOW, professeur d'anatomie pathologique à la Faculté de médecine de Berlin, membre correspondant de l'Institut de France. **La syphilis constitutionnelle.** Traduit de l'allemand par le docteur Paul PICARD ; édition revue, corrigée et considérablement augmentée par le professeur. Paris, 1860. 1 vol. in-8, avec fig. dans le texte....................... 4 fr.

VOELKER. **De l'arthritite blennorrhagique.** In-8 de 151 pages. 1868. 2 fr. 50

VOYET. **De quelques observations de thoracentèse** chez les enfants. In-8 de 100 pages. 1870............................ 2 fr.

VULPIAN, médecin des hôpitaux de Paris, professeur agrégé à la Faculté de médecine. **Des pneumonies secondaires.** In-8. 1860...... 2 fr.

VULPIAN. **Recherches expérimentales relatives aux effets des lésions du 4º ventricule et spécialement à l'influence de ces lésions sur le nerf facial.** In-8 de 68 pages et 12 figures. Paris, 1861...................................... 2 fr.

WECKER, médecin-oculiste de la maison Eugène-Napoléon, professeur de clinique ophthalmologique, etc. **Traité théorique et pratique des maladies des yeux.** 2º édition revue et augmentée, accompagnée d'un grand nombre de figures dans le texte et planches lithographiées. 2 forts vol. in-8 avec un joli cartonnage en toile. 1868.................... 26 fr.

WECKER. **Des nouveaux procédés opératoires de la cataracte parallèle et critique.** In-8, fig. 1868...................... 75 c.

WECKER et JÆGER. **Traité des maladies du fond de l'œil,** 1 vol. in-8 accompagné d'un atlas de 29 planches en chromo-lithographie. 1870. 35 fr.

WILLIÈME. **Des dyspepsies dites essentielles.** Leur nature et leurs transformations, théories pratiques. 1 vol. in-8 de 620 pages. 1868..... 8 fr.

WINTREBERT. **Des courants continus et de leur action sur l'organisme.** In-8 de 68 pages. 1866...................... 1 fr. 50

YGONIN. **Des obstacles que le col utérin peut apporter à l'accouchement.** In-8 de 127 pages. Paris, 1868................. 2 fr.

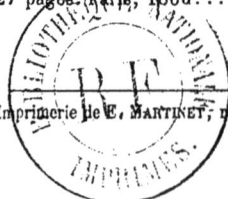

Paris. — Imprimerie de E. MARTINET, rue Mignon, 2.

Traité de l'immobilisation directe des fragments osseux dans les fractures, par le docteur BERENGER-FÉRAUD, médecin principal de la marine. 1 vol. in-8 avec figures dans le texte. 10 fr.

Traité des fractures non consolidées, ou pseudarthroses, par le docteur BERENGER-FÉRAUD. 1 vol in-8 avec figures dans le texte. 10 fr.

Traité des maladies de l'estomac, de W. BRINTON, traduit par le docteur RIANT, précédé d'une Introduction par le professeur LASÈGUE. 1 vol. in-8 avec figures dans le texte; le volume cartonné en toile. 7 fr.

Traité des maladies de l'oreille, par A. DE TROELTSCH, professeur à la Faculté de médecine de Würzbourg, traduit par les docteurs KUHN et LEVI. 1 vol. in-8 avec figures dans le texte; le vol. cart. en toile. 8 fr. 50

Leçons sur le traitement des maladies chroniques en général, et des affections de la peau en particulier, par l'emploi comparé des eaux minérales, de l'hydrothérapie et des moyens pharmaceutiques, professées à l'hôpital Saint-Louis par le docteur BAZIN, rédigées et publiées par E. MAUREL, interne des hôpitaux, revues par le professeur, 1 vol. in-8; cart. en toile. 8 fr.

Des paralysies des muscles moteurs de l'œil, par A. von GRAEFE, professeur d'ophthalmologie à l'Université de Berlin, traduit par A. SICHEL, revu par le professeur. 1 vol. in-8. 3 fr. 50

Traité iconographique de l'ulcération et des ulcères du col de l'utérus, par Armand DESPRÉS, professeur agrégé à la Faculté de médecine de Paris, chirurgien de l'hôpital de Lourcine. Grand in-8 avec planches lithographiées et coloriées. 5 fr.

Traité clinique et pratique des maladies puerpérales suites de couches, par le docteur HERVIEUX, médecin de la Maternité de Paris. 1 fort volume in-8 avec figures dans le texte; le vol. cart. en toile. 16 fr.

Traité des maladies du fond de l'œil et atlas d'ophthalmoscopie, par L. DE WECKER et E. DE JAEGER. 1 vol. gr. in-8, accompagné d'un atlas de 29 planches en chromolithographie. 35 fr.

Comptes-rendus des séances et mémoires de la Société de biologie, tome XXIe de la collection. 1 vol. in-8 avec planches lithographiées et coloriées. 7 fr.

Paris. — Imprimerie de A. PARENT, rue Monsieur-le-Prince, 31.